受験生の皆さんへ

　過去の問題に取り組む目的は、(1)出題傾向(2)出題方式(3)難易度(4)合格点を知り、これからの受験勉強に役立てることにあります。出題傾向などがつかめれば目的は達成したことになりますが、それを一歩深く進めるのが、受験対策の極意です。

　せっかく志望校の出題と取り組むのですから、本番に即した受験対策の場に活用すべきです。どうするのか。

　第一は、実際の入試と同じ制限時間を設定して問題に取り組むこと。試験時間が六十分なら六十分以内で挑戦し、時間配分を感覚的に身に付ける訓練です。

　二番目は、きっちりとした正答チェック。正解出来なかった問題は、正解できるまで、徹底的に攻略する心構えが必要です。間違えた場合は、単なるケアレスミスなのか、知識不足が原因のミスなのか、考え方が根本的に間違えていたためのミスなのか、きちんと確認して、必ず正解が書けるようにしておく。

　正答が手元にある過去問題にチャレンジしながら、正解できなかった問題をほったらかしにする受験生もいます。そのような受験生に限って、他の問題集をやっても、間違いを放置したまま、次の問題、次の問題と単に消化することだけに走っているのではないかと思います。過去問題であれ問題集であれ、間違えた問題は、正解できるまで必ず何度も何度も繰り返しチャレンジする。これが必勝の受験勉強法なことをお忘れなく。

入試問題検討委員会

【本書の内容】
1. 本書は過去6年間の問題と解答を収録しています。歯学科の試験問題です。
2. 英語・数学・物理・化学・生物の問題と解答を収録しています。尚、大学当局より非公表の問題は掲載していません。
3. 当社の本書解説執筆陣は、現在直接受験生を教育指導している、すぐれた現場の先生方です。
4. 本書は問題の微細な誤りをなくすため、実物の入試問題を各大学より提供を受け、そのまま画像化して印刷しています。

　尚、本書発行にご協力いただきました先生方に、この場を借り、感謝申し上げる次第です。

明 海 大 学

		問題	解答
平成30年度	英　語	1	47
	数　学	12	50
	物　理	19	53
	化　学	28	55
	生　物	38	57
	解答用紙		59
平成29年度	英　語	1	39
	数　学	10	41
	物　理	16	43
	化　学	25	45
	生　物	33	48
平成28年度	英　語	1	45
	数　学	10	48
	物　理	18	51
	化　学	26	53
	生　物	39	55
平成27年度	英　語	1	45
	数　学	9	47
	物　理	17	51
	化　学	25	52
	生　物	38	55
平成26年度	英　語	1	44
	数　学	10	46
	物　理	17	48
	化　学	26	49
	生　物	38	51
平成25年度	英　語	1	40
	数　学	10	42
	物　理	16	44
	化　学	24	45
	生　物	33	47

平成30年度

平成30年度

問 題 と 解 答

英　語

問題　　　　　　　　　30年度

A．各文（1．～10．）の下線部①～④には，不適切な表現が一つあります。それを
選び，番号で答えなさい。

1．Jack is really an incredible funny man, and he always makes people laugh.
　　　　　　①　　　②　　　　　　　　　　　　　　　　　　③　　④

　　　　　　　　　　　　　　　　　　　　　　　　　　　　　　　　| 1 |

2．It was so a foggy day that we decided not to climb the mountain last weekend.
　　　①　②　　　　　　　　　　　　　　③　　　　　　　　　　④

　　　　　　　　　　　　　　　　　　　　　　　　　　　　　　　　| 2 |

3．Mr. Brown is proud of his staff members, who is hardworking and have a great
　　　　　　　　　　　　①　　　　　　②　　③　　　　　　　④
deal of knowledge.

　　　　　　　　　　　　　　　　　　　　　　　　　　　　　　　　| 3 |

4．Since something urgent came up, we had to consider to delay the start of our
　　　　　①　　　　　　　　　　②　　　　　　③
monthly meeting.
　　④

　　　　　　　　　　　　　　　　　　　　　　　　　　　　　　　　| 4 |

5．When Mike made a long-distance phone call to Lisa in Spain to say "Happy
　　　　　　　　　①　　②
Birthday" to her, she said, "Thanks a million! I wish I am there with you."
　　　　　　　　　　　　　　　　　　　　　　　　③　　　　④

　　　　　　　　　　　　　　　　　　　　　　　　　　　　　　　　| 5 |

6．Many people never look at Mike without thinking of his father because they
　　　　　　①　　　　　　　　　　　②　　　　　　　　③
resemble to each other so much.
　　④

　　　　　　　　　　　　　　　　　　　　　　　　　　　　　　　　| 6 |

7．I rented an apartment, and went to the hardware center which sells a lot of
　　　　　①　　　　　　　　　　　　　　　　　　　②
furnitures and living necessities.
　　③　　　　④

　　　　　　　　　　　　　　　　　　　　　　　　　　　　　　　　| 7 |

8．To protect our health and the environment of the campus community, smoking is
　　　　　①
prohibiting in all university facilities.
　　②　　③　　　　　　　④

　　　　　　　　　　　　　　　　　　　　　　　　　　　　　　　　| 8 |

9. When Susan was approached to by a strange man, she was ready to defend
① ②
herself with martial arts techniques.
③ ④

    9

10. There were over two millions people along the victory parade route who wanted
① ② ③ ④
to see the Yokozuna yesterday.

    10

B．各文（11.〜20.）について，日本語の内容に合うように，①〜⑤の語句を並べ
かえ空所を補いなさい。解答は（ 11 ）〜（ 20 ）に入れる語句の番号のみ
を答えなさい。ただし，文頭に使用すべき語も小文字で示してあります。

11. 立ち止まって考えてみると，私はいつも周りの人に助けられてきた。   11

(   )(   )(   )(11)(   ), I've always been helped by the
people around me.

① to think   ② stop   ③ when   ④ about it   ⑤ I

12. 僕以外の友達がみんなキャンプに行ってしまったので，宿題を早く終わらせな
かったことを後悔している。   12

(   )(   )(12)(   )(   ) earlier, as all of my friends except
me went camping.

① finished   ② I   ③ my homework   ④ regret

⑤ not having

13. 学生の時，会社で働きながら勉強を続けることがどんなに難しいかジェイソン
は想像もできなかった。   13

When he was a student, Jason had no idea (   )(13)(   )(   )
(   ) while working at a company.

① how   ② studying   ③ difficult   ④ it was   ⑤ to keep

14. アンダーソン博士は，何度実験が失敗しようとも，自分の理論を信じ続けた。

    $\boxed{14}$

    Dr. Anderson kept believing in his theory, (　　)(　　)(　　)(14)
    (　　) failed.

    ① no　　② his experiments　　③ how　　④ matter

    ⑤ many times

15. 科学者のチームが，テストの前にたくさん食事をしたかどうかがその結果に影響を与える可能性があると報告するだろう。

    $\boxed{15}$

    The team of scientists will report that (15)(　　)(　　)(　　)
    (　　) a test or not may affect the result.

    ① you　　② whether　　③ a lot　　④ eat　　⑤ before

16. 小説を読むのと博物館に行くのを比べるなら，僕は後者が好きだ。　$\boxed{16}$

    (　　)(16)(　　)(　　)(　　), I prefer the latter.

    ① with visiting　　② novels　　③ museums　　④ reading

    ⑤ comparing

17. 硬いものを頻繁に食べ過ぎると，歯を痛めてしまうことがある。　$\boxed{17}$

    Your teeth (　　)(　　)(17)(　　)(　　) eat something hard too
    frequently.

    ① ruined　　② if　　③ may　　④ you　　⑤ be

18. カルシウムを摂取するのを助けてくれる食品はチーズと牛乳の２つだけではない。

    $\boxed{18}$

    Cheese and milk (　　)(　　)(　　)(　　)(18) two foods that
    help us take in calcium.

    ① means　　② the only　　③ by　　④ are　　⑤ no

19. いったん大学に入れば，学生たちは学業に集中することをより大切だと思うだろう。

    [19]

    Once entering a university, students may find (19)( )( )
    ( )( ).

    ① studying　② it　③ on　④ to focus　⑤ more important

20. このコンサートでは３つの吹奏楽団が演奏することになっているが，その中でもマコトの楽団が最もよいと思う。

    [20]

    Three brass bands are going to play music at this concert, ( )( )
    ( )(20)( ) the best.

    ① of　② I think　③ which　④ is　⑤ Makoto's band

C. 各文（21.～30.）を読み，（　　　）に入る最も適切なものを①～④から一つ選びなさい。

21. I have many reasons why I want to visit the United States. ( ), I want to
    see the Grand Canyon.

    [21]

    ① In total　② For instance　③ On purpose　④ In silence

22. After long hours of hot debate, the company finally came to the ( ) that
    they should take advantage of AI.

    [22]

    ① consumption　② foundation　③ conclusion　④ revolution

23. It is necessary to develop a ( ) energy in light of the fact that fossil fuels
    are limited.

    [23]

    ① sustainable　② typical　③ mental　④ frustrating

24. My grandparents are very healthy and active, ( ) their ages.　[24]

    ① generating　② funding　③ including　④ considering

25. The Tokyo ( ) office of our company has recently been short of staff.

25

① affection ② branch ③ curiosity ④ essence

26. Many hotels and high-end condominiums are now ( ) around Meikai University.

26

① over the hill ② upside down ③ inside out

④ under construction

27. Mother: Who is to ( ) for this broken vase?
Son: I suppose the cat is.

27

① long ② search ③ blame ④ apply

28. Visitors from foreign countries must go through ( ) at the airport before entering the destination country.

28

① transformation ② immigration ③ transaction

④ installation

29. You had better not make the hasty decision of quitting your current job ( ) you have found another.

29

① unless ② therefore ③ in case ④ so that

30. Matthew is very careful about the ( ) of what he eats because he is allergic to many kinds of food.

30

① theory ② irrigation ③ value ④ ingredients

D. 英文を読み，（31. 〜 35.）の答えとして最も適切なものを①〜④から一つ選びなさい。

Mistakes get a bad reputation. People often brush them aside by saying, "I'll do better next time." But students who pay close attention to their mistakes actually do learn a task faster than kids who ignore them. Focusing on what went wrong helps us learn, a new study shows.

Hans Schroder is a psychologist at Michigan State University. He and his team wanted to know how people's brains respond to mistakes. People can ignore a mistake by simply pretending it never happened. Or they can think about it. They can try to figure out what went wrong and where. Schroder suspected that which response people chose might strongly affect how well they learn.

To find out, the team recruited 123 children, all six to eight years old. This is an important time in a child's life. It is when most kids are beginning school. How well they do in school can be related to their mindset about learning and intelligence. A mindset is a particular attitude about a situation. Students who have a "fixed" mindset tend to believe that they are born with a certain level of intelligence. They don't believe it can ever change. Students with a "growth" mindset, however, think they can get smarter through hard work. Scientists have shown that this mindset can affect how well students learn.

To figure out whether each child had a fixed or a growth mindset, the children were asked a series of questions. A special cap was put on each child's head. That cap held 64 small sensors called electrodes. The cap held these against the child's scalp and recorded electrical signals as they sparked between the child's brain cells. This let the researchers see patterns of activity inside each child's brain.

While wearing the cap, children played a computer game. In it, they tried to catch animals that had escaped from a zoo. Players had to press the space bar when they saw one of the escaped animals. But the game came with a twist. Three orangutans were also helping catch the animals. When players saw the orangutans, they were not supposed to press the space bar. The children could make two kinds of mistakes — either responding when they shouldn't or not responding when they should. As they played, the electrodes recorded their brain's activity.

Schroder found a clear pattern of activity in the children's brains. Small regions of the brain responded in the children who had a fixed mindset. Each response lasted just 150 milliseconds. The brains of children with a growth mindset showed much more activity. What's more, a larger network of areas responded. And those areas did so for longer periods — up to 500 milliseconds. This shows that "growth" brains were paying attention to mistakes. Children with growth mindsets were also better at bouncing back after their mistakes. The children with "growth" mindsets were willing to engage with their mistakes in order to correct them. In contrast, the children with "fixed" mindsets wanted to ignore their mistakes.

In conclusion, this research shows that a "growth" mindset helps you learn more. And also, learning from mistakes is a very important process.

31. Which of the following statements best describes a "fixed" mindset and a "growth" mindset? 31

① A "fixed" mindset believes in change but a "growth" mindset believes that change is not possible.

② A "fixed" mindset believes in change and a "growth" mindset believes in change, too.

③ A "fixed" mindset believes that we are born with a certain level of intelligence and a "growth" mindset thinks we cannot get smarter.

④ A "fixed" mindset does not believe that intelligence can be improved but a "growth" mindset believes we get smarter by studying.

32. According to the article, children with "fixed" mindsets show ... 32

① more activity in the brain than children with "growth" mindsets.

② the same amount of activity as children with "growth" mindsets.

③ less activity in the brain than children with "growth" mindsets.

④ large fixed patterns of brain activity compared to children with "growth" mindsets.

33. According to the article, children with "growth" mindsets are more likely to ... 33

① make mistakes.

② learn from their mistakes.

③ ignore their mistakes.

④ make the same mistakes.

34. The main idea of this article is that ...   34

    ① noticing and engaging with mistakes increases learning.

    ② "fixed" mindsets are better than "growth" mindsets.

    ③ children with "growth" mindsets have less brain pattern activity.

    ④ children with "fixed" mindsets want to ignore learning.

35. The best title for this article is ...   35

    ① 500 Milliseconds!

    ② The Fixed Mind!

    ③ Noticing Mistakes Boosts Learning!

    ④ Psychology Now!

E. 英文を読み，その文意にそって 36 から 40 までの ⬚ に入る
最も適切なものを①〜④から一つ選びなさい。

Fizzy drinks have been making headlines recently, linked with rising tooth decay and obesity. So, what impact is too much sugar having on our bodies?

When we eat or drink things containing sugar there is an initial surge of energy in our bodies and a hormone called insulin is secreted to control this sudden supply. This burst of energy is very short lived and is followed by   36   in energy levels. This up and down pattern can affect hunger and is believed by some to affect behavior and concentration. This is often seen in the classroom midmorning if children have had a high sugar breakfast as their energy levels plummet at this time.

  37   that sugar is strongly linked to dental issues — studies show that a third of five-year-olds and almost half of eight-year-olds have some decay in their milk teeth. Some health experts believe that sugar intake is driving obesity levels in children and fizzy drinks are a major contributor to this. There are up to nine teaspoons of sugar in a

can of fizzy drink, which equates to 36g sugar — exceeding the daily recommendation for children.

The latest figures show that on average sugar makes up 13% of children's (15% of teenagers) daily calorie intake, which is well above the recommended 5%. This is the driving force for the introduction of a sugar tax in Britain, due to be implemented from April 2018. 　38　, this is a tax on soft drink companies who will be required to pay a charge for drinks containing added sugar of more than 5%.

For healthcare professionals, solely linking sugar to the rise in obesity levels is a bold move, as the causes are complex. There are three other significant influencers for 　39　; the lower overall nutritional quality of diets, increased average calorie intake and decreased levels of physical activity. It is important not to forget these factors when talking about the health of our children.

What can parents do to reduce the amount of sugar children take in? There are many things, for example, mix a small amount of fruit juice with sparkling water rather than giving fizzy drinks. Also, cook from fresh ingredients as much as possible. Choose porridge or bread for breakfast instead of high sugar cereals. Encourage positive associations with fruits and vegetables by playing up their good qualities. 　40　, use healthy foods such as sliced banana, cheese, or avocado on toast rather than honey or jam.

36.　①　no change

　　②　a gradual rise

　　③　a rapid drop

　　④　a sharp increase

37. 　① It is well documented
　　② It is not well known
　　③ It is surprising
　　④ It is incorrect to say

37

38. 　① In consideration
　　② In essence
　　③ In the background
　　④ In contrast

38

39. 　① the increase in soda sales
　　② the decrease in sugar intake
　　③ the popularity of fizzy drinks
　　④ the recent rise in obesity

39

40. 　① Quickly
　　② Finally
　　③ Secondly
　　④ Tentatively

40

数　学

問題　　　　　　30年度

I．次の各問いに答えよ。

(1)　$x^2 + 2xy + y^2 - z^2$ を因数分解すると　$\boxed{1}$　である。

> $\boxed{1}$ **に対する選択肢**
>
> ①　$(x+y)(x-y+z)$　　　　②　$(x+y)(x+y-z)$
>
> ③　$(x+y)(x-y-z)$　　　　④　$(x+y)(x+y+z)$
>
> ⑤　$(x+y+z)(x+y-z)$　　　⑥　$(x+y+z)(x-y-z)$
>
> ⑦　$(x-y+z)(x-y-z)$　　　⑧　$(x-y+z)^2$
>
> ⑨　$(x+y-z)^2$　　　　　　⓪　$(x+y+z)^2$

(2)　$x = \left(\sqrt{3} - \sqrt{2} - 1\right)^2 - \sqrt{6}\left(\sqrt{6} - \sqrt{2} - 2\right)$ とする。このとき，$x^2 = \boxed{2}$ である。また，$\dfrac{7}{x-1} - \dfrac{1}{x-3}$ の整数部分は $\boxed{3}$ である。

> $\boxed{2}$ ，$\boxed{3}$ **に対する選択肢**
>
> ①　1　　②　2　　③　3　　④　4　　⑤　5
>
> ⑥　6　　⑦　7　　⑧　8　　⑨　9　　⓪　10

(3) θ は $0° \leqq \theta \leqq 180°$ をみたす角とする。x に関する 2 次方程式

$$x^2 + (4\sin\theta)x + 2\sin^2\theta - 3\cos\theta = 0$$

が重解をもつとき，$\theta = \boxed{4}$ である。また，そのときの重解は $x = \boxed{5}$ である。

$\boxed{4}$ に対する選択肢

① $0°$　② $30°$　③ $45°$　④ $60°$　⑤ $90°$

⑥ $120°$　⑦ $135°$　⑧ $150°$　⑨ $180°$

$\boxed{5}$ に対する選択肢

① -2　② $-\sqrt{3}$　③ $-\sqrt{2}$　④ -1　⑤ 0

⑥ 2　⑦ $\sqrt{3}$　⑧ $\sqrt{2}$　⑨ 1

(4) a, b, c を定数とする。$U = \{x \mid x は 10 以下の自然数\}$ を全体集合とし，U の部分集合 A, B, C を

$$A = \{2,\ 3,\ 2a+b-c\}$$
$$B = \{3,\ 4,\ a+2b+c\}$$
$$C = \{2,\ 3,\ b+2c\}$$

とする。また，$A \cap B = \{3,\ 9\}$，$B \cup C = \{2,\ 3,\ 4,\ 5,\ 9\}$ とする。このとき，

$$a = \boxed{6},\ b = \boxed{7},\ c = \boxed{8}$$

である。また，集合 $\overline{A \cup C}$ の要素の個数は $\boxed{9}$ 個である。ただし，$\overline{A \cup C}$ は，U に関する $A \cup C$ の補集合を表す。

$\boxed{6}$, $\boxed{7}$, $\boxed{8}$, $\boxed{9}$ に対する選択肢

① 1　② 2　③ 3　④ 4　⑤ 5

⑥ 6　⑦ 7　⑧ 8　⑨ 9　⓪ 0

(5) a を負の整数とする。放物線

$$y = ax^2 - ax + a^2 - \frac{3}{4}a - 2 \quad \cdots\cdots(\text{ア})$$

について，(ア)の頂点の y 座標は $\boxed{10}$ である。また，(ア)が $\dfrac{1}{2} < x < \dfrac{7}{2}$ の範囲で x 軸と１点で交わるとき，a のとる値は全部で $\boxed{11}$ 個ある。

$\boxed{10}$ に対する選択肢

① $-a^2 - 2a - 2$　　② $-a^2 - a - 2$　　③ $-a^2 - 2a - 1$

④ $a^2 - 2a - 2$　　⑤ $a^2 - 2a - 1$　　⑥ $a^2 - a - 2$

⑦ $2a^2 - 2a - 2$　　⑧ $2a^2 - a - 2$　　⑨ $2a^2 - 2a - 1$

⓪ $2a^2 - a - 1$

$\boxed{11}$ に対する選択肢

① 1　　② 2　　③ 3　　④ 4　　⑤ 5

⑥ 6　　⑦ 7　　⑧ 8　　⑨ 9　　⓪ 0

(6) a, b を整数とする。３つの条件

p：「$a + b$, ab はともに偶数である」

q：「$a - b + 1$ は奇数である」

r：「$a^2 b^2$ は４の倍数である」

について，q は p であるための $\boxed{12}$ 。また，r は q であるための $\boxed{13}$ 。

$\boxed{12}$, $\boxed{13}$ に対する選択肢

① 必要条件であるが，十分条件ではない

② 十分条件であるが，必要条件ではない

③ 必要十分条件である

④ 必要条件でも十分条件でもない

明海大学（歯）30 年度 （15）

(7) $12x - 7y = 1$ をみたす自然数の組 (x, y) を x の値が小さいものから順に並べる。このとき，5 番目の組を (a, b) とすると，$b - a = \boxed{14}$ である。

$\boxed{14}$ に対する選択肢

① 10　　② 13　　③ 15　　④ 16　　⑤ 18

⑥ 20　　⑦ 22　　⑧ 25　　⑨ 27　　⑩ 32

(8) a, b を定数とする。次のデータは，ある 5 人の生徒に行った数学と英語の試験の結果である。

生徒	A	B	C	D	E
数学（点）	3	$2a - 2$	2	5	$6a - 2b$
英語（点）	$2b - 10$	4	1	2	$4a - b$

数学と英語の試験の平均点はそれぞれ 4 点，3 点であった。このとき，

$$a = \boxed{15}, \quad b = \boxed{16}$$

である。また，数学と英語の試験の共分散は $\boxed{17}$ である。

$\boxed{15}$, $\boxed{16}$, $\boxed{17}$ に対する選択肢

① 1　　② 2　　③ 3　　④ 4　　⑤ 5

⑥ 6　　⑦ 7　　⑧ 8　　⑨ 9　　⑩ 0

Ⅱ. AB∥CD である台形 ABCD において，

AB = 8，CD = 3，DA = 2，AC = 4

とする。このとき，次の各問いに答えよ。

(1) $\cos\angle ACD = \boxed{18}$ である。

$\boxed{18}$ に対する選択肢

① $\dfrac{5}{24}$ ② $\dfrac{7}{24}$ ③ $\dfrac{3}{8}$ ④ $\dfrac{5}{8}$ ⑤ $\dfrac{7}{8}$

⑥ $\dfrac{1}{12}$ ⑦ $\dfrac{5}{12}$ ⑧ $\dfrac{7}{12}$ ⑨ $\dfrac{1}{6}$ ⓪ $\dfrac{5}{6}$

(2) BC = $\boxed{19}$ である。また，△ABC の面積は $\boxed{20}$ である。

$\boxed{19}$ に対する選択肢

① $\sqrt{3}$ ② $2\sqrt{3}$ ③ $3\sqrt{3}$ ④ $4\sqrt{3}$

⑤ $6\sqrt{3}$ ⑥ $\sqrt{6}$ ⑦ $2\sqrt{6}$ ⑧ $3\sqrt{6}$

⑨ $4\sqrt{6}$ ⓪ $6\sqrt{6}$

$\boxed{20}$ に対する選択肢

① $\sqrt{15}$ ② $2\sqrt{15}$ ③ $3\sqrt{21}$ ④ $5\sqrt{21}$

⑤ $6\sqrt{21}$ ⑥ $\sqrt{23}$ ⑦ $3\sqrt{23}$ ⑧ $5\sqrt{23}$

⑨ $\sqrt{30}$ ⓪ $3\sqrt{30}$

(3) △ABC の内接円と辺 AB，辺 BC の接点をそれぞれ S，T とする。このとき，
AS = $\boxed{21}$ である。また，△CST の面積は $\boxed{22}$ である。

$\boxed{21}$ に対する選択肢

① $6-\sqrt{6}$ ② $9-\sqrt{6}$ ③ $9-2\sqrt{6}$

④ $12-2\sqrt{6}$ ⑤ $15-5\sqrt{6}$ ⑥ $6-\sqrt{15}$

⑦ $9-\sqrt{15}$ ⑧ $12-\sqrt{15}$ ⑨ $9-2\sqrt{15}$

⓪ $15-3\sqrt{15}$

$\boxed{22}$ に対する選択肢

① $\dfrac{\sqrt{5}}{12}$ ② $\dfrac{\sqrt{5}}{8}$ ③ $\dfrac{\sqrt{5}}{4}$ ④ $\dfrac{\sqrt{5}}{3}$

⑤ $\dfrac{\sqrt{10}}{12}$ ⑥ $\dfrac{\sqrt{10}}{8}$ ⑦ $\dfrac{\sqrt{10}}{6}$ ⑧ $\dfrac{\sqrt{10}}{4}$

⑨ $\dfrac{\sqrt{15}}{12}$ ⓪ $\dfrac{\sqrt{15}}{8}$

Ⅲ. 1つの箱の中に赤玉，青玉，黄玉，黒玉，白玉がそれぞれ3個ずつ計15個入っており，どの色の玉にも1から3までの番号が1つずつ書かれている。この箱の中から，同時に3個の玉を取り出すとき，次の各問いに答えよ。

(1) 取り出した玉の色が全て同じである確率は $\boxed{23}$ である。

$\boxed{23}$ に対する選択肢

① $\dfrac{4}{21}$　② $\dfrac{8}{21}$　③ $\dfrac{1}{91}$　④ $\dfrac{2}{91}$　⑤ $\dfrac{6}{91}$

⑥ $\dfrac{12}{91}$　⑦ $\dfrac{45}{91}$　⑧ $\dfrac{54}{91}$　⑨ $\dfrac{16}{105}$　⓪ $\dfrac{52}{105}$

(2) 取り出した玉の番号が全て同じである確率は $\boxed{24}$ である。

$\boxed{24}$ に対する選択肢

① $\dfrac{4}{21}$　② $\dfrac{8}{21}$　③ $\dfrac{10}{21}$　④ $\dfrac{17}{21}$　⑤ $\dfrac{6}{91}$

⑥ $\dfrac{15}{91}$　⑦ $\dfrac{45}{91}$　⑧ $\dfrac{58}{91}$　⑨ $\dfrac{64}{91}$　⓪ $\dfrac{52}{105}$

(3) 取り出した玉の色が全て異なる確率は $\boxed{25}$ である。

$\boxed{25}$ に対する選択肢

① $\dfrac{8}{21}$　② $\dfrac{10}{21}$　③ $\dfrac{16}{21}$　④ $\dfrac{8}{91}$　⑤ $\dfrac{16}{91}$

⑥ $\dfrac{24}{91}$　⑦ $\dfrac{36}{91}$　⑧ $\dfrac{54}{91}$　⑨ $\dfrac{32}{105}$　⓪ $\dfrac{64}{105}$

(4) 取り出した玉の色も番号も全て異なる確率は $\boxed{26}$ である。

$\boxed{26}$ に対する選択肢

① $\dfrac{6}{91}$　② $\dfrac{12}{91}$　③ $\dfrac{15}{91}$　④ $\dfrac{27}{91}$　⑤ $\dfrac{54}{91}$

⑥ $\dfrac{2}{105}$　⑦ $\dfrac{4}{105}$　⑧ $\dfrac{16}{105}$　⑨ $\dfrac{52}{105}$　⓪ $\dfrac{58}{105}$

物理

問題　30年度

1　次の［Ｉ］，［Ⅱ］における各問いに答えよ。ただし，［Ｉ］の解答欄に記入する数値計算の答えは，3桁目を四捨五入し，2桁の数字で位取りは指数で示せ。例えば，(1)の答えが0.123〔N〕のときは1.2×10^{-1}であるから，マークシートの解答番号の1に①，2に②，3に⊖，4に①をマークする。答えが56.7〔N〕のときは$5.7 \times 10^{+1}$であるから，解答番号の1に⑤，2に⑦，3に✱，4に①をマークする。答えが1.24〔N〕のときは1.2×10^{0}であるから，解答番号の1に①，2に②，3に⓪，4に⓪をマークする。答えが0〔N〕のときは解答番号の1に⓪，2に⓪，3に⓪，4に⓪と，すべての解答番号に⓪をマークする。

　　［Ⅱ］の解答欄に記入する答えは，各問いの解答番号に対して最も適する答えを一つずつ解答群から選び，その番号をマークせよ。

［Ｉ］

右図のように，水平となす角が30°のなめらかな斜面上に，質量が4.4〔kg〕の物体を置き，物体に付けた軽くて伸びない糸が斜面と45°の角をなすようにつるして静止させた。重力加速度を9.8〔m/s²〕，$\sqrt{2} = 1.4$，$\sqrt{3} = 1.7$として，以下の各問いに答えよ。

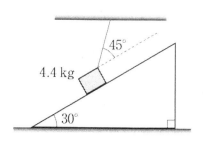

(1) 糸の張力の大きさは

　　　　$\boxed{1\,.\,2} \times 10^{\boxed{3\,4}}$ 〔N〕である。

(2) 物体が斜面から受ける垂直抗力の大きさは

　　　　$\boxed{5\,.\,6} \times 10^{\boxed{7\,8}}$ 〔N〕である。

[Ⅱ]

右図のように,なめらかな水平面上に自由に動くことができる質量 M 〔kg〕の物体が静止している。この物体表面に水平方向から垂直に質量 m 〔kg〕の弾丸を速さ v_0 〔m/s〕で撃ち込む。弾丸は物体に深さ d 〔m〕くい込み,物体中で静止した。このとき,弾丸が物体から受ける抵抗力 F 〔N〕は弾丸の速さによらず常に一定であり,弾丸の運動における空気抵抗と重力の影響および弾丸の大きさは無視できるものとする。水平方向右向きを正として,以下の各問いに答えよ。

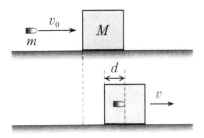

(3) 弾丸が物体に対して静止した直後の物体の速度 v は $\boxed{9}$ 〔m/s〕である。

① $\dfrac{M}{m}v_0$　② $\dfrac{m}{M}v_0$　③ $\dfrac{m+M}{m}v_0$　④ $\dfrac{M-m}{m}v_0$

⑤ $\dfrac{m+M}{M}v_0$　⑥ $\dfrac{M-m}{M}v_0$　⑦ $\dfrac{m}{m+M}v_0$　⑧ $\dfrac{M}{m+M}v_0$

⑨ $\dfrac{M-m}{m+M}v_0$　⓪ $\dfrac{M+m}{M-m}v_0$

(4) 弾丸が物体にくい込み静止するまでに,弾丸が受けた力積は $\boxed{10}$ 〔N·s〕である。

① $\dfrac{m}{m+M}v_0$　② $\dfrac{M}{m+M}v_0$　③ $\dfrac{mM}{m+M}v_0$

④ $\dfrac{mM}{M-m}v_0$　⑤ $\dfrac{(M+m)^2}{M-m}v_0$　⑥ $-\dfrac{m}{m+M}v_0$

⑦ $-\dfrac{M}{m+M}v_0$　⑧ $-\dfrac{mM}{m+M}v_0$　⑨ $-\dfrac{mM}{M-m}v_0$

⓪ $-\dfrac{(M+m)^2}{M-m}v_0$

(5) 弾丸が物体にくい込んだ深さ d は ⏢11⏢ 〔m〕である。

① $\dfrac{mM}{(m+M)F}v_0$　　② $\dfrac{2mM}{(m+M)F}v_0$　　③ $\dfrac{mM}{2(m+M)F}v_0$

④ $\dfrac{mM}{(m+M)F}v_0{}^2$　　⑤ $\dfrac{2mM}{(m+M)F}v_0{}^2$　　⑥ $\dfrac{mM}{2(m+M)F}v_0{}^2$

⑦ $\dfrac{mMF}{(m+M)}v_0$　　⑧ $\dfrac{2mMF}{(m+M)}v_0$　　⑨ $\dfrac{2mMF}{(m+M)}v_0{}^2$

⓪ $\dfrac{mMF}{2(m+M)}v_0{}^2$

2 次の ［Ⅰ］, ［Ⅱ］における各問いに答えよ。解答欄に記入する数値計算の答えは，
1 ［Ⅰ］の解答方法にならって，3桁目を四捨五入し，2桁の数字で位取りは指
数で示せ。

［Ⅰ］

 媒質Ⅰの中を 8.0 〔m/s〕 の速さで進んできた波長 4.0 〔m〕 の波が，媒質Ⅱとの
境界面に入射角 30° で入射し，屈折角 60° で媒質Ⅱの中を進んでいった。$\sqrt{3} = 1.7$
として，以下の各問いに答えよ。

 (1) この波の媒質Ⅱの中における波長は

$$\boxed{12\ \vdots\ 13} \times 10^{\boxed{14\ \vdots\ 15}} \ 〔m〕\ である。$$

 (2) この波の媒質Ⅱの中における速さは

$$\boxed{16\ \vdots\ 17} \times 10^{\boxed{18\ \vdots\ 19}} \ 〔m/s〕\ である。$$

 (3) この波が媒質Ⅱの中に入れない入射角 i の条件は，$\sin i$ で示すと

$$\boxed{20\ \vdots\ 21} \times 10^{\boxed{22\ \vdots\ 23}} \ 以上にする必要がある。$$

[Ⅱ]

厚さ 9.0 [cm] の平行平板ガラスの上に，24 [cm] の水の層がある。空気中の光速を 3.0×10^8 [m/s]，ガラスの屈折率を $\frac{3}{2}$，水の屈折率を $\frac{4}{3}$ として，以下の各問いに答えよ。

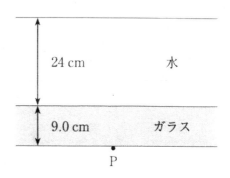

(4) ガラスの中の光速は

　　　$\boxed{24\ .\ 25} \times 10^{\boxed{26\ 27}}$ [m/s] である。

(5) 水面真上から見たガラス下面のP点にある「よごれ」は，実際の深さより

　　　$\boxed{28\ .\ 29} \times 10^{\boxed{30\ 31}}$ [cm] 浮き上がって見える。

3 次の［Ⅰ］，［Ⅱ］における各問いに答えよ。［Ⅰ］の解答欄に記入する数値計算の答えは，**1**［Ⅰ］の解答方法にならって，3桁目を四捨五入し，2桁の数字で位取りは指数で示せ。ただし，［Ⅰ］の(2)の解答で，正のときは⊛，負のときは⊖を解答番号の36と41のそれぞれにマークする。

［Ⅱ］の解答欄に記入する答えは，各問いの解答番号に対して最も適する答えを一つずつ解答群から選び，その番号をマークせよ。また，各問いの解答では同じ番号をくり返し選んでもよいこととする。

［Ⅰ］

(1) ある熱機関が，高温の物体から熱量 600 〔J〕を吸収し，低温の物体に熱量 480 〔J〕を放出した。この熱機関の熱効率は

$$\boxed{32\ \vdots\ 33} \times 10^{\boxed{34\ \vdots\ 35}} \text{ である。}$$

(2) 単原子分子理想気体に対し，一定の圧力 1.0×10^5 〔Pa〕のまま 90 〔J〕の熱量を与えたところ，気体は 4.0×10^{-4} 〔m^3〕だけ膨張した。

気体がされる仕事は

$$\boxed{36}\ \boxed{37\ \vdots\ 38} \times 10^{\boxed{39\ \vdots\ 40}} \text{ 〔J〕である。}$$

内部エネルギーの変化は

$$\boxed{41}\ \boxed{42\ \vdots\ 43} \times 10^{\boxed{44\ \vdots\ 45}} \text{ 〔J〕である。}$$

[Ⅱ]

次の各問いに答えよ。

(3) 電波は，波長がおよそ 44 〔m〕以上の電磁波であり，地デジやラジ

オの放送に使用されている。特に，波長が 45 〔m〕以下の電磁波をマ

イクロ波という。

電子レンジで利用している電磁波の波長は，およそ 46 〔m〕であり，

携帯電話で使用されている電波の名称は 47 である。

① 10^{-6} ② 10^{-4} ③ 10^{-2} ④ 10^{-1} ⑤ 1

⑥ 10 ⑦ EHF ⑧ SHF ⑨ UHF ⓪ VHF

(4) 48 は，変動する電界と磁界が波動となって空間を伝搬する電磁波を

理論的に予言した。その後，49 によって実験的に電磁波の発生が確か

められた。

① マルコーニ ② ヘルツ ③ トムソン ④ フレミング

⑤ マクスウェル

4 次の［Ⅰ］，［Ⅱ］における各問いに答えよ。［Ⅰ］，［Ⅱ］の解答欄に記入する数値計算の答えは，**1**［Ⅰ］の解答方法にならって，3桁目を四捨五入し，2桁の数字で位取りは指数で示せ。

［Ⅰ］

起電力 $E = 1.2$ 〔V〕，内部抵抗 $r = 0.20$ 〔Ω〕の電池2個と，$R = 10$ 〔Ω〕の抵抗がある。

以下の各問いに答えよ。

(1) 電池を直列に連結しこれに抵抗 R を接続したとき，抵抗 R に流れる電流は

$$\boxed{50 \mid 51} \times 10^{\boxed{52 \mid 53}} \text{〔A〕である。}$$

(2) 電池を並列に連結しこれに抵抗 R を接続したとき，抵抗 R に流れる電流は

$$\boxed{54 \mid 55} \times 10^{\boxed{56 \mid 57}} \text{〔A〕である。}$$

[Ⅱ]

右図に示す回路は，内部抵抗が無視できる起電力 10〔V〕の電池 E，電荷の無いコンデンサーで電気容量が 2.0〔μF〕の C_1 と 3.0〔μF〕の C_2，R_1 と R_2 は抵抗値がそれぞれ 4.0〔Ω〕，6.0〔Ω〕の電気抵抗，スイッチ S で構成される。以下の各問いに答えよ。

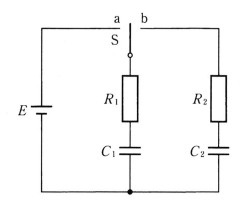

(3) S を a 側に接続した直後に R_1 を流れる電流の大きさは

$\boxed{58\,.\,59} \times 10^{\boxed{60\,61}}$〔A〕である。

(4) S を a 側に接続して十分時間がたったあと，C_1 の静電エネルギーは

$\boxed{62\,.\,63} \times 10^{\boxed{64\,65}}$〔J〕である。

(5) S を b 側に接続した直後に R_2 に流れる電流の大きさは

$\boxed{66\,.\,67} \times 10^{\boxed{68\,69}}$〔A〕である。

(6) S を b 側に接続して十分時間がたつまで，R_1 と R_2 で消費されたジュール熱の和は

$\boxed{70\,.\,71} \times 10^{\boxed{72\,73}}$〔J〕である。

化 学

問題 　30年度

1 次の問1〜5を読んで，問に答えよ。

問1　下の選択肢①〜⑧の分子のうち，無極性分子のものをすべて選び，その番号を解答欄にマークしなさい。　1

① H_2O　　② HCl　　③ HF　　④ CH_4　　⑤ CCl_4

⑥ CH_3Cl　　⑦ NH_3　　⑧ CO_2

問2　下の選択肢①〜⓪の物質のうち，水溶液が塩基性を示すものをすべて選び，その番号を解答欄にマークしなさい。　2

① Na_2CO_3　　② $NaCl$　　③ $KHSO_4$　　④ CH_3COONa

⑤ Na_2SO_4　　⑥ $NaNO_3$　　⑦ KNO_3　　⑧ NH_4Cl

⑨ $(NH_4)_2SO_4$　　⓪ NH_3

問3　下の選択肢①〜⑦の酸化物のうち，酸性酸化物をすべて選び，その番号を解答欄にマークしなさい。　3

① Na_2O　　② MgO　　③ Al_2O_3　　④ SiO_2

⑤ P_4O_{10}　　⑥ SO_3　　⑦ Cl_2O_7

問4　下の選択肢①〜⑨の化合物のうち，光学異性体が存在しないものをすべて選び，その番号を解答欄にマークしなさい。　4

① 乳酸　　② マレイン酸　　③ グリシン　　④ フマル酸

⑤ 酒石酸　　⑥ アラニン　　⑦ チロシン　　⑧ グルタミン酸

⑨ 1-クロロ-1-ブテン

問5　下の文章①～⑥は理想気体と実在気体に関するものである。その文章のうち，実在気体に関する文章として適当であるものを<u>すべて選び</u>，その番号を解答欄にマークしなさい。　5

①　分子自身が固有の大きさをもつため，分子が運動できる体積は閉じ込めている容器の容積よりもわずかに小さくなる。

②　気体分子の分子間には，相互作用が働かないものとする。

③　気体の状態方程式に厳密に従わない。

④　高圧条件であるほど理想気体に近くなる。

⑤　高温条件であるほど理想気体に近くなる。

⑥　冷却，加圧により状態変化を起こす。

2 次の記述を読んで，問に答えよ。

メタン CH_4 の水素原子を 1 個置換するとメタンとは異なる性質が発現する。置換する原子団がそれぞれ(A)〜(F)であるときの化合物の性質は以下に示す選択肢①〜⑥の性質を持つ。

(A) $-CHO$　　(B) $-COOH$　　(C) $-OH$

(D) $-OCH_3$　　(E) $-COCH_3$　　(F) $-COOC_2H_5$

問 6 〜 11 に対する選択肢（同じものを繰り返し使ってもよい）

① ヨードホルム反応を示す。

② フェーリング液を還元する。

③ 中性の液体でナトリウムと反応して水素を発生させる。

④ 硫酸条件下で加熱により，アルコール 2 分子から水 1 分子が外れて生じる。

⑤ 水溶液が弱い酸性を示す。

⑥ 酸とアルコールの縮合反応により生じる。

問 6 （　A　）の原子団がメチル基に結合しているときの化合物の性質に該当するものを上の選択肢①〜⑥の中から二つ選び，番号を解答欄にマークしなさい。

　　6

問 7 （　B　）の原子団がメチル基に結合しているときの化合物の性質に該当するものを上の選択肢①〜⑥の中から一つ選び，番号を解答欄にマークしなさい。

　　7

問 8 （　C　）の原子団がメチル基に結合しているときの化合物の性質に該当するものを上の選択肢①〜⑥の中から一つ選び，番号を解答欄にマークしなさい。

　　8

問 9 （　D　）の原子団がメチル基に結合しているときの化合物の性質に該当するものを上の選択肢①〜⑥の中から一つ選び，番号を解答欄にマークしなさい。

　　9

問10 （ E ）の原子団がメチル基に結合しているときの化合物の性質に該当する
ものを上の選択肢①～⑥の中から一つ選び，番号を解答欄にマークしなさい。

　　10

問11 （ F ）の原子団がメチル基に結合しているときの化合物の性質に該当する
ものを上の選択肢①～⑥の中から一つ選び，番号を解答欄にマークしなさい。

　　11

明海大学（歯）30 年度　（32）

3　次の記述を読んで，問に答えよ。

　イオン化傾向の異なる2種類の金属を電解質水溶液に浸して導線でつなぐと，電流が流れる。イオン化傾向の大きい金属は　12　されやすく，　12　されて　13　になり，水溶液中に溶けだす。金属の　12　反応で発生した電子は導線を通り，対となる金属へ流れ，そこで　14　反応が起こる。酸化還元反応に伴って出される化学エネルギーを電気エネルギーに変える装置を　15　という。

　　12　反応が起こり電子を発生させる電極を　16　といい，その電子が流れてきて　14　反応が起こる電極を　17　という。両電極間に生じる電位差を　18　という。

問12　文章中の　12　～　18　に入る適切な語を下の選択肢①〜⊖の中から
　　　一つ選び，番号を解答欄にマークしなさい。

問12の 12 ～ 18 に対する選択肢			
① 陽イオン	② 陰イオン	③ 電気陰性度	④ 起電力
⑤ 正極	⑥ 負極	⑦ 酸化	⑧ 還元
⑨ 中和	⓪ 蓄熱材	⊖ 化学電池	

$\boxed{4}$　次の記述を読んで，問に答えよ。

　酢酸を水に溶解すると，酢酸分子の一部が電離して，生じたイオンとの間に式(1)で示す電離平衡が成り立つ。

$$CH_3COOH \rightleftharpoons CH_3COO^- + H^+ \qquad (1)$$

この電離平衡の平衡定数 Ka は式(2)と表される。

$$Ka = \boxed{19} \qquad (2)$$

　電離前の酢酸分子の濃度を c，電離度 x とすると，電離していない酢酸分子の濃度は $c(1-x)$ で，酢酸イオン，水素イオンの濃度はともに cx となる。酢酸分子の電離度 α が 1 に比べて非常に小さい場合，電離度 x は，c，Ka を用いて表すと，式(3)のように表される。

$$x = \boxed{20} \qquad (3)$$

　式(3)を用いて，酢酸イオンと水素イオンの濃度 cx は式(4)のように表される。

$$[CH_3COO^-] = [H^+] = cx = \boxed{21} \qquad (4)$$

　式(2)は，酢酸に酢酸ナトリウムが加わった水溶液でも成立する。加えられた酢酸ナトリウムは全て電離するため，式(1)の平衡は左へ移動し，酢酸分子の電離はほぼ無視できる。したがって，水溶液中での酢酸の濃度を Ca，酢酸ナトリウムの濃度を Cs とすると，式(5)，(6)のように近似できる。

$$[CH_3COOH] = Ca \qquad (5)$$
$$[CH_3COO^-] = Cs \qquad (6)$$

そのため，式(2)より水素イオンの濃度は，Ca，Cs，Ka を用いて式(7)のように表される。

$$[H^+] = \boxed{22} \qquad (7)$$

　酢酸と酢酸ナトリウムからなる水溶液は，少量の酸，塩基を加えても pH の変化が起こりにくいため，$\boxed{23}$ として利用されている。

問13 $\boxed{19}$ に当てはまる式として最も適当なものを以下の①〜⑥のうちから一つ選び，解答欄にマークしなさい。

① $([CH_3COOH] \cdot [CH_3COO^-])/[H^+]$

② $[H^+]/([CH_3COOH] \cdot [CH_3COO^-])$

③ $[CH_3COOH]/([CH_3COO^-] \cdot [H^+])$

④ $([CH_3COO^-] \cdot [H^+])/[CH_3COOH]$

⑤ $([CH_3COO^-] + [H^+])/[CH_3COOH]$

⑥ $[CH_3COOH]/([CH_3COO^-] + [H^+])$

問14 $\boxed{20}$ $\boxed{21}$ に当てはまる式として最も適当なものを以下の①〜⑦のうちからそれぞれ一つ選び，解答欄にマークしなさい。

① $\sqrt{c \cdot Ka}$

② $c \cdot Ka$

③ $\sqrt{c/Ka}$

④ $\sqrt{Ka/c}$

⑤ $c \cdot \sqrt{Ka}$

⑥ $Ka \cdot \sqrt{c}$

⑦ c/Ka

問15 $\boxed{22}$ に当てはまる式として最も適当なものを以下の①〜⑥のうちから一つ選び，解答欄にマークしなさい。

① $Ca \cdot Cs/Ka$

② $Ca \cdot Ka/Cs$

③ $Cs \cdot Ka/Ca$

④ $Ca/(Cs \cdot Ka)$

⑤ $Cs/(Ca \cdot Ka)$

⑥ $Ka/(Ca \cdot Cs)$

問16 　23　 に当てはまる用語として最も適当なものを以下の①～⑦のうちから一つ選び，解答欄にマークしなさい。

① 還元剤

② 酸化剤

③ 緩衝液

④ pH 指示薬

⑤ 乾燥剤

⑥ 触媒

⑦ 酵素

問17 ある温度で，酢酸の電離定数 Ka は 2.8×10^{-5} mol/L である。そのとき，7.0×10^{-2} mol/L の酢酸水溶液における酢酸の電離度を有効数字 2 桁で答え，解答欄にマークしなさい。

電離度 ＝ 　24　. 　25　 $\times 10^{-\boxed{26}}$

問18 7.0×10^{-2} mol/L の酢酸水溶液 20 mL に 4.9×10^{-2} mol/L の酢酸ナトリウム溶液 20 mL 加えたときの水溶液の pH を少数第 1 位まで求め，その答えを解答欄にマークしなさい。必要ならば，$\log_{10} 4 = 0.60$ を用いよ。

pH ＝ 　27　. 　28

明海大学（歯）30 年度　（36）

⑤　次の記述を読んで，問に答えよ。

　必要があれば次の数値を用いて答えよ。原子量：H＝1，C＝12，O＝16

　炭素，水素，酸素からなる有機化合物AとBについて6つの実験を行った。

1．この化合物AとBをそれぞれ52.8 mg とり，完全燃焼させたところ，どちらも二酸化炭素105.6 mg と水43.2 mg を生成した。この結果から組成式を求めた。

2．この化合物AとBを440 mg とり，127℃，大気圧で蒸発させたところその体積はどちらの化合物も166 mL であった。大気圧は 1.00×10^5 Pa，気体定数 $R = 8.31 \times 10^3$ Pa·L/(mol·K) として，化合物AとBの分子量を求めた。この結果からAとBは同じ分子量であることが分かった。

3．この化合物AとBに水酸化ナトリウム水溶液を加えて加熱すると，化合物Aは化合物CとDに，化合物Bは化合物EとFに分解した。

4．化合物Cと化合物Eはどちらもヨードホルム反応を示した。

5．化合物Cを強アルカリ条件下において $KMnO_4$ と反応させると，化合物Dに塩酸を加え生成した化合物と同じ化合物が生成した。

6．化合物Fに塩酸を加え生成した化合物は銀鏡反応を示した。

問19　この化合物AとBの組成式 $C_xH_yO_z$ としたとき，x，y，z の値に最も適当なものを以下の選択肢①〜⓪のうちから一つ選び，回答欄にマークしなさい。

　　　x＝ 29 ，y＝ 30 ，z＝ 31

問19の選択肢				
① 1	② 2	③ 3	④ 4	⑤ 5
⑥ 6	⑦ 7	⑧ 8	⑨ 9	⓪ 10

問20　実験2で分子量を求めるために用いた法則はなんと呼ばれているか。下の選択肢①〜⑨のうちから一つ選び，回答欄にマークしなさい。 32

①　化学平衡の法則　　②　質量作用の法則　　③　ヘスの法則

④　ファントホッフの法則　　　⑤　ボイル・シャルルの法則

⑥　ヘンリーの法則　　⑦　質量保存の法則　　⑧　運動量保存則

⑨　エネルギー保存の法則

明海大学（歯）30年度　(37)

問21　この化合物ＡとＢの分子量に最も近い数値を下の選択肢①〜⓪のうちから一
つ選び，解答欄にマークしなさい。　[33]

① 60　　　② 64　　　③ 70　　　④ 74　　　⑤ 80

⑥ 88　　　⑦ 100　　　⑧ 112　　　⑨ 148　　　⓪ 176

問22　実験３で行った分解反応はどれか。下の選択肢①〜⑧のうちから一つ選び，
解答欄にマークしなさい。　[34]

① キサントプロテイン反応　　　　　　② けん化

③ カップリング　　④ 付加反応　　⑤ 置換反応

⑥ 脱離反応　　　⑦ 脱水反応　　⑧ エステル化

問23　化合物ＣとＥの構造式を下の選択肢①〜✳のうちから一つ選び，解答欄に
マークしなさい。

化合物Ｃの構造式：　[35]

化合物Ｅの構造式：　[36]

① CH_3-CH_2-OH

② $CH_3-CH_2-O-CH_3$

③ $CH_3-CH_2-CH_2-OH$

④ $CH_3-CH_2-CH_2-O-CH_3$

⑤ $CH_3-CH_2-CH_2-CH_2-OH$

⑥ $CH_3-CH_2-O-CH_2-CH_3$

⑦ $CH_3-CH_2-\underset{\underset{CH_3}{|}}{CH}-OH$

⑧ $CH_3-\underset{\underset{OH}{|}}{CH}-CH_3$

⑨ $CH_3-CH_2-\underset{\underset{OH}{|}}{CH}-CH_2-CH_3$

⓪ $CH_3-\underset{\overset{||}{O}}{C}-CH_3$

⊖ $CH_3-CH_2-\underset{\overset{||}{O}}{C}-CH_3$

✳ $CH_3-\underset{\underset{OH}{|}}{\overset{\overset{CH_3}{|}}{C}}-CH_3$

生　物

問題

30年度

1　進化に関する以下の問い（問1〜4）に答えよ。

問1　次の文章中の下線部に適すると思われる進化の流れを，①〜⑤のうちから1
つ選び，解答欄　1　にマークせよ。

　　地球の誕生は約46億年前と考えられている。原始地球の大気は一酸化炭素
や二酸化炭素，窒素，水蒸気が主な成分であり，生命体の存在に不適な環境で
あった。約40億年前に原始海洋において生命が生まれ，その後，単細胞生物
から多細胞生物，原核生物から真核生物が生じ，各々の生物が独自の進化をと
げて現在へと至っている。

　　進化の証拠の一つとして化石の存在が挙げられ，その出現年度から，脊椎動
物の進化には一連の流れがあったものと推測される。また，現存する生物の諸
器官を比較することによっても進化の過程を見出すことができ，外観や機能は
異なるが発生起源が同じと考えられる相同器官，外観や機能は似ているが発生
起源が異なる相似器官，かつては使用されていたが，現在ではその名残だけが
みられる痕跡器官等がその証拠として挙げられる。

①　硬骨魚類　→　昆虫類　　→　は虫類　→　鳥類

②　軟骨魚類　→　鳥類　　　→　両生類　→　哺乳類

③　硬骨魚類　→　軟骨魚類　→　哺乳類　→　鳥類

④　軟骨魚類　→　は虫類　　→　両生類　→　鳥類

⑤　硬骨魚類　→　両生類　　→　は虫類　→　哺乳類

問2　以下に示す組織・器官のうち，相同器官には①を，相似器官には②を，痕跡器官には③を，それぞれ　2　〜　6　にマークせよ。

- ヒトの腕とイヌの前肢・・・・・・・・　2
- トリの翼とコウモリの翼・・・・・・・　3
- ヒトの結膜半月ひだとクジラの後肢・・・　4
- トリの翼と昆虫の翅・・・・・・・　5
- ヒトの尾てい骨とニシキヘビの後肢・・・　6

問3　次の文章中の　7　〜　13　に入る適切な語を，①〜⓪のうちから，それぞれ1つずつ選べ。

　　霊長類はツパイに似た原始食虫類を共通の祖先とし，進化を遂げてきたと考えられている。約2200万年前にテナガザル，オランウータン，チンパンジーなどの類人猿の祖先が現れ，400万年前頃に　7　と呼ばれる猿人が現れた。類人猿と猿人を比較すると，　8　する点が大きく異なる。その後，　9　と呼ばれる原人，旧人である　10　，新人である　11　が現れるが，猿人に比べると新人は　12　の顕著な増大，　13　の消失といった身体的特徴がみられる。

① ホモ・サピエンス　　② ホモ・エレクトス

③ アウストラロピテクス　　④ ホモ・ネアンデルターレンシス

⑤ 犬歯　　⑥ 脳容積

⑦ 臼歯　　⑧ 直立二足歩行

⑨ オトガイ　　⓪ 眼窩上隆起

問4　次の文章中の　14　～　19　に入る適切な語を，①～＊のうちから，それぞれ１つずつ選べ。

　　生物進化は，これまでに数々の著明な学者によって論じられてきた。　14　は 1809 年にその著書「動物哲学」において，よく使用する器官は発達し，使用しない器官は退化するという　15　の説を唱えた。1859 年には　16　が「種の起源」において，環境に適した個体が残り，その形質が子孫へと受け継がれて進化していくという　17　説を唱えた。また，　18　は 1901 年に，生物はまれに起こる遺伝的な変異が進化要因となりうるという　19　説を提唱した。

① ダーウィン　　② ワグナー　　③ ラマルク　　④ リンネ

⑤ ド・フリース　⑥ ワイズマン　⑦ 用不用　　⑧ 隔離

⑨ 突然変異　　⓪ 自然選択　　─ 中立　　＊ 遺伝的浮動

2 バイオテクノロジーに関する文章A，Bを読んで，下の問い（問1〜4）に答えよ。

A　ある生物の遺伝子の一部を，人工的に別の遺伝子に置き換える操作を 20 という。この操作において有用となるのが，遺伝子を切断する 21 および遺伝子を接合する 22 である。生物体に人工的に遺伝子を導入する際には，これらを用いて，特定の遺伝子をベクターに組み込む必要がある。ベクターには，細菌に感染するウイルスである 23 ，土壌細菌である 24 等が存在し，目的によって使い分けられている。

B　1983年，アメリカの生化学者である 25 により，特定のDNAを大幅に増幅する技術である 26 が考案された。この技術の概要は，1）鋳型となるDNA，複製開始起点となる 27 ，DNA複製酵素である 28 ，ヌクレオチドを混合する，2）混合液を約 29 ℃に加熱し，2本鎖DNAを1本鎖に解離させる，3）約 30 ℃に冷やし，27 を鋳型DNAに結合させる，4）約 31 ℃に加熱し，28 によって相補的なDNA鎖を伸長させる，5）2)〜4)を繰り返す，となる。

増幅されたDNAは，32 によって断片の長さ別に分離して確認することができる。これは 33 に帯電しているDNAが，34 に向かって移動する性質，ならびに長いDNA鎖ほど移動が 35 なる性質を利用した手法である。

問1　Aの文章中の 20 〜 24 に入る適切な語を，①〜❇のうちから，それぞれ1つずつ選べ。

①　DNA ポリメラーゼ　　②　染色体乗り換え

③　遺伝子組み換え　　　④　レトロウイルス

⑤　バクテリオファージ　⑥　RNA ポリメラーゼ

⑦　制限酵素　　　　　　⑧　アグロバクテリウム

⑨　修飾酵素　　　　　　⓪　クローニング

⊖　プラスミド　　　　　❇　DNA リガーゼ

問2　Bの文章中の　25　～　28　,　32　～　35　に入る適切な語を，
①～❀のうちから，それぞれ1つずつ選べ。ただし，同じ数字の解答欄には，
同じ答えが入るものとする。

① サンガー　　　　② 正　　③ 負　　④ PCR法
⑤ 電気泳動法　　　⑥ 早く　⑦ 遅く　⑧ プライマー
⑨ DNAポリメラーゼ　⓪ 陽極　⊖ 陰極　❀ マリス

問3　Bの文章中の　29　～　31　に入る適切な数値を，①～⑨のうちから，
それぞれ1つずつ選べ。

① 0　　② 25　　③ 37　　④ 45　　⑤ 60　　⑥ 72　　⑦ 95
⑧ 105　⑨ 120

問4　Bの文章で記された技術を用いて行えることはどれか。①～⑥のうちから，
2つ選び，解答欄　36　にマークせよ。

① DNA鑑定　　　② 遺伝子組み換え
③ iPS細胞の作製　④ クローン羊の作成
⑤ イネの品種判別　⑥ ノックアウトマウスの作成

3 生体防御に関する文章A～Cを読んで，下の問い（問1～3）に答えよ。

A 生体内に侵入した異物を 37 として認識し，これを排除する仕組みを免疫といい，生まれつき備わっている 38 と，生後得られる 39 に大別される。 38 には白血球の中で最も数が多く，平均寿命の短い 40 や，血液中の単球が組織に滲出して分化した 41 等の食細胞が関わる。 39 には，骨髄で成熟し，抗体産生細胞へと分化する 42 と，胸腺で成熟する 43 が関わる。

B 免疫が過敏に反応し，体に不都合な症状が表れることを 44 といい，原因となる抗原を 45 と呼ぶ。花粉症は 44 の代表的なものであり，その作用機序としては，まず，花粉が生体内に入り込むことで産生された抗体が，皮膚や気管などに分布する 46 に結合する。再び花粉が入り込むと， 46 上の抗体と 47 を引き起こし， 48 を始めとするいくつかの物質が放出され，その結果として目のかゆみやくしゃみ等の反応を生じる。また， 44 反応のうち，急性かつ全身性に激しい症状を示すものを 49 といい，薬によって誘発される可能性もあるので，注意が必要となる。

C 弱毒化あるいは無毒化した抗原をあらかじめ接種することで病気に備えることを 50 といい，この際に使用する抗原を，特に 51 と呼ぶ。これは，B細胞の一部が 52 となり，再度病原体が体内に侵入した場合，短時間で大量の抗体を産生する特性を応用したものである。

問1 Aの文章中の 37 ～ 43 に入る適切な語を，次の①～⊛のうちから，それぞれ1つずつ選べ。ただし，同じ数字の解答欄には，同じ答えが入るものとする。

① 自己   ② 非自己   ③ 樹状細胞   ④ 獲得免疫
⑤ T細胞   ⑥ 好中球   ⑦ NK細胞   ⑧ リゾチーム
⑨ B細胞   ⓪ 自然免疫   ⊖ マクロファージ   ⊛ 免疫記憶

問2　Bの文章中の　44　〜　49　に入る適切な語を，次の①〜⊛のうちから，それぞれ1つずつ選べ。ただし，同じ数字の解答欄には，同じ答えが入るものとする。

① マスト細胞　　② 抗体産生細胞　　③ ヘルパーT細胞
④ アレルギー　　⑤ 拒絶反応　　　　⑥ 免疫グロブリン
⑦ 抗原抗体反応　⑧ ショック　　　　⑨ ヒスタミン
⓪ アレルゲン　　─ アナフィラキシー　⊛ マクロファージ

問3　Cの文章中の　50　〜　52　に入る適切な語を，次の①〜⓪のうちから，それぞれ1つずつ選べ。

① ウイルス　　② 血清療法　　③ ワクチン　　④ 天然痘
⑤ 一次応答　　⑥ 予防接種　　⑦ ジフテリア　⑧ 日和見感染
⑨ 記憶細胞　　⓪ 形質細胞

4 腎臓・肝臓に関する以下の文章を読んで，下の問い（問１〜４）に答えよ。

　体液に含まれる多くの物質の濃度を一定に保つのに，肝臓と腎臓が大きな役割を果たしている。

　肝臓は消化管に属する最大の器官で，動脈，　53　，胆管の三つの管状構造物がつながっている。多数の　54　と呼ばれる基本単位が集まってできており，動脈や　53　からの血液は，　54　の中を通る　55　を介して中心部の　56　に流れていく。物質の合成や分解に関わる酵素が他の臓器より多く含まれており，多彩な機能を果たしている。

　腎臓は泌尿器系に属する臓器であり，ヒトの場合，心臓から出た血液の20〜25％程度が流れ込むといわれている。腎臓に存在する　57　は，毛細血管が球状に密集した構造をしており，ここで　58　をろ過し，　59　に液体成分をこし出す。　57　と　59　を併せた構造を　60　と呼び，これに　61　を加えた　62　と呼ばれる構造が一つの単位となって機能している。

問１　上の文章中の　53　〜　56　に入る適切な語を，①〜＊のうちから，それぞれ１つずつ選べ。ただし，同じ数字の解答欄には，同じ答えが入るものとする。

① 洞房結節　　　② 門脈　　③ 中心静脈　　④ 糸球体
⑤ ランゲルハンス島　　⑥ 腎小体　　⑦ 肝小葉　　⑧ 集合管
⑨ 類洞　　　　　⓪ 胆のう　　− 房室弁　　＊ 腎う

問２　上の文章中の　57　〜　62　に入る適切な語を，①〜＊のうちから，それぞれ１つずつ選べ。ただし，同じ数字の解答欄には，同じ答えが入るものとする。

① ネフロン　② 皮質　　③ 静脈血　　④ 糸球体　　⑤ 髄質
⑥ 腎小体　　⑦ 動脈血　　⑧ 集合管　　⑨ 細尿管　　⓪ 胆管
− 原尿　　　＊ ボーマンのう

問3 肝臓の働きはどれか。①～⑦のうちから，すべて選び，63 にマークせよ。

① 有害物質の分解　　② 原尿の精製　　③ 血球成分の産生

④ 胆汁の生成　　⑤ 無機塩類の再吸収　　⑥ グリコーゲンの貯蔵

⑦ 体温維持

問4 腎臓で働くホルモンはどれか。①～⑦のうちから，2つ選び，64 にマークせよ。

① 成長ホルモン　　② アドレナリン　　③ 鉱質コルチコイド

④ グルカゴン　　⑤ 糖質コルチコイド　　⑥ バソプレシン

⑦ インスリン

英　語

解答　30年度

A

〔解答〕

(1) ②　　(2) ②　　(3) ②　　(4) ③　　(5) ③

(6) ④　　(7) ③　　(8) ②　　(9) ①　　(10) ②

〔出題者が求めたポイント〕

正誤問題

〔解答のプロセス〕

英文の意味と訂正内容

1.「ジャックは本当に信じられないくらい面白い人で、いつも人を笑わせている。」

②は funny という形容詞にかかるので副詞 incredibly が適切。

2.「先週の週末は霧の深い日だったので、私たちはその山に登らないと決めた。」

a foggy day という名詞には such が適切。

3.「ブラウン氏は部下たちを誇りに思っている。彼らはよく働き、多くの知識を持っている。」

who の先行詞は staff members なので動詞は are

4.「何か緊急の事が起こったので、私たちは月例会議の開始を遅らせることを考えなければならなかった。」

動詞 consider の後は動名詞 delaying

5.「マイクがスペインにいるリサに長距離電話をかけて『ハピバースデー』と言うと、彼女は『ありがとう！あなたと一緒にいたかったわ。』と言った。」

仮定法過去なので I wish の後の動詞は were

6.「多くの人たちはマイクを見ると、彼のお父さんを思い出す。二人がとてもよく似ているからだ。」

resemble は他動詞なので to 不要

7.「私はアパートを借りて、たくさん家具や住宅用品を売っているハードウェアーセンターに行った。」

家具 furniture は常に単数形

8.「私たちの健康とキャンパスの環境を守るため、大学のすべての施設内では喫煙が禁止されている。」

「禁止されている」は be prohibited

9.「見知らぬ男が近づいた時、スーザンは格闘技の技で身を守るべく身構えていた。」

approach は他動詞なので to 不要

10.「昨日、勝利を祝うパレードの沿道には、横綱を見ようと 200 万人以上の人々がいた。」

million に数詞がつくときには s をつけない。

B

〔解答〕

(11) ①　　(12) ⑤　　(13) ③　　(14) ⑤　　(15) ②

(16) ④　　(17) ①　　(18) ②　　(19) ②　　(20) ⑤

〔出題者が求めたポイント〕

整序英作文

〔解答のプロセス〕

完成した並べかえ部分と解法のヒント

11. When I stop to think about it, ...

「立ち止まって考える」stop to think

12. I regret not having finished my homework ...

「～しなかったことを後悔する」regret not having ＋ p.p.

13. ... how difficult it was to keep studying ...

「～することがどんなに難しいか」how difficult it is to ～

14. ... , no matter how many times his experiments ...

「何度失敗しようと」no matter how many times ～

15. ... whether you eat a lot before ...

that 節の中では whether 節が主語になっている。

16. Comparing reading novels with visiting museums, ...

「A と B を比べれば」compare A with B。ここは分詞構文の形

17. ... may be ruined if you ...

Your teeth が主語なので be ruined という受動の形で「だめになる」

18. ... are by no means the only ...

「決して～ない」by no means

19. ... it more important to focus on studying.

「…することを～だと思う」find it ～ to do ...

20. ... of which I think Makoto's band is ...

I think は挿入句

C

〔解答〕

(21) ②　　(22) ③　　(23) ①　　(24) ④　　(25) ②

(26) ④　　(27) ③　　(28) ②　　(29) ①　　(30) ④

〔出題者が求めたポイント〕

英文の空所補充

〔解答のプロセス〕

英文の意味と解法のヒント

21.「私がアメリカに行きたい理由はたくさんある。たとえばグランドキャニオンを見たい。」

①全部で　②たとえば　③わざと　④黙って

22.「長時間熱い議論をした後、会社はついに、AI を活用すべきとの結論に達した。」

「～という結論に達する」は come to the conclusion that ～

23.「化石燃料は限られているという事実からみて、持続可能なエネルギーを開発することは必要だ。」

①持続可能な　②典型的な　③精神の　④がっかりさせるような

24.「年のわりに、私の祖父母はとても健康で活動的だ。」

「～のわりに」という意味の前置詞は considering

25.「わが社の東京支社は最近人手不足だ。」

「支社」は branch office

明海大学（歯）30 年度 （48）

26. 「明海大学の周りでは今多くのホテルや高級マンションが建設中である。
   「建設中」は be under construction

27. 「母：この割れている花瓶は誰のせい？
   息子：ネコだと思うよ。」
   「〜が責任を負うべき」は〜 be to blame

28. 「外国から来た人々は目的の国に入る前に空港で入国管理を通らなければならない。」
   ①変形　②入国管理　③取り引き　④架設

29. 「あなたは、別の仕事が見つからないかぎり、今の仕事をやめようと即断しないほうがいい。」
   内容から「〜しないかぎり」の unless が適切。

30. 「マシューにはたくさんの種類のアレルギーがあるので、自分の食べる物の成分にとても気をつけている。」
   ①理論　②灌漑　③価値　④成分

D

〔解答〕
(31) ④　　(32) ③　　(33) ②　　(34) ①　　(35) ③

〔出題者が求めたポイント〕
長文の内容把握、英問英答式

〔解答のプロセス〕
設問と選択肢の意味

31. 次の記述の内、「固定的」心的態度と「成長的」心的態度をもっともよく説明しているのはどれか。（第3段落参照）
   ①「固定的」心的態度は変化を信じているが、「成長的」心的態度は変化は可能ではないと信じている。
   ②「固定的」心的態度は変化を信じていて、「成長的」心的態度もまた変化を信じている。
   ③「固定的」心的態度は私たちはあるレベルの知性を持って生まれたと信じていて、「成長的」心的態度は私たちはもっと賢くはなれないと考えている。
   ④「固定的」心的態度は知性は向上させられないと信じているが、「成長的」心的態度は私たちは勉強することによってもっと賢くなると信じている。

32. 英文によると、「固定的」心的態度の子どもたちは（第6段落参照）
   ①「成長的」心的態度の子どもたちより脳内活動が多いことを示している。
   ②「成長的」心的態度の子どもたちと同じ量の脳内活動であることを示している。
   ③「成長的」心的態度より脳内活動が少ないことを示している。
   ④「成長的」心的態度の子どもたちと比べて、広範囲な固定した脳内活動のパターンを示している。

33. 英文によると、「成長的」心的態度の子どもたちは（第6段落参照）
   ①失敗をする傾向にある。
   ②失敗から学ぶ傾向にある。
   ③失敗を無視する傾向にある。
   ④同じ失敗をする傾向にある。

34. この英文の主旨は
   ①失敗に気づいて関わることが学習効果を高める。
   ②「固定的」心的態度は「成長的」心的態度より良いものだ。
   ③「成長的」心的態度の子どもたちの方が、脳パターン活動の量が少ない。
   ④「固定的」心的態度の子どもたちは学習を無視したがる。

35. この英文のタイトルはどれが一番よいか。
   ①500ミリセコンド！
   ②固定的な心！
   ③失敗に気づくことが学習効果を高める！
   ④今こそ心理学！

〔全訳〕
　失敗は評判が悪い。人々はしばしば、「次はもっとうまくやろう」と言って、失敗を払いのける。しかし、失敗に細心の注意を払う生徒は、実は、失敗を無視する子たちよりも早く課題を習得するのである。うまく行かなかったことに焦点を当てることが学びの助けになることを、最近の研究が示している。

　Hans Schroder はミシガン州立大学の心理学者である。彼とそのチームは、人々の脳が失敗にどのように反応するのかを知りたいと考えた。人々は単に起こらなかったふりをすることによって、失敗を無視することができる。あるいは、それについて考えることができる。彼らは何がうまく行かなかったのか、どこでうまく行かなかったのかを理解しようとすることができる。Schroder は、人がどの反応を選んだかが、いかにうまく学ぶかを大きく左右するのではないかと考えた。

　それを知るために、チームは123人の子どもたちを募った。全員6歳から8歳までであった。これは子どもの人生の中での重要な時期だ。ほとんどの子どもが学校に行き始める歳なのだ。学校でどのようにうまくやるかは、彼らの学習と知性に対する心的態度に関係するのかも知れない。心的態度とは、状況についてのある特定の態度ということである。「固定的」心的態度を持つ生徒たちは、自分があるレベルの知性を持って生まれてきていると信じる傾向にある。彼らはそれが変わることがあるとは思っていない。しかし、「成長的」心的態度を持つ生徒たちは、一生懸命勉強すればもっと賢くなれると思っている。科学者たちは、子どもがいかにうまく学んでいくかに、この心的態度が影響を与える可能性があることを示してきた。

　それぞれの子が固定的心的態度を持っているのか、成長的心的態度を持っているのかを調べるために、子どもたちは一連の質問をされた。それぞれの子どもの頭に特殊なキャップが装着された。キャップには電極と呼ばれる64の小さいセンサーがついていた。このセンサーが子どもの頭蓋骨に押し当てられ、脳細胞どうしがスパークするときの電子信号が記録された。こうすることで研究者たちは、ひとりひとりの子どもたちの脳内の活動のパターンを見ることができるようになった。

　キャップをつけている間、子どもたちはコンピュータ

ーゲームをした。彼らはゲームの中で、動物園から逃げ出した動物を捕まえようとした。プレイヤーは、逃げ出した動物の1匹を見た時に、スペースバーを押さなければならなかった。しかし、このゲームにはひねりがあった。3匹のオランウータンも動物の捕獲を手伝っていた。オランウータンを見たら、プレイヤーはスペースバーを押してはいけなかった。子どもたちは2種類の失敗をするだろう。反応してはいけない時に反応するのと、反応すべき時に反応しないのとである。彼らがプレイしている間、電極がその脳内活動を記録した。

Schroder は子どもたちの脳内活動に明らかなパターンがあるのを見つけた。固定的心的態度を持つ子どもたちの中では、脳の小さな領域が反応した。それぞれの反応はちょうど150ミリセコンド続いた。成長的心的態度を持つ子どもたちの脳は、ずっと多い量の活動を示した。その上、もっと広い領域のネットワークが反応した。そして、この領域の反応は、もっと長い時間—500ミリセコンドまで続いた。このことは、「成長的」脳が失敗に注意を払っていたことを示している。成長的心的態度の子どもたちはまた、失敗の後に立ち直るのもうまくできていた。「成長的」心的態度の子どもたちは、失敗を正すために失敗に関わろうとしていた。それと対照的に、「固定的」心的態度の子どもたちは失敗を無視したがった。

結論として言うと、この研究は「成長的」心的態度は学習を進めるのに役に立つことを示している。そしてまた、失敗から学ぶことはとても大事なプロセスなのである。

E

〔解答〕
(36) ③　(37) ①　(38) ②　(39) ④　(40) ②
〔出題者が求めたポイント〕
長文の空所補充
〔解答のプロセス〕
選択肢の意味
36. ①変化なし　　　　②少しずつの増加
　　③急激な落ち込み　④急な増加
37. ①よく立証されている　②よく知られていない
　　③驚くべきことである　④正しく言っていない
38. ①考慮して　　②基本的に
　　③背後にある　④対照的に
39. ①ソーダの売上の増加　②砂糖摂取の減少
　　③発泡飲料の人気　　　④最近の肥満の増加
40. ①すぐに　②最後に　③二番目に　④仮に
〔全訳〕
　発泡飲料は最近、虫歯の増加や肥満との関連で新聞に取り上げられるようになっている。それでは、砂糖の摂り過ぎは体にどのような影響をもたらすのだろうか。
　私たちが砂糖を含む物を食べたり飲んだりすると、体の中では初めエネルギーの急上昇が起こり、この急な供給を抑えるために、インスリンと呼ばれるホルモンが分泌される。このエネルギーの爆発は非常に短時間で、その後にエネルギーレベルの36急速な低下が来る。この上がったり下がったりするパターンが空腹に影響するのかもしれないし、行動と集中力に影響すると考える人たちもいる。このようなことが午前中の教室でしばしば見られる。子どもたちが砂糖の多い朝食をとっていたとしたら、彼らのエネルギーレベルがこの頃に急落するからである。

　砂糖が歯科的な問題に関係が深いというのは、37よく立証されていることである。5歳児の3分の1と8歳児のおよそ半分は乳歯に虫歯があることを、数々の研究が示している。医療専門家の中には、砂糖の摂取が子どもの肥満レベルを上げていて、発泡飲料がこれに大きく関わっていると考える人たちもいる。発泡飲料1缶の中にはスプーン9杯もの砂糖が入っているが、これは36グラムの砂糖に相当し、子どもたちに推奨される1日の摂取量を超えている。

　最新の数字の示すところでは、平均すると、砂糖は子どもたちの1日のカロリー摂取量の13%(ティーンエイジャーでは15%)を占めている。これは推奨される5%を大きく上回っている。これが、2018年4月から実施されるイギリスの砂糖税導入の推進役である。38基本的にこの税は、5%を越える添加砂糖含有の飲料に対して、罰金の支払いを命じられることになった清涼飲料会社に、課される税である。

　医療専門家たちにとって、肥満レベルの上昇に砂糖だけを結びつけるのは、原因が複雑なだけに、大胆なやり方である。39最近の肥満の増加には他に3つの重要な因子がある。食事の総合的な栄養の質の低下、平均のカロリー摂取の増加、身体活動レベルの低下である。子どもたちの健康について話すとき、これらの因子を忘れないようすることが大事である。

　子どもたちが摂る砂糖の量を減らすために、親たちは何ができるのだろうか。たくさんある。たとえば、発泡飲料を与えるよりも、ソーダ水に少量のフルーツジュースを混ぜる。また、できるだけ生の材料を使って料理する。朝食には砂糖のたくさん入ったシリアルよりも、ポリッジやパンを選ぶ。質の良さを重視することによって、果物や野菜との積極的なつきあいを促す。40最後に、トーストには、ハチミツやジャムではなく、スライスバナナやチーズやアボカドなどのヘルシーな食材を乗せるなどである。

数　学

解答　　30年度

I

〔解答〕

1	2	3	4	5	6	7	8	9	10
⑤	⑧	⑨	⑥	②	⑤	①	②	⑥	⑥

11	12	13	14	15	16	17
⑦	①	④	⑦	③	⑥	②

〔出題者が求めたポイント〕

小問集合の出題，テーマは
(1)因数分解，(2)式の値の計算，(3)2次方程式の実数解の個数と三角比の値，(4)3つの集合の要素，(5)放物線のグラフとx軸の関係，(6)必要条件と十分条件，(7)不定方程式，(8)データの分析からの出題，どれも基本的な問題なので，問題を読んで素早く処理できるかがポイント。

〔解答へのプロセス〕

(1) $x^2 + 2xy + y^2 - z^2 = (x+y)^2 - z^2$
$= \{(x+y) + z\}\{(x+y) - z\}$
$= (x+y+z)(x+y-z)$

(2) $x = (\sqrt{3} - \sqrt{2} - 1)^2 - \sqrt{6}(\sqrt{6} - \sqrt{2} - 2)$
$= (\sqrt{3} - \sqrt{2} - 1)^2 - 2\sqrt{3}(\sqrt{3} - \sqrt{2} - 1)$
$= (\sqrt{3} - \sqrt{2} - 1)(-\sqrt{3} - \sqrt{2} - 1)$
$= \{\sqrt{3} - (\sqrt{2} + 1)\}\{-\sqrt{3} - (\sqrt{2} + 1)\}$
$= -3 + (\sqrt{2} + 1)^2 = 2\sqrt{2}$

となるので，$x^2 = (2\sqrt{2})^2 = 8$

$\dfrac{7}{x-1} - \dfrac{1}{x-3} = \dfrac{7}{2\sqrt{2} - 1} - \dfrac{1}{2\sqrt{2} - 3}$
$= \dfrac{7(2\sqrt{2} + 1)}{(2\sqrt{2} - 1)(2\sqrt{2} + 1)}$
$\qquad - \dfrac{(2\sqrt{2} + 3)}{(2\sqrt{2} - 3)(2\sqrt{2} + 3)}$
$= 2\sqrt{2} + 1 + (2\sqrt{2} + 3)$
$= 4\sqrt{2} + 4$

$4\sqrt{2} = \sqrt{32}$ であり，$25 < 32 < 36$ より $5 < \sqrt{32} < 6$
つまり $9 < 4\sqrt{2} + 4 < 10$

よって，$\dfrac{7}{x-1} - \dfrac{1}{x-3}$ の整数部分は 9

(3) $x^2 + (4\sin\theta)x + 2\sin^2\theta - 3\cos\theta = 0$ の判別式を D とおく。

$\dfrac{D}{4} = (2\sin\theta)^2 - (2\sin^2\theta - 3\cos\theta)$
$= 2\sin^2\theta + 3\cos\theta$
$= 2 + 3\cos\theta - 2\cos^2\theta$
$= (2 - \cos\theta)(1 + 2\cos\theta) = 0$

$0° \leqq \theta \leqq 180°$ より，$-1 \leqq \cos\theta \leqq 1$ なので

$\cos\theta = -\dfrac{1}{2}$　$\therefore$　$\theta = 120°$

このとき，2次方程式の重解は
$(x + 2\sin\theta)^2 = 0$ より $x = -2\sin\theta$

$\theta = 120°$ なので $x = -2 \cdot \dfrac{\sqrt{3}}{2} = -\sqrt{3}$

(4) $U = \{x \mid x$ は 10 以下の自然数$\}$，
$A = \{2, 3, 2a + b - c\}$
$B = \{3, 4, a + 2b + c\}$，$C = \{2, 3, b + 2c\}$

$A \cap B = \{3, 9\}$ なので，9 は集合 A，B のどちらにも属する。
つまり，
$\quad 2a + b - c = 9$ …①　かつ　$a + 2b + c = 9$ …②

また，$B \cup C = \{2, 3, 4, 5, 9\}$ なので，$5, 9$ は B，C の少なくとも一方に含まれるが，$a + 2b + c = 9$ なので
$\quad b + 2c = 5$ …③

よって，①，②，③を解くと　$a = 5, b = 1, c = 2$

また，集合 U, A, B, C をヴェン図で表すと下のようになる。

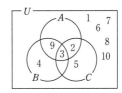

また，集合 $\overline{A \cup C}$ に該当する部分は下の図の網掛け部分になるので，$\overline{A \cup C} = \{1, 4, 6, 7, 8, 10\}$ となり要素の個数は 6 個である。

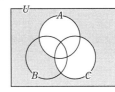

(5) a は $a < 0$ を満たす整数である。

$y = ax^2 - ax + a^2 - \dfrac{3}{4}a - 2$
$= a\left(x - \dfrac{1}{2}\right)^2 + a^2 - a - 2$　…(ア)

より，頂点の座標は $\left(\dfrac{1}{2}, a^2 - a - 2\right)$ である。放物線(ア)が $\dfrac{1}{2} < x < \dfrac{7}{2}$ の範囲で x 軸と 1 点で交わるとき，下のような図になるので，

$f(x) = ax^2 - ax + a^2 - \dfrac{3}{4}a - 2$

とおくと，

$f\left(\dfrac{1}{2}\right) > 0$ かつ $f\left(\dfrac{7}{2}\right) < 0$

を満たせばよい。

$f\left(\dfrac{1}{2}\right) = a^2 - a - 2 > 0$ …①

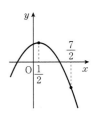

$f\left(\dfrac{7}{2}\right) = a^2 + 8a - 2 < 0$ …②

① ⟺ $(a+1)(a-2) > 0$　$a < -1,\ 2 < a$

② ⟺ $-4 - 3\sqrt{2} < a < -4 + 3\sqrt{2}$

$a < 0$ より

ここで、$3\sqrt{2} = \sqrt{18}$ より $4 < 3\sqrt{2} < 5$ なので，
$-9 < -4 - 3\sqrt{2} < -8$
$-4 - 3\sqrt{2} < a < -1$ …③

よって，③を満たす整数 a は $a = -8,\ -7,\ \cdots,\ -2$ の 7 個

(6) $a,\ b$ は整数である。3 つの条件 $p,\ q,\ r$ が
  p：「$a+b,\ ab$ はともに偶数である」
  q：「$a-b+1$ は奇数である」
  r：「a^2b^2 は 4 の倍数である」

のとき，命題 $q \Rightarrow p$ は「偽」であり（反例 $a=1, b=1$），命題 $p \Rightarrow q$ は「真」である。よって，q は p であるための必要条件であるが，十分条件でない。

また，命題 $r \Rightarrow q$ は「偽」であり（反例 $a=2, b=1$），命題 $q \Rightarrow r$ は「偽」である（反例 $a=1, b=1$）。よって，r は q のための必要条件でも十分条件でもない。

(7) $12x - 7y = 1$ …① の方程式の解の 1 つが
$x = 3,\ y = 5$ より，①は
$12(x-3) - 7(y-5) = 0 \iff 12(x-3) = 7(y-5)$
7，12 は互いに素なので，整数 k を用いて
$\begin{cases} x - 3 = 7k \\ y - 5 = 12k \end{cases}$ ∴ $\begin{cases} x = 7k + 3 \\ y = 12k + 5 \end{cases}$

$x,\ y$ が自然数より，$k \geq 0$ なので x が小さい方から 5 番目は $k = 4$ のときで $(x, y) = (a, b) = (31, 53)$
つまり $b - a = 53 - 31 = 22$

(8) 数学（X）と英語（Y）の各データの合計は
数学　$3 + (2a-2) + 2 + 5 + (6a-2b) = 8a - 2b + 8$
英語　$(2b-10) + 4 + 1 + 2 + (4a-b) = 4a + b - 3$
数学，英語の平均点はそれぞれ 4 点，3 点なので，データの合計は数学が $5 \times 4 = 20$ 点，英語が $5 \times 3 = 15$ 点となる。
$\begin{cases} 8a - 2b + 8 = 20 \\ 4a + b - 3 = 15 \end{cases}$ これを解いて $\begin{cases} a = 3 \\ b = 6 \end{cases}$

このときの 5 人のデータは

	X	Y	$X - \bar{X}$	$Y - \bar{Y}$	$(X - \bar{X})(Y - \bar{Y})$
A	3	2	-1	-1	1
B	4	4	0	1	0
C	2	1	-2	-2	4
D	5	2	1	-1	-1
E	6	6	2	3	6
平均	4	3			

ただし，$\bar{X}$ は数学の平均点，$\bar{Y}$ は英語の平均点
よって，数学と英語の共分散 s_{XY} は

$s_{XY} = \dfrac{1}{5}\{1 + 0 + 4 + (-1) + 6\} = 2$

II

〔解答〕

18	19	20	21	22
⑤	⑦	②	①	⑥

〔出題者が求めたポイント〕

図形と計量（正弦・余弦定理，面積）に関する問題。しっかりと図を描いて考えること。台形から平行線の性質（錯角）の関係を見抜くことと，(3)では三角形の頂点から円の接点を結ぶ線分の長さが等しいことを利用することに気づきたい。△CST は辺の長さの比から，△ABC との面積比を求める。

〔解答へのプロセス〕

(1) △ACD において余弦定理を用いると

$\cos \angle ACD = \dfrac{4^2 + 3^2 - 2^2}{2 \cdot 4 \cdot 3} = \dfrac{21}{24} = \dfrac{7}{8}$

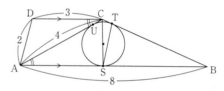

(2) AB // CD より　$\angle ACD = \angle CAB$

つまり，(1)より　$\cos \angle CAB = \dfrac{7}{8}$

△ABC において余弦定理を用いると
$BC^2 = 4^2 + 8^2 - 2 \cdot 4 \cdot 8 \cdot \dfrac{7}{8} = 24$
∴ $BC = 2\sqrt{6}$

また，$\sin^2 \angle CAB = 1 - \cos^2 \angle CAB = \dfrac{15}{64}$

$0° \leq \angle CAB \leq 180°$ より　$\sin \angle CAB = \dfrac{\sqrt{15}}{8}$

よって，△ABC の面積 S は
$S = \dfrac{1}{2} \cdot 4 \cdot 8 \cdot \dfrac{\sqrt{15}}{8} = 2\sqrt{15}$

(3) △ABC の内接円と辺 AB，BC，CA の接点をそれぞれ S，T，U とする。このとき
AS = AU，BS = BT，CT = CU
となるので，AS = x，BT = y，CU = z とおくと
AB = $x + y = 8$，BC = $y + z = 2\sqrt{6}$，
CA = $z + x = 4$

これを解くと，
$x = 6 - \sqrt{6}$，$y = 2 + \sqrt{6}$，$z = -2 + \sqrt{6}$
つまり，AS = $6 - \sqrt{6}$

△CST について
△CST = $\dfrac{BS}{AB} \cdot \dfrac{CT}{BC} \cdot$ △ABC = $\dfrac{y}{8} \cdot \dfrac{z}{2\sqrt{6}}$
$= \dfrac{yz}{16\sqrt{6}} \cdot$ △ABC

であり，$yz = (2+\sqrt{6})(-2+\sqrt{6}) = 2$,
△ABC の面積は $2\sqrt{15}$ なので，△CST の面積 S' は

$$S' = \frac{2}{16\sqrt{6}} \cdot 2\sqrt{15} = \frac{\sqrt{15}}{4\sqrt{6}} = \frac{\sqrt{10}}{8}$$

Ⅲ

〔解答〕

23	24	25	26
③	⑤	⑧	②

〔**出題者が求めたポイント**〕

袋の中の玉を取り出すときの確率を，確率の定義を用いて求める問題。色と番号の2種類の基準で確率を求める。それぞれの設問において，題意をみたすような具体例を考えれば，計算の道筋は立てやすいだろう。

〔**解答へのプロセス**〕

全事象の場合の数は，異なる 15 個の玉から 3 個の玉を取り出す組合せの総数より

$$_{15}C_3 = \frac{15 \cdot 14 \cdot 13}{3 \cdot 2 \cdot 1} = 5 \cdot 7 \cdot 13 = 455 \text{ 通り}$$

(1) 取り出した玉の色がすべて同じとき，3 個ある各色の玉を 3 個すべて取ればよく，色の種類が 5 色なので

$$_3C_3 \times 5 = 1 \times 5 = 5 \text{ 通り}$$

よって，求める確率は $\dfrac{5}{455} = \dfrac{1}{91}$

(2) 取り出した玉の番号がすべて同じとき，5 個ある各数字の玉の中から，3 個を取ればよく，番号は 3 種類あるので

$$_5C_3 \times 3 = 10 \times 3 = 30 \text{ 通り}$$

よって，求める確率は $\dfrac{30}{455} = \dfrac{6}{91}$

(3) 取り出した玉の色がすべて異なるとき，5 色から 3 色を選ぶ組合せは $_5C_3 = 10$ 通り
選ばれた各色の 3 個の玉から，それぞれ 1 個ずつ選ぶので，その選び方は $3^3 = 27$ 通り
つまり，題意をみたす玉の選び方は $10 \times 27 = 270$ 通り

よって，求める確率は $\dfrac{270}{455} = \dfrac{54}{91}$

(4) 取り出した玉の番号も色もすべて異なるので，1, 2, 3 がそれぞれ 1 個ずつ出る。よって，それぞれの番号が何色に対応するかを考えて，その場合の数は

$$_5P_3 = 5 \cdot 4 \cdot 3 = 60 \text{ 通り}$$

よって，求める確率は $\dfrac{60}{455} = \dfrac{12}{91}$

物　理

解答　　30年度

❶
〔解答〕

① 3　② 0　③ *　④ 1　⑤ 1　⑥ 5　⑦ *
⑧ 1　⑨ ⑦　⑩ ⑧　⑪ ⑥

〔出題者が求めたポイント〕

力のつりあい，運動量の保存と力積，エネルギー保存

〔解答のプロセス〕

(1) 斜面方向の力のつりあいより，
$$mg\sin 30° = T\cos 45°$$
$$T = \frac{\sqrt{2}}{2}mg = \frac{1.4}{2} \times 4.4 \times 9.8 = 30.18$$

(2) 斜面に垂直方向の力のつりあいより，
$$T\sin 45° + N = mg\cos 30°$$
$$N = \frac{\sqrt{3}}{2}mg - \frac{1}{2}mg$$
$$= \frac{1}{2} \times (1.7-1) \times 4.4 \times 9.8 = 15.092$$

(3) 水平方向の運動量保存より，$mv_0 = (m+M)v$

(4) 運動量変化＝力積より，$mv - mv_0 = I$ が成り立つ。
$$I = mv_0\left(\frac{m}{m+M} - 1\right) = -\frac{mM}{m+M}v_0$$

(5) エネルギーと仕事の関係より
$$\frac{1}{2}mv_0{}^2 + (-Fd) = \frac{1}{2}(m+M)v^2$$

v の値を代入して d を求める。

❷
〔解答〕

⑫ 6　⑬ 8　⑭ 0　⑮ 0　⑯ 1　⑰ 4　⑱ *
⑲ 1　⑳ 5　㉑ 9　㉒ ⊖　㉓ 1　㉔ 2　㉕ 0
㉖ *　㉗ 8　㉘ 9　㉙ 0　㉚ 0　㉛ 0

〔出題者が求めたポイント〕

波の屈折の法則

〔解答のプロセス〕

(1) 屈折の法則より $\dfrac{\sin 30°}{\sin 60°} = \dfrac{8.0}{v} = \dfrac{4.0}{\lambda}$ が成り立つ。
$$\lambda = 4\sqrt{3} = 4 \times 1.7 = 6.8$$

(2) $v = 8\sqrt{3} = 8 \times 1.7 = 13.6$

(3) 屈折角を 90° として $\dfrac{\sin i}{\sin 90°} = \dfrac{1}{\sqrt{3}}$
$$\sin i = \frac{1}{1.7} = 0.588 \quad 5.9 \times 10^{-1}$$

(4) $\dfrac{3.0 \times 10^8}{\frac{3}{2}} = 2.0 \times 10^8$

(5) 屈折率 n_1 の媒質から屈折率 n_2 の媒質を見たときの
見かけの深さは $\dfrac{n_1}{n_2}$ 倍になる。これにより水中から見

た厚さ 9.0cm のガラスは水とガラスの境界から
$$9.0\text{cm} \times \frac{\frac{4}{3}}{\frac{3}{2}} = 8.0\text{cm} \text{ となる。}$$

よって，P 点は空気と水の境界から $24+8.0 = 32$cm の位置にあるとして，これを空気中から見れば
$$32\text{cm} \times \frac{1}{\frac{4}{3}} = 24\text{cm} \text{ となる。}$$

よって　33cm － 24cm ＝ 9.0cm 浮き上がって見える。

❸
〔解答〕

[Ⅰ]

㉜ 2　㉝ 0　㉞ ⊖　㉟ 1　㊱ ⊖　㊲ 4　㊳ 0
㊴ *　㊵ 1　㊶ *　㊷ 5　㊸ 0　㊹ *　㊺ 1

[Ⅱ]

㊹ ②　㊺ ⑤　㊻ ④　㊼ ⑨　㊽ ⑤　㊾ ②

〔出題者が求めたポイント〕

広く基礎知識を問う小問集合

〔解答のプロセス〕

[Ⅰ] (1) した仕事 $W = 600 - 480 = 120$J
$$\therefore \quad e = \frac{W}{Q} = \frac{120}{600} = 0.20$$

(2) 気体がする仕事 W は
$$W = P\varDelta V = 1.0 \times 10^5 \times 4.0 \times 10^{-4} = 40\text{J}$$
よって，－40J の仕事をされる。
熱力学第 1 法則より，$\varDelta U = Q - W = 90 - 40 = 50$J

[Ⅱ] (3)
(4) ⎱電波に関する知識

❹
〔解答〕

㊿ 2　51 3　52 －　53 1　54 1　55 2　56 －
57 1　58 2　59 5　60 0　61 0　62 1　63 0
64 ⊖　65 4　66 1　67 0　68 0　69 0　70 6
71 0　72 －　73 5

〔出題者が求めたポイント〕

オームの法則，コンデンサーの性質

〔解答のプロセス〕

(1) $I = \dfrac{E}{R} = \dfrac{1.2 \times 2}{0.20 \times 2 + 10} = \dfrac{2.4}{10.4} = 0.230$A

(2) $I = \dfrac{E}{R} = \dfrac{1.2}{0.10 + 10} = \dfrac{1.2}{10.1} = 0.118 \quad 0.12$A

(3) コンデンサーに電荷はないので，直後には導線としてよい。

$$I = \frac{E}{R} = \frac{10}{4.0} = 2.5 \text{A}$$

(4) $U = \dfrac{1}{2} C_1 E^2 = \dfrac{1}{2} \times 2.0 \times 10^{-6} \times 10^2 = 1.0 \times 10^{-4} \text{J}$

(5) $I = \dfrac{10}{4.0 \times 6.0} = 1.0 \text{A}$

(6) 十分時間がたったときの C_1 と C_2 の静電エネルギー
を U_1, U_2, ジュール熱を Q とすれば,
$U = U_1 + U_2 + Q$ が成り立つ。
S を a 側にしたときの C_1 がもつ電気量 Q_1 は,
$$Q_1 = C_1 E = 2.0 \times 10^{-6} \times 10 = 2.0 \times 10^{-5} \text{C}$$
S を b 側にした後は C_1 と C_2 は並列になるから, 蓄える電気量は容量 C に比例する。C_1 と C_2 が蓄えた電気量 Q_1', Q_2 は,
$$Q_1' = 2.0 \times 10^{-5} \times \frac{2}{5} = 8.0 \times 10^{-6} \text{C},$$
$$Q_2 = Q_1 - Q_1' = 1.2 \times 10^{-5} \text{C}$$
よって, C_1, C_2 の静電エネルギー U_1, U_2 は
$$U_1 = \frac{Q_1'^2}{2C_1} = 1.6 \times 10^{-5} \text{J},$$
$$U_2 = \frac{Q_2^2}{2C_2} = 2.4 \times 10^{-5}$$
$$\begin{aligned}\therefore \quad Q &= U - (U_1 + U_2) \\ &= 1.0 \times 10^{-4} - (1.6 + 2.4) \times 10^{-5} \\ &= 6.0 \times 10^{-5} \text{J}\end{aligned}$$

化　学

解答

30年度

1

〔解答〕

①④,⑤,⑧　　②①,④,⑩　　③④,⑤,⑥,⑦

④②,③,④,⑨　　⑤①,③,⑤,⑥

〔出題者が求めたポイント〕

分子の極性, 塩の液性, 酸化物の分類, 光学異性体, 実在気体

〔解答のプロセス〕

問1 ①　①折れ線形, ②,③異種2原子分子　⑥原子分布の偏り, ⑦三角錐形で極性分子, ④,⑤正四面体, ⑧左右対称直線形で無極性分子。

問2 ②　①弱酸 H_2CO_3 と強塩基 NaOH の塩, ④弱酸 CH_3COOH と強塩基 NaOH の塩, ⑩塩基で水溶液は塩基性　②強酸 HCl と強塩基 NaOH の正塩, ③強酸 H_2SO_4 と強塩基 KOH の酸性塩, ⑤強酸 H_2SO_4 と強塩基 NaOH の正塩, ⑥強酸 HNO_3 と強塩基 NaOH の正塩, ⑦強酸 HNO_3 と強塩基 KOH の正塩で水溶液は中性　⑧強酸 HCl と弱塩基 NH_3 の塩, ⑨強酸 H_2SO_4 と弱塩基 NH_3 の塩で水溶液は酸性である。

問3 ③　水と反応すると酸を生じる酸化物, 酸から水がとれて生じる酸化物が酸性酸化物で, 非金属元素の酸化物が多い。④ SiO_2 (H_2SiO_3), ⑤ P_4O_{10} (H_3PO_4), ⑥ SO_3 (H_2SO_4), ⑦ Cl_2O_7 ($HClO_4$) が該当する (かっこ内に関連する酸を示した)。① Na_2O と② MgO は塩基性酸化物, ③ Al_2O_3 は両性酸化物である。

問4 ④　各物質の示性式は次式。C*は不斉炭素原子を表す。

① $CH_3C^*H(OH)COOH$　② $HOOC\!-\!\overset{\displaystyle H}{\underset{\displaystyle H}{C\!=\!C}}\!-\!COOH$

③ H_2NCH_2COOH

④ $HOOC\!-\!\overset{\displaystyle H}{\underset{\displaystyle H}{C\!=\!C}}\!-\!\overset{\displaystyle H}{\underset{\displaystyle COOH}{}}$　⑤ $\overset{\displaystyle C^*H(OH)COOH}{\underset{\displaystyle C^*H(OH)COOH}{}}$

⑥ $CH_3C^*H(NH_2)COOH$

⑦ $HO\!-\!\langle\bigcirc\rangle\!-\!CH_2C^*H(NH_2)COOH$

⑧ $HOOCCH_2CH_2C^*H(NH_2)COOH$

⑨ $ClCH\!=\!CHCH_2CH_3$

問5 ⑤　①正　②実在気体の分子間には分子間力が働いている。③正　④高圧になるほど分子が近付くので分子間力, 分子自身の体積の影響が大きくなり, 理想気体とのズレが大きくなる。⑤正　分子の運動が激しくなり分子間力の影響が小さくなる。⑥正　分子間力によって分子が集合する。理想気体には分子間力がないので, 液体や固体にならない。

2

〔解答〕

⑥①,②　⑦⑤　⑧③　⑨④　⑩①　⑪⑥

〔出題者が求めたポイント〕

メタン一置換体の性質

〔解答のプロセス〕

問6 ⑥　CH_3CHO アセトアルデヒド：CH_3CO- 構造をもつのでヨードホルム反応陽性である。また $-CHO$ があるのでフェーリング液を還元する。

$CH_3CHO + 3I_2 + 4NaOH$
$\longrightarrow CHI_3 + HCOONa + 3NaI + 3H_2O$

$CH_3CHO + 2Cu^{2+} + 5OH^-$
$\longrightarrow CH_3COO^- + Cu_2O + 3H_2O$

問7 ⑦　CH_3COOH 酢酸：カルボン酸は弱酸性を示す。

$CH_3COOH \rightleftarrows CH_3COO^- + H^+$

問8 ⑧　CH_3OH メタノール：中性で, Na と反応して H_2 を発生する。

$2CH_3OH + 2Na \longrightarrow 2CH_3ONa + H_2$

問9 ⑨　CH_3OCH_3 ジメチルエーテル：エーテルはアルコール2分子の分子間脱水で生じる。

$2CH_3OH \longrightarrow CH_3OCH_3 + H_2O$

問10 ⑩　CH_3COCH_3 アセトン：CH_3CO- 構造をもつのでヨードホルム反応陽性である。

$CH_3COCH_3 + 3I_2 + 4NaOH$
$\longrightarrow CHI_3 + CH_3COONa + 3NaI + 3H_2O$

問11 ⑪　$CH_3COOC_2H_5$ 酢酸エチル：エステルはカルボン酸とアルコールの脱水縮合により生じる。

$CH_3COOH + C_2H_5OH \longrightarrow CH_3COOC_2H_5 + H_2O$

3

〔解答〕

⑫⑦　⑬①　⑭⑧　⑮⊖　⑯⑥　⑰⑤　⑱④

〔出題者が求めたポイント〕

電池の両極

〔解答のプロセス〕

イオン化傾向の異なる2種類の金属を電解質水溶液に浸し, 金属を導線で結ぶと電池が得られる。このときイオン化傾向の大きい金属は酸化されやすいので電子を放出して陽イオンになって溶ける。電子はもう一方の極に移動し, 極で物質を還元する。よってイオン化傾向の小さい方の極 A から大きい方の極 B へ導線中を電流が流れるので, 極 A を正極, 極 B を負極という。

4

〔解答〕

⑲④　⑳④　㉑①　㉒②　㉓③　㉔2　㉕0　㉖2

㉗4　㉘4

〔出題者が求めたポイント〕

酢酸と緩衝液の pH

〔解答のプロセス〕

問13 ⑲　酢酸の電離平衡

$$CH_3COOH + H_2O \rightleftarrows CH_3COO^- + H_2O^+$$

について質量作用の法則を適用し平衡定数 K を記すと

$$K = \frac{[CH_3COO^-][H_3O^+]}{[CH_3COOH][H_2O]} \quad \text{となる。}$$

酢酸の電離による $[H_2O]$ の変化は小さいので一定とみなせる。そこで $[H_2O]$ を K に含め K_a と表すと

$$K_a = \frac{[CH_3COO^-][H^+]}{[CH_3COOH]} \quad \boxed{19}$$

この K_a を酢酸の電離定数という。

問14 $\boxed{20}$, $\boxed{21}$　c〔mol/L〕の酢酸の電離度を x とすると

$$[CH_3COOH] = c(1-x) \text{〔mol/L〕}$$
$$[CH_3COO^-] = [H^+] = cx \text{〔mol/L〕}$$
$$K_a = \frac{cx\text{〔mol/L〕} \times cx\text{〔mol/L〕}}{c(1-x)\text{〔mol/L〕}} = \frac{cx^2}{1-x}\text{〔mol/L〕}$$

x が 1 に比べて非常に小さいとき　$1-x=1$　とおけるから　$K_a = cx^2$　$x = \sqrt{K_a/c}$　$\boxed{20}$

$$[H^+] = cx = c\sqrt{K_a/c} = \sqrt{cK_a} \quad \boxed{21}$$

問15 $\boxed{22}$　$[CH_3COOH] = C_a$　$[CH_3COO^-] = C_s$　を式

(2)に入れると　$K_a = \dfrac{C_s[H^+]}{C_a}$　　$[H^+] = \dfrac{C_a K_a}{C_s}$

問17　$x = \sqrt{\dfrac{K_a}{c}} = \sqrt{\dfrac{2.8 \times 10^{-5}\,\text{mol/L}}{7.0 \times 10^{-2}\,\text{mol/L}}} = 2.0 \times 10^{-2}$

$\boxed{24} = 2$, $\boxed{25} = 0$, $\boxed{26} = 2$

問18　混合液で $[CH_3COOH]$ も $[CH_3COONa]$ も 1/2 になるから　$[H^+] = \dfrac{C_a K_a}{C_s}$

$$= \frac{7.0 \times 10^{-2}\,\text{mol/L} \times 1/2 \times 2.8 \times 10^{-5}\,\text{mol/L}}{4.9 \times 10^{-2}\,\text{mol/L} \times 1/2}$$

$$= 4.0 \times 10^{-5}\,\text{mol/L}$$

$$pH = -\log_{10}(4.0 \times 10^{-5}) = 5 - 0.60 = 4.40$$

$\boxed{27} = 4$, $\boxed{28} = 4$

5

〔解答〕

$\boxed{29}②$　$\boxed{30}④$　$\boxed{31}①$　$\boxed{32}⑤$　$\boxed{33}⑥$　$\boxed{34}②$　$\boxed{35}①$　$\boxed{36}⑧$

〔出題者が求めたポイント〕

有機物の構造推定

〔解答のプロセス〕

問19　文1より　$W_C = 105.6\,\text{mg} \times \dfrac{12}{44} = 28.8\,\text{mg}$

$$W_H = 43.2\,\text{mg} \times \frac{2}{18} = 4.80\,\text{mg}$$

$$W_O = 52.8\,\text{mg} - (28.8\,\text{mg} + 4.8\,\text{mg}) = 19.2\,\text{mg}$$

$$\frac{28.8}{12} : \frac{4.80}{1} : \frac{19.2}{16} = 2.40 : 4.80 : 1.20$$

$$= 2 : 4 : 1 \quad \text{組成式 } C_2H_4O$$

$\boxed{29} = 2$　$\boxed{30} = 4$　$\boxed{31} = 1$

問20 $\boxed{32}$　気体の分子量は気体の状態の方程式より求めるが，気体の状態方程式はボイル・シャルルの法則

$\dfrac{PV}{T} = k$　を変形して導かれたものである。

問21 $\boxed{33}$　気体の状態方程式より

$$1.00 \times 10^5\,\text{Pa} \times 166 \times 10^{-3}\,\text{L}$$

$$= \frac{440 \times 10^{-3}\,\text{g}}{M\text{〔g/mol〕}} \times 8.31 \times 10^3\,\text{Pa·L/(mol·K)}$$

$$\times (127 + 273)\,\text{K}$$

$M = 88.1 ≒ 88$〔g/mol〕　　分子量は 88

問22 $\boxed{34}$　組成式 C_2H_4O（式量 44），分子量 88 なので有機物 A,B の分子式は $C_4H_8O_2$。分子中に O 2 原子を含み NaOH と熱すると 2 種の物質に加水分解されるから，A,B はエステル，加水分解の反応はけん化である。

問23　$RCOOR' = C_4H_8O_2$　　$R + R' = C_3H_8$

(i) $R = H$,　$R' = C_3H_7$
　(ア) $HCOOCH_2CH_2CH_3$　　(イ) $HCOOCH(CH_3)_2$

(ii) $R = CH_3$,　$R' = C_2H_5$　　(ウ) $CH_3COOCH_2CH_3$

(iii) $R = C_2H_5$,　$R' = CH_3$　　(エ) $CH_3CH_2COOCH_3$

けん化による生成物は

(ア)$\longrightarrow$(カ) $HCOONa$ と(キ) $CH_3CH_2CH_2OH$

(イ)$\longrightarrow$(カ) $HCOONa$ と(ク) $CH_3CH(OH)CH_3$

(ウ)$\longrightarrow$(ケ) CH_3COONa と(コ) CH_3CH_2OH

(エ)$\longrightarrow$(サ) CH_3CH_2COONa と(シ) CH_3OH

文4より，化合物 C と E は $CH_3CH(OH)-$構造をもつので(ク)と(コ)

文5より，アルコールとアルコールを酸化して得られるカルボン酸は炭素数は同じであるから，C は(コ)の CH_3CH_2OH エタノール，D は(ケ)の CH_3COONa 酢酸ナトリウム，A は(ウ)の $CH_3COOCH_2CH_3$ 酢酸エチルである。

また E は(ク)の $CH_3CH(OH)CH_3$ 2-プロパノール，F は(カ)の $HCOONa$ ギ酸ナトリウム，B は(イ)の $HCOOCH(CH_3)_2$ ギ酸イソプロピルとなる。

文6　$HCOONa + HCl \longrightarrow HCOOH + NaCl$

ギ酸 $HCOOH$ 分子中にはアルデヒド基がふくまれているので銀鏡反応陽性である。

よって，$\boxed{35}$は①，$\boxed{36}$は⑧

明海大学（歯）30年度　(57)

生　物

解答

30年度

1

〔解答〕

問1　① ⑤

問2　② ①　③ ①　④ ③　⑤ ②　⑥ ③

問3　⑦ ③　⑧ ⑧　⑨ ②　⑩ ④
　　　⑪ ①　⑫ ⑥　⑬ ⓪

問4　⑭ ③　⑮ ⑦　⑯ ①
　　　⑰ ⓪　⑱ ⑤　⑲ ⑨

〔出題者が求めたポイント〕

出題分野：［生物の進化］

問1　硬骨魚からユーステノプテロンに代表される肉鰭類を経て、四肢をもつ両生類が出現した。両生類から、殻と胚膜に包まれた卵や鱗など乾燥に適応、陸上へ進出したは虫類が現れた。は虫類から体毛や乳腺をもった哺乳類が生じた。

問2　哺乳類では痕跡器官となっている結膜半月ひだは、鳥類やは虫類に見られる瞬膜の痕跡器官である。昆虫の翅は体表の突起物から生じるので、脊椎動物の前肢には対応しない。

問3　⑤⑦犬歯や臼歯は、類人猿から現生人類まで見られるが、その大きさに違いがある。⑨オトガイは現生人類にみられる下顎骨の先端のこと。⓪逆に眼窩上隆起は現生人類にはみられない。

問4　②ワグナーは隔離説を提唱した。④リンネは学名の二名法を提唱した。⑥ワイズマンは獲得形質の遺伝を否定した。－＊DNA の塩基配列やタンパク質のアミノ酸の変化は、生存上有利でも不利でもなく、生じた突然変異の遺伝子頻度は主に遺伝的浮動によって変化するとした中立説は 1968 年、木村資生によって提唱された。

2

〔解答〕

問1　⑳ ③　㉑ ⑦　㉒ ＊　㉓ ⑤　㉔ ⑧

問2　㉕ ＊　㉖ ④　㉗ ⑧　㉘ ⑨
　　　㉜ ⑤　㉝ ③　㉞ ⓪　㉟ ⑦

問3　㉙ ⑦　㉚ ⑤　㉛ ⑥

問4　㊱ ① ⑤

〔出題者が求めたポイント〕

出題分野：［バイオテクノロジー］

問1　遺伝子組み換えの基本的なツールが DNA に対するハサミと糊にあたる制限酵素と DNA リガーゼである。④レトロウイルスもベクターとして用いられるが、細菌に感染するのはバクテリオファージである。⑤アグロバクテリウムは植物に対し病原性をもつが、植物細胞に対するベクターとしてしばしば用いられる。

問2　PCR 法、電気泳動法も、いずれもバイオテクノロジーの最も基礎的な手法の1つである。サンガーは

アミノ酸配列決定法、DNA 塩基配列決定法を開発した。

問3　初期の PCR 法は1サイクルごとに DNA ポリメラーゼなどを添加したが、現在は好熱菌に由来し 90℃の高温でも失活しない *Taq* ポリメラーゼなどが用いられる。

問4　PCR 法は、個人識別や親子鑑定、食品に対する遺伝子組換え植物の使用の鑑定などに応用されている。変異を示す特定の配列を増幅し、電気泳動することで容易に結果を得られる。②③④⑥は、制限酵素や DNA リガーゼの利用、遺伝子導入、核の移植、細胞培養などの手法が必要となる。

3

〔解答〕

問1　㊲ ②　㊳ ⓪　㊴ ④　㊵ ⑥
　　　㊶ －　㊷ ⑨　㊸ ⑤

問2　㊹ ④　㊺ ⓪　㊻ ①
　　　㊼ ⑦　㊽ ⑨　㊾ －

問3　㊿ ⑥　51 ③　52 ⑨

〔出題者が求めたポイント〕

出題分野：［生体防御］

問1　好中球は、白血球全体の 50 〜 70%、顆粒球の約90% も含まれる。寿命は1〜2日程度とされる。好中球とマクロファージの他、樹状細胞、NK 細胞が自然免疫を担う。

問2　花粉症は、即時型アレルギーでアレルゲンが体内に入ってから数分で症状が現れる。症状が全身に強く現れるのがアナフィラキシーで、食物以外にもハチ毒や薬物などによっても引き起こされる。

問3　ワクチンによる予防接種は、獲得免疫の二次応答を応用している。一方、血清療法はあらかじめウマなどの動物につくらせておいた抗体を、マムシやハブなどの毒ヘビに咬まれた際の治療に用いる。

4

〔解答〕

問1　53 ②　54 ⑦　55 ⑨　56 ③

問2　57 ④　58 ⑦　59 ＊
　　　60 ⑥　61 ⑨　62 ①

問3　63 ① ④ ⑥ ⑦

問4　64 ③ ⑥

〔出題者が求めたポイント〕

出題分野：［腎臓・肝臓］

問1　肝臓は約 50 万個の肝小葉からなり、1個の肝小葉は約 50 万個の肝細胞からなる。門脈からは消化管で吸収された栄養分を含む血液が流れてくる。肝細胞でつくられる胆汁は小葉間胆管を通り、集合して総胆

管へと送られる。

問2　腎臓は腰の背側の左右に1個ずつ計2個あるが、1個につき約100万個のネフロン(腎単位)を含んでいる。

問3　肝臓ではその他、尿素の合成、アルブミンなどの血しょうタンパク質の合成なども行われる。②腎臓の腎小体の働きである。③骨髄で行われる。⑤腎臓の細尿管での働きである。

問4　③アンジオテンシンにより副腎皮質からの分泌が促進される鉱質コルチコイドによって、腎臓の細尿管でのNa^+の再吸収が促進される。⑥脳下垂体後葉から分泌されるバソプレシンは集合管での水の再吸収を促進する。

受験番号・生年月日を記入し、さらにその下のマーク欄にマークしなさい。

受験番号	生年月日

（注意事項）

1) 筆記用具はHBの鉛筆を使うこと。
2) 訂正は消しゴムできれいに消し、消しくずを残さないこと。
3) 所定欄以外にマークしたり、記入したりしてはいけない。
4) 用紙は直接機械で読み取るので汚したり、折り曲げたりしないこと。
5) マーク例

	良い例	悪い例
マーク例	●	◐ ✓ ○ ╲

フリガナ

氏名

氏名（フリガナ）を記入しなさい。

英語

この解答用紙は153％に拡大すると、ほぼ実物大になります

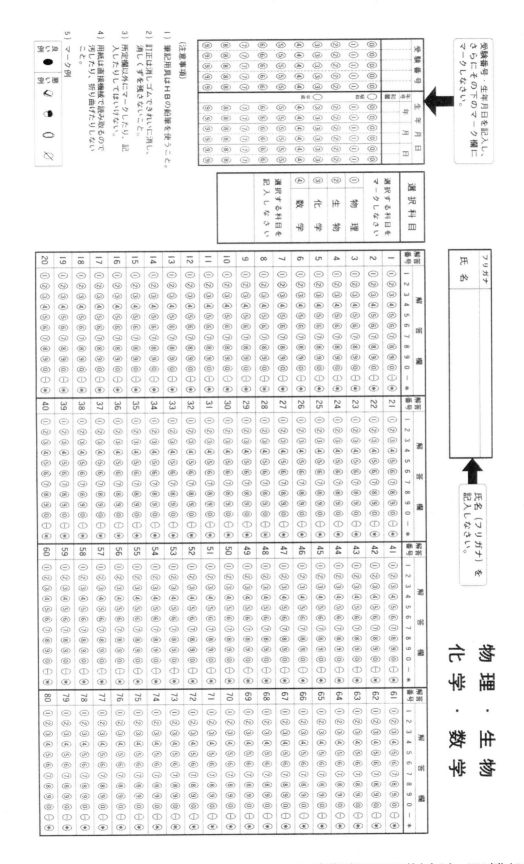

平成29年度

問　題　と　解　答

平成29年度

英　語

問題　29年度

A. 各文（1.～10.）の下線部①～④には，不適切な表現が一つあります。それを選び，番号で答えなさい。

1.　I realized <u>that</u>① a whole month <u>have</u>② passed <u>since</u>③ he <u>suddenly</u>④ left here.　　⬚1

2.　If I <u>knew</u>① about Mike's <u>illness</u>② then, I <u>would</u>③ have visited him <u>in</u>④ the hospital.　　⬚2

3.　You'll never know Bob's <u>personality</u>① unless you <u>don't</u>② actually <u>try</u>③ <u>to communicate</u>④ with him.　　⬚3

4.　In this laboratory, <u>don't</u>① talk loudly and walk <u>noisy</u>②. Many students are preparing <u>for</u>③ <u>the</u>④ experiment.　　⬚4

5.　Nick <u>hasn't</u>① finished <u>writing</u>② up a report on <u>environmental</u>③ problems, and I haven't <u>neither</u>④.　　⬚5

6.　When I arrived <u>at</u>① the station, the old woman said that <u>the last</u>② train had <u>already</u>③ left two hours <u>ago</u>④.　　⬚6

7.　In our department, each member of the <u>staff</u>① <u>has</u>② his or her <u>specialized</u>③ field and <u>are</u>④ well-experienced.　　⬚7

8.　Our convenience store <u>has</u>① already installed <u>the late</u>② security <u>equipment</u>③ at the cash registers and security cameras <u>on</u>④ the ceiling.　　⬚8

9.　Brushing and flossing <u>proper</u>①, along with regular dental <u>checkups</u>②, can help <u>prevent</u>③ <u>tooth</u>④ decay and gum disease.　　⬚9

10. The Honolulu Dormitory offers comfortable, safe, and reasonably pricing
    ①   ②
    accommodations for rent to international students, and meal plans are optional.
                     ③   ④

    10

B．各文（11.～20.）について，日本語の内容に合うように，①～⑤の語句を並べ
   かえ空所を補いなさい。解答は（　11　）～（　20　）に入れる語句の番号のみ
   を答えなさい。ただし，文頭に使用すべき語も小文字で示してあります。

11. 高校生の頃，エリカは英語の歴史に関する自分の考えを変えた本を読んだ。

    11

    When Erika was a high school student, she read a book（　　）（　11　）
    （　　）（　　）（　　）of English.
    ①　changed　　②　the history　　③　her ideas　　④　that　　⑤　about

12. 明海大学の教授たちは，学生たちに自分の考えをどうやって英語で表現するか
    を教えたいと思っている。

    12

    The professors at Meikai University are willing to teach their students（　　）
    （　　）（　12　）（　　）（　　）.
    ①　their ideas　　②　to　　③　how　　④　express　　⑤　in English

13. 警察官がそのカギを見つけたのは，まさにベッドの真下だった。

    13

    It（　　）（　13　）（　　）（　　）（　　）the police officer found the key.
    ①　under　　②　was　　③　that　　④　the bed　　⑤　right

14. 今日は風が強いので，電車が時間通りに来るかどうかわからない。

    14

    It is windy today, so I（　　）（　　）（　14　）（　　）（　　）come on
    time.
    ①　will　　②　know　　③　if　　④　don't　　⑤　the train

15. 弁護士たちは，トニーがその日までパリに滞在していたので，彼を無実だと考えている。 [15]

(　)(　)(　)(15)(　) he had stayed in Paris until that day.

① Tony ② because ③ consider ④ the lawyers
⑤ innocent

16. もし何回も読むに値する本を見つけることができるなら，それは幸いです。 [16]

It is very nice if you can find (　)(　)(16)(　)(　).

① books ② worth ③ many times ④ that are ⑤ reading

17. 「何人くらいの人がパーティに来ると思いますか」
「少なくとも 50 人です」 [17]

"(　)(　)(　)(17)(　) will come to the party?"

"At least fifty."

① many ② think ③ do you ④ people ⑤ how

18. ジョンは祖父に辞書をもらったので，とてもうれしかった。 [18]

John was very happy because he (　)(18)(　)(　)(　).

① given ② by ③ was ④ a dictionary ⑤ his grandfather

19. 休憩する場所を探すために，ケイトはその建物に入った。 [19]

Kate entered (　), (　)(19)(　)(　) a rest.

① looking ② to take ③ a place ④ for ⑤ the building

20. ビンセントの日本文化に関する知識は私のそれよりもずっと深い。 [20]

Vincent's knowledge about Japanese culture (　)(　)(　)(20)(　).

① is ② than ③ deeper ④ mine ⑤ much

C. 各文（21.〜30.）を読み,（　　　）に入る最も適切な語句を①〜④から一つ選びなさい。

21. Being an (　　　) learner is a key to successful English learning.　　　21
　　① immediate　　② autonomous　　③ ultimate　　④ environmental

22. Everyone can be said to have (　　　) a variety of talents from his/her parents.
　　　22
　　① inherited　　② explained　　③ assigned　　④ confirmed

23. Dr. Watson selected the participants (　　　) from the student roll.　　　23
　　① in place　　② by principle　　③ at least　　④ at random

24. It is a (　　　) that our homeroom teacher cannot come to the party.　　　24
　　① pity　　② government　　③ construction　　④ force

25. A non-profit (　　　) helps people do volunteer work in Kumamoto.　　　25
　　① globalization　　② communication　　③ organization
　　④ sensation

26. The train was delayed for an hour. (　　　), I arrived late for class.　　　26
　　① As a result　　② All the while　　③ Once in a while
　　④ In the meantime

27. If you want to participate in the study abroad program, you need to be more
　　(　　　).　　　27
　　① successive　　② elective　　③ assertive　　④ executive

28. The old man could not (　　　) the young man's ill manner.　28

　① run out of　② carry on with　③ keep in touch with

　④ put up with

29. My father is so (　　　) that he often treats the staff of his company to meals.

　29

　① tough　② mean　③ generous　④ selfish

30. Before you travel overseas, you should know about the local (　　　).　30

　① respect　② currency　③ employment　④ courage

D. 英文を読み，下の問い（31.～35.）の答えとして最も適切なものを①～④から
　一つ選びなさい。

All over the world, there are animal species which are currently endangered. In fact, according to the IUCN* Red List, one in every four mammals, one in every eight birds, and one-third of all amphibians are in danger of becoming extinct. Let us look at three well-known animals that are facing extinction in Asia.

Siberian tigers are one of the many endangered species. The number of Siberian tigers has been rapidly decreasing; it is said at present, that there may only be 300 - 400 Siberian tigers left, living in the southeastern part of Russia. They are critically endangered mainly for two reasons: deforestation and poaching. With deforestation, in other words, the cutting of trees for money, Siberian tigers lose their habitats or places to live. With poaching, the tigers are illegally hunted and killed for their fur and body parts for traditional Chinese medicines. With such activities, it has become increasingly difficult to protect Siberian tigers.

Another endangered species is Bornean orangutans. Many years ago, orangutans could be found as far north as China, but now they can only be found on the island of Borneo. They are the only type of ape that lives in Asia. They, too, are an endangered species because their numbers have decreased drastically due to deforestation and poaching. As there are large numbers of poor people in Indonesia, many cut down trees to sell or make farmland, leading to deforestation. With deforestation, the orangutans lose their habitats and food sources, which are mainly fruit trees. In addition, people may engage in poaching, catching baby orangutans to sell as pets.

Finally, the popular giant pandas, which are loved all over the world, are also endangered. The main reason for this is the serious destruction of their habitats, due to modern development. With deforestation, the pandas lose their main food source, which is bamboo. Furthermore, it is very difficult for giant pandas to reproduce, so there are very few baby giant pandas born every year. Now, there are several wildlife reserves to protect the giant pandas and there are numerous conservation efforts to increase the numbers of giant pandas.

It is important to make efforts to protect the diverse wildlife we have on this earth. Once the animals are endangered, it is difficult to increase numbers. As residents of this world, we need to commit ourselves to protecting other animal species.

*IUCN: International Union for Conservation of Nature and Natural Resources

31.　　The IUCN Red List is a list of ...

　　① habitats which are destroyed.

　　② animals which are popular.

　　③ animals which are in danger of becoming extinct.

　　④ places where living creatures live.

明海大学（歯）29 年度 (7)

32. The writer says that the number of Siberian tigers is decreasing rapidly because of two factors: | 32 |

①　global warming and pollution.

②　disease and low birthrate.

③　the cutting of trees and global warming.

④　deforestation and the killing of Siberian tigers for fur and medicine.

33. According to the article, orangutans live ... | 33 |

①　on the island of Borneo.

②　in Russia.

③　in China.

④　all over Asia.

34. According to the article, giant pandas ... | 34 |

①　easily have many babies.

②　are killed for their fur and body parts.

③　mainly eat fruits.

④　suffer from habitat destruction.

35. The writer explains that in order to protect endangered animals, we need to ... | 35 |

①　protect the habitats of endangered animals.

②　stop people from poaching endangered animals.

③　help endangered animals to have babies.

④　do all of the above.

明海大学（歯）29 年度 （8）

E. 英文を読み，　36　から　40　に入る文を①〜⑥より選びなさい。同じ文を二度以上使ってはいけません。

Gamers are excited because Virtual Reality（VR）devices such as Oculus Rift and the HTC Vive are being released this year. This means a lot of focus will be on VR and how the new technology will transform the gaming industry. It is predicted that gamers will be the first to adopt VR, but VR has more real-world applications than just gaming.

36　"Rather than poking around in a rubber dummy and trying to locate the heart of the patient and operate on that, there's no reason why you can't have a virtual reality or mixed reality application where you could have virtual tools in your hands," said Karl Woolley to journalists in a phone interview. Woolley also described how surgical specialists in one country could advise doctors in another country using VR. In the future, VR may be a key element of allowing surgeons to operate remotely using machines. This means that experts from one country will be able to perform operations in another country.

As well as training surgeons, VR applications will allow younger students to interact with digital objects in virtual locations.　37　"I see a lot of potential within the education, health and wellness space," said Richard Gallagher, founder and chief creative officer of digital agency Engine Digital to journalists via email.

38　For instance, in 2014 a professor at the University of British Columbia was able to remotely deliver a lecture to students using VR devices to attend a virtual classroom. Professors will no longer need to be present in the classroom but could appear on students' VR headsets. This could allow professors to lecture in many different countries at the same time.

39　They have started to advertise tourist locations and experiences to consumers.

Theme parks are also looking at how to use the technology. In March, Six Flags announced plans for VR roller coasters, where visitors wear VR devices while riding on the attraction. VR would add to the roller coaster experience with simulated explosions, monsters attacking and aliens flying by.

Virtual reality will also benefit designers and architects. ┃ 40 ┃ For instance, architects could explore the inside of their building designs in order to understand its scale. While exploring the inside the designer could identify changes to make. These improvements could be noted and added to the existing plan.

So, the future of VR technology is looking very bright. As the technology progresses, we will see it influencing many industries, not only gaming.

① VR is also improving distance learning.

② It will allow them to clearly visualize things that have not yet been built or do not currently exist.

③ A lot could be done around immersive learning by allowing students to better experience things that no longer exist (e.g., dinosaurs) or they don't have access to (e.g., foreign countries).

④ The travel industry is also beginning to use VR.

⑤ VR devices could be used to simulate training scenarios for doctors and emergency crews.

⑥ VR will allow truck drivers to practice their route before they drive.

数　学

問題

29年度

I. 次の各問いに答えよ。

(1) $(2x + y - 2z)(2x + y + 2z) - 4(x^2 + xy - z^2)$ を計算すると $\boxed{1}$ である。

  $\boxed{1}$ **に対する選択肢**

  ① x^2 　　　② y^2 　　　③ z^2 　　　④ $x^2 - 4xy$

  ⑤ $y^2 - 4xy$ 　　⑥ $z^2 - 4xy$ 　　⑦ $x^2 - 4y^2$ 　　⑧ $y^2 - 4z^2$

  ⑨ $z^2 - 4x^2$ 　　⓪ $4xy$

(2) $a = \dfrac{\sqrt{6} - \sqrt{2}}{\sqrt{6} + \sqrt{2}}$, $b = \dfrac{\sqrt{6} + \sqrt{2}}{\sqrt{6} - \sqrt{2}}$ とする。このとき,

  $a + b = \boxed{2}$, $a^2 - a + b^2 - b - 1 = \boxed{3}$

である。

  $\boxed{2}$, $\boxed{3}$ **に対する選択肢**

  ① 1 　　② 2 　　③ 3 　　④ 4 　　⑤ 5

  ⑥ 6 　　⑦ 7 　　⑧ 8 　　⑨ 9 　　⓪ 0

(3) 連立不等式

$$\begin{cases} |x - 1| \leq 3 \\ x^2 + 6x - 27 \leq 0 \end{cases}$$

をみたす x の値の範囲は $\boxed{4}$ である。

  $\boxed{4}$ **に対する選択肢**

  ① $-7 \leq x \leq -3$ 　　② $-7 \leq x \leq -2$ 　　③ $-3 \leq x \leq 2$

  ④ $-3 \leq x \leq 12$ 　　⑤ $-2 \leq x \leq 3$ 　　⑥ $-2 \leq x \leq 7$

  ⑦ $2 \leq x \leq 4$ 　　⑧ $3 \leq x \leq 7$ 　　⑨ $3 \leq x \leq 12$

(4) a, b, c を定数とする。放物線
$$y = ax^2 - 6ax + 3a + b - c$$
が2点 $(1, -3)$, $(2, -c-6)$ を通り，その軸が直線 $x = a + b - c$ であるとき，

$a = \boxed{5}$, $b = \boxed{6}$, $c = \boxed{7}$

である。

$\boxed{5}$, $\boxed{6}$, $\boxed{7}$ に対する選択肢

① 1　② 2　③ 3　④ 4　⑤ 5
⑥ 6　⑦ 7　⑧ 8　⑨ 9　⓪ 0

(5) m を正の整数とする。このとき，m が 32 と 80 の公約数であることは，m が 8 の約数であるための $\boxed{8}$。

$\boxed{8}$ に対する選択肢

① 必要条件であるが，十分条件ではない
② 十分条件であるが，必要条件ではない
③ 必要十分条件である
④ 必要条件でも十分条件でもない

(6) 集合 A を
$$A = \left\{ m \,\middle|\, m は \sqrt{\dfrac{504}{m}} が整数となる正の整数 \right\}$$
で定めると，A の要素の個数は $\boxed{9}$ 個である。
また，A の要素のうち最小の整数を n とすると，$\sqrt{\dfrac{504}{n}} = \boxed{10}$ である。

$\boxed{9}$ に対する選択肢

① 1　② 2　③ 3　④ 4　⑤ 5
⑥ 6　⑦ 7　⑧ 8　⑨ 9　⓪ 10

$\boxed{10}$ に対する選択肢

① 2　② 3　③ 6　④ 7　⑤ 14
⑥ 16　⑦ 21　⑧ 42　⑨ 49　⓪ 84

明海大学（歯）29年度（12）

(7) 6 個の数字 0, 1, 2, 3, 4, 5 の中から異なる 4 個の数字を選んで 4 桁の整数をつくるとき，全部で $\boxed{11}$ 通りの整数ができる。また，そのうち 3000 より小さい整数は全部で $\boxed{12}$ 通りある。

$\boxed{11}$ に対する選択肢

① 24　② 72　③ 108　④ 120　⑤ 180

⑥ 300　⑦ 360　⑧ 480　⑨ 720　⓪ 1440

$\boxed{12}$ に対する選択肢

① 6　② 12　③ 18　④ 24　⑤ 48

⑥ 72　⑦ 96　⑧ 120　⑨ 144　⓪ 210

(8) a を定数とする。2 次方程式

$$x^2 + (-2a + 4)x + 2a^2 - 2 = 0 \quad \cdots\cdots(\text{ア})$$

について，(ア)が重解をもつとき，$a = \boxed{13}$ である。また，(ア)が $-2 < x < 0$ の範囲に異なる 2 つの実数解をもつとき，a の値の範囲は $\boxed{14}$ である。

$\boxed{13}$ に対する選択肢

① $-2 \pm \sqrt{10}$　② $\dfrac{-2 \pm \sqrt{10}}{2}$　③ $-2 \pm \sqrt{6}$

④ $\dfrac{-2 \pm \sqrt{6}}{2}$　⑤ $-2 \pm \sqrt{3}$　⑥ $\dfrac{-4 \pm \sqrt{3}}{2}$

⑦ $-4 \pm \sqrt{2}$　⑧ $\dfrac{-4 \pm \sqrt{2}}{2}$

$\boxed{14}$ に対する選択肢

① $-3 < a < 0$　② $1 < a < 2$

③ $-3 < a < -2 + \sqrt{6}$　④ $0 < a < -2 + \sqrt{6}$

⑤ $0 < a < \dfrac{4 + \sqrt{6}}{2}$　⑥ $-3 < a < -2 + \sqrt{10}$

⑦ $1 < a < -2 + \sqrt{10}$　⑧ $1 < a < \dfrac{4 + \sqrt{10}}{2}$

(9) 下の図は，ともに200個の値からなる2つのデータA，Bの箱ひげ図を並べたものである。

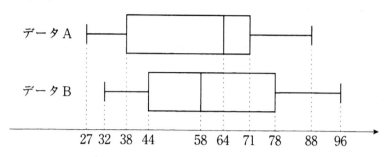

データAの四分位範囲は $\boxed{15}$ であり，データBの範囲は $\boxed{16}$ である。また，データAとデータBのうち，60以上90以下である値の個数が多いのは $\boxed{17}$ である。

$\boxed{15}$，$\boxed{16}$ に対する選択肢

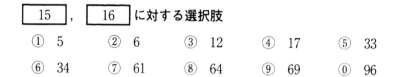

$\boxed{17}$ に対する選択肢
① データA　　② データB

明海大学（歯）29 年度　（14）

Ⅱ. ある競技の試合で，ＡチームがＢチームに勝つ確率は常に $\frac{2}{3}$ であるという。この競技でＡチームとＢチームが繰り返し試合を行い，どちらかのチームが３連勝したとき，そのチームを優勝とし，試合を終了する。ただし，各試合で引き分けは起こらないものとする。このとき，次の各問いに答えよ。

(1)　3 試合目でＡチームが優勝する確率は　18　である。

> 18　に対する選択肢
>
> ① $\frac{1}{3}$　　② $\frac{2}{3}$　　③ $\frac{1}{9}$　　④ $\frac{4}{9}$　　⑤ $\frac{8}{9}$
>
> ⑥ $\frac{1}{27}$　　⑦ $\frac{2}{27}$　　⑧ $\frac{4}{27}$　　⑨ $\frac{8}{27}$　　⓪ $\frac{16}{27}$

(2)　4 試合目でＡチームが優勝する確率は　19　である。

> 19　に対する選択肢
>
> ① $\frac{2}{9}$　　② $\frac{4}{9}$　　③ $\frac{2}{27}$　　④ $\frac{8}{27}$　　⑤ $\frac{10}{27}$
>
> ⑥ $\frac{14}{27}$　　⑦ $\frac{8}{81}$　　⑧ $\frac{14}{81}$　　⑨ $\frac{16}{81}$　　⓪ $\frac{20}{81}$

(3)　5 試合目で優勝チームが決まる確率は　20　である。

> 20　に対する選択肢
>
> ① $\frac{2}{27}$　　② $\frac{4}{27}$　　③ $\frac{4}{81}$　　④ $\frac{8}{81}$　　⑤ $\frac{10}{81}$
>
> ⑥ $\frac{8}{243}$　　⑦ $\frac{10}{243}$　　⑧ $\frac{14}{243}$　　⑨ $\frac{16}{243}$　　⓪ $\frac{20}{243}$

(4)　6 試合目でＡチームが優勝する確率は　21　である。

> 21　に対する選択肢
>
> ① $\frac{2}{27}$　　② $\frac{4}{27}$　　③ $\frac{4}{81}$　　④ $\frac{8}{81}$　　⑤ $\frac{16}{243}$
>
> ⑥ $\frac{56}{243}$　　⑦ $\frac{1}{729}$　　⑧ $\frac{40}{729}$　　⑨ $\frac{52}{729}$　　⓪ $\frac{64}{729}$

Ⅲ. AC = 18, BC = 12 である △ABC の重心を G とし, 直線 BG と辺 AC との交点
を D とする。また, ∠ACB の二等分線と線分 BD との交点を I とする。このとき,
次の各問いに答えよ。

(1) DI : IB = [22] であり, DG : GI = [23] である。

   [22] に対する選択肢

   ① 1 : 2　　② 3 : 2　　③ 3 : 4　　④ 3 : 5　　⑤ 4 : 3

   ⑥ 4 : 7　　⑦ 5 : 4　　⑧ 5 : 7　　⑨ 7 : 8　　⓪ 7 : 12

   [23] に対する選択肢

   ① 2 : 1　　② 3 : 1　　③ 3 : 2　　④ 4 : 1　　⑤ 4 : 3

   ⑥ 7 : 2　　⑦ 7 : 3　　⑧ 7 : 4　　⑨ 12 : 5　　⓪ 12 : 7

(2) 線分 CD を 2 : 1 に内分する点を E とし, 線分 CG と線分 EI の交点を F とする
   と, EF : FI = [24] である。さらに, ∠ACB = 150° のとき, △CEF の
   面積は [25] である。

   [24] に対する選択肢

   ① 2 : 1　　② 3 : 1　　③ 3 : 2　　④ 4 : 1　　⑤ 4 : 3

   ⑥ 7 : 2　　⑦ 7 : 3　　⑧ 7 : 4　　⑨ 12 : 5　　⓪ 12 : 7

   [25] に対する選択肢

   ① $\dfrac{9}{2}$　　② $\dfrac{15}{2}$　　③ $\dfrac{10}{3}$　　④ $\dfrac{14}{3}$　　⑤ $\dfrac{21}{5}$

   ⑥ $\dfrac{27}{5}$　　⑦ $\dfrac{15}{7}$　　⑧ $\dfrac{30}{7}$

物理 問題　29年度

1　次の［I］〜［III］における各問いに答えよ。ただし，［I］，［II］の解答欄に記入する数値計算の答えは，3桁目を四捨五入し，2桁の数字で位取りは指数で示せ。例えば，(1)の答えが0.123〔N/m〕のときは1.2×10^{-1}であるから，マークシートの解答番号の1に①，2に②，3に⊖，4に①をマークする。答えが56.7〔N/m〕のときは$5.7 \times 10^{+1}$であるから，解答番号の1に⑤，2に⑦，3に✳，4に①をマークする。答えが1.24〔N/m〕のときは1.2×10^{0}であるから，解答番号の1に①，2に②，3に⓪，4に⓪をマークする。答えが0〔N/m〕のときは解答番号の1に⓪，2に⓪，3に⓪，4に⓪と，すべての解答番号に⓪をマークする。

［III］の解答欄に記入する答えは，各問いの解答番号に対して最も適する答えを一つずつ解答群から選び，その番号をマークせよ。

［I］

右図のように，なめらかな水平面上で，自然の長さ0.300〔m〕のばねの一端を壁に固定し，他端に物体をつける。物体に力を加えて，ばねの長さが0.350〔m〕になるまでゆっくりと引いた。引く力の大きさを10〔N〕として以下の各問いに答えよ。

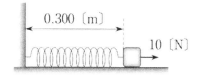

(1) このばねのばね定数の大きさは

　　$\boxed{1\,.\,2} \times 10^{\boxed{3\,4}}$ 〔N/m〕である。

(2) このとき，物体がもつ弾性力による位置エネルギーの大きさは

　　$\boxed{5\,.\,6} \times 10^{\boxed{7\,8}}$ 〔J〕である。

[Ⅱ]
　右図のような，太さと密度が一様な針金をL字型になるよう直角に曲げた物体がある。

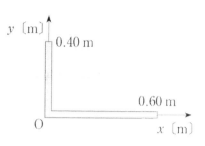

(3) この物体の重心Gの座標 (x_G, y_G) は

$$x_G = \boxed{9\ .\ 10} \times 10^{\boxed{11\ 12}} \text{ (m)}$$

$$y_G = \boxed{13\ .\ 14} \times 10^{\boxed{15\ 16}} \text{ (m)}$$

[Ⅲ]
　右図のように，長さ l の軽くて伸びない糸に，質量 m の小球をつるし，糸が円錐形を描くようにして，小球を円運動させた。糸と鉛直線のなす角度は θ であった。重力加速度の大きさを g として以下の各問いに答えよ。

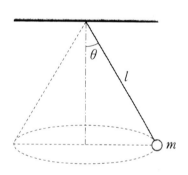

(4) 小球が受ける向心力の大きさは $\boxed{17}$ である。

① mg 　　② $mg\sin\theta$ 　　③ $mg\cos\theta$ 　　④ $mg\tan\theta$

⑤ $mg\dfrac{1}{\sin\theta}$ 　　⑥ $mg\dfrac{1}{\cos\theta}$ 　　⑦ $mg\dfrac{1}{\tan\theta}$ 　　⑧ $mg\sqrt{\sin\theta}$

⑨ $mg\sqrt{\cos\theta}$ 　　⓪ $mg\sqrt{\tan\theta}$

(5) おもりの回転周期は 　18　 である。

① $\sqrt{\dfrac{l}{g}}$

② $\sqrt{\dfrac{l\sin\theta}{g}}$

③ $\sqrt{\dfrac{l\cos\theta}{g}}$

④ $\sqrt{\dfrac{l\tan\theta}{g}}$

⑤ $2\pi\sqrt{\dfrac{l}{g}}$

⑥ $2\pi\sqrt{\dfrac{l\sin\theta}{g}}$

⑦ $2\pi\sqrt{\dfrac{l\cos\theta}{g}}$

⑧ $2\pi\sqrt{\dfrac{l\tan\theta}{g}}$

⑨ $\pi\sqrt{\dfrac{l\sin\theta}{g}}$

⓪ $\pi\sqrt{\dfrac{l\cos\theta}{g}}$

2 次の［Ⅰ］，［Ⅱ］における各問いに答えよ。［Ⅰ］の解答欄に記入する答えは，各問いの解答番号に対して最も適する答えを一つずつ解答群から選び，小さい番号順にその番号をマークせよ。［Ⅱ］の解答欄に記入する数値計算の答えは，1［Ⅰ］の解答方法にならって，3桁目を四捨五入し，2桁の数字で位取りは指数で示せ。

［Ⅰ］

右図は，x軸上を正の向きに進む，ある時刻の縦波を横波で表したものである。この時刻における媒質の状態について以下の各問いに答えよ。

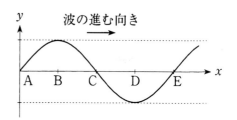

(1) 媒質の速さが0の点は ［19］ および ［20］ である。

① A ② B ③ C ④ D ⑤ E ⑥ 該当なし

(2) 最も密の点は ［21］ および ［22］ である。

① A ② B ③ C ④ D ⑤ E ⑥ 該当なし

(3) 最も疎の点は ［23］ および ［24］ である。

① A ② B ③ C ④ D ⑤ E ⑥ 該当なし

(4) 右向きの速度が最大の点は ［25］ および ［26］ である。

① A ② B ③ C ④ D ⑤ E ⑥ 該当なし

[Ⅱ]

空気中の光の速さを 3.0×10^8 〔m/s〕，ガラスの屈折率を 1.5，水の屈折率を 1.3 として，以下の各問いに答えよ。

(5) ガラス中の光の速さは

$$\boxed{27 \vdots 28} \times 10^{\boxed{29 \vdots 30}} \text{〔m/s〕 である。}$$

(6) 水中での光の波長は，空気中の波長の

$$\boxed{31 \vdots 32} \times 10^{\boxed{33 \vdots 34}} \text{ 倍である。}$$

(7) ガラスに対する水の屈折率は

$$\boxed{35 \vdots 36} \times 10^{\boxed{37 \vdots 38}} \text{ である。}$$

3 次の [I], [II] における各問いに答えよ。[I] の解答欄に記入する数値計算
の答えは, 1 [I] の解答方法にならって, 3桁目を四捨五入し, 2桁の数字で
位取りは指数で示せ。[II] の解答欄に記入する答えは, 各問いの解答番号に対し
て最も適する答えを一つずつ解答群から選び, その番号をマークせよ。また, (3)の
解答では同じ番号をくり返し選んでもよいこととする。

[I]

(1) 毎秒 7.0 [g] のガソリンを消費し, 90 [kW] の出力を発生するエンジンが
ある。ガソリンの燃焼熱を 1.0 [g] あたり 4.0×10^4 [J] とすると, このガソ
リンエンジンの熱効率は

$$\boxed{39\,\vdots\,40} \times 10^{\boxed{41\,\vdots\,42}} \ [\%] \ \text{である。}$$

(2) なめらかに動くピストンのついたシリンダー内に, 4.0 [mol] の単原子分子の
理想気体を入れ, 外部と熱の出入りがないようにして気体を膨張させた。この
とき, 気体がした仕事は 6.5×10^2 [J] であった。気体定数を 8.3 [J/mol・K]
とする。

気体の内部エネルギーは

$$\boxed{43\,\vdots\,44} \times 10^{\boxed{45\,\vdots\,46}} \ [\text{J}] \ \text{減少する。}$$

気体の温度は

$$\boxed{47\,\vdots\,48} \times 10^{\boxed{49\,\vdots\,50}} \ [\text{K}] \ \text{下がる。}$$

[Ⅱ]

天然に存在する放射性同位体は、α崩壊やβ崩壊を繰り返し、最終的に安定な鉛の同位体である $^{208}_{82}\text{Pb}$，$^{207}_{82}\text{Pb}$，$^{206}_{82}\text{Pb}$ に至る。$^{226}_{88}\text{Ra}$ の半減期を 1.6×10^3 年として、以下の各問いに答えよ。

(3) $^{226}_{88}\text{Ra}$ は、放射性崩壊をくり返して安定な鉛の同位体になる。

この安定な鉛の同位体の質量数は　51　である。

$^{226}_{88}\text{Ra}$ が、安定な鉛の同位体となるまでに、α崩壊を　52　回、β崩壊を

53　回行う。

    ① 208　　　　② 207　　　　③ 206　　　　④ 2　　　　⑤ 3

    ⑥ 4　　　　⑦ 5　　　　⑧ 6　　　　⑨ 7　　　　⓪ 8

(4) 4.0×10^{-2} 〔g〕の $^{226}_{88}\text{Ra}$ が崩壊して、5.0×10^{-3} 〔g〕になるのは　54　年後である。

    ① 1.6×10^3　　② 1.6×10^4　　③ 1.6×10^5　　④ 1.6×10^6

    ⑤ 1.6×10^8　　⑥ 3.2×10^3　　⑦ 4.8×10^3　　⑧ 6.4×10^3

    ⑨ 8.0×10^3　　⓪ 9.6×10^3

4 次の［Ⅰ］，［Ⅱ］における各問いに答えよ。［Ⅰ］の解答欄に記入する答えは，各問いの解答番号に対して最も適する答えを一つずつ解答群から選び，その番号をマークせよ。また，(2)の解答では同じ番号をくり返し選んでもよいこととする。［Ⅱ］の解答欄に記入する数値計算の答えは，|1|［Ⅰ］の解答方法にならって，3桁目を四捨五入し，2桁の数字で位取りは指数で示せ。

［Ⅰ］

右図のような，内部抵抗が無視できる起電力が V の電池 E，抵抗値 R_1，R_2 の2つの抵抗，抵抗が無視できるソレノイドコイル L，スイッチSからなる回路がある。以下の各問いに答えよ。

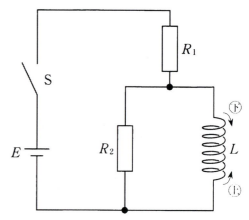

(1) スイッチSを閉じた直後に，ソレノイドコイル L に生じる誘導起電力の向きは | 55 | である。

① 下向き　　② 上向き

(2) スイッチSを閉じてから充分時間が経過した後，R_1 に流れる電流は | 56 |，R_2 に流れる電流は | 57 | である。

① 0　　　　② $\dfrac{V}{R_1}$　　　　③ $\dfrac{V}{R_2}$

④ $\dfrac{V}{R_1+R_2}$　　⑤ $\dfrac{V}{R_1-R_2}$　　⑥ $\dfrac{(R_1+R_2)V}{R_1 \cdot R_2}$

⑦ $\dfrac{(R_1-R_2)V}{R_1 \cdot R_2}$　　⑧ $\dfrac{R_2 V}{R_1(R_1+R_2)}$　　⑨ $\dfrac{R_1 V}{R_2(R_1+R_2)}$

⓪ $\dfrac{(R_1-R_2)V}{R_2(R_1+R_2)}$

[Ⅱ]

　右図に示す回路は，内部抵抗が無視できる起電力が2.0〔V〕の電池E_1，6.0〔V〕の電池E_2，6.0〔V〕の電池E_3があり，R_1，R_2，R_3は電気抵抗値がそれぞれ4.0〔Ω〕，3.0〔Ω〕，4.0〔Ω〕の抵抗で構成される。以下の各問いに答えよ。

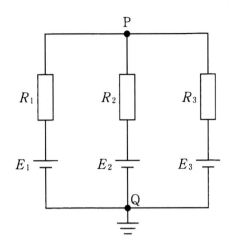

(3) R_1を流れる電流の大きさは

　　　$\boxed{7.0}$ × 10$^{\boxed{-1}}$ 〔A〕である。

(4) R_2を流れる電流の大きさは

　　　$\boxed{4.0}$ × 10$^{\boxed{-1}}$ 〔A〕である。

(5) R_3を流れる電流の大きさは

　　　$\boxed{3.0}$ × 10$^{\boxed{-1}}$ 〔A〕である。

(6) 点Pの電位は

　　　$\boxed{4.8}$ × 10$^{\boxed{0}}$ 〔V〕である。

化　学

問題　　　　　　　　29年度

1　次の問1〜4に当てはまる最も適したものをそれぞれの選択肢のうちから一つ選び，その番号を解答欄にマークしなさい。

問1　次の分子のうち，非共有電子対をもたないものはいくつあるか。　　1

H_2O　　CO_2　　NH_3　　HF　　CCl_4

① 0　　　　② 1　　　　③ 2　　　　④ 3　　　　⑤ 4

⑥ 5

問2　次の分子のうち，無極性分子はいくつあるか。　　2

H_2O　　CO_2　　NH_3　　HF　　CH_4

① 0　　　　② 1　　　　③ 2　　　　④ 3　　　　⑤ 4

⑥ 5

問3　次のイオンのうち，S^{2-} と等しい数の電子をもつものはいくつあるか。

3

Na^+　　Ca^{2+}　　Mg^{2+}　　F^-　　Cl^-

① 0　　　　② 1　　　　③ 2　　　　④ 3　　　　⑤ 4

⑥ 5

問4　質量数が m で，原子番号が n の原子 X がイオン X^- になった時の中性子の数と電子の数との和はいくつになるか。最も近い数値を下の選択肢①〜⓪のうちから一つ答えよ。　　4

① $m+1$　　　② $m-1$　　　③ $n+1$　　　④ $n-1$

⑤ $m+n+1$　　⑥ $m+n-1$　　⑦ $m-n+1$　　⑧ $m-n-1$

⑨ $n-m+1$　　⓪ $n-m-1$

2 次の問5〜11に該当するものをすべて選び，その番号を解答欄にマークしなさい。

問5　下に示した分子のうち，二重結合を持つものはどれか。　5

① 塩化水素　② フッ化水素　③ 水素分子　④ 窒素分子
⑤ 酸素分子　⑥ 二酸化炭素　⑦ エタン　⑧ エチレン
⑨ アセチレン

問6　下に示したイオンのうち，炎色反応を示すものはどれか。　6

① Li^+　② Be^{2+}　③ Na^+　④ Mg^{2+}　⑤ Al^{3+}
⑥ K^+　⑦ Ca^{2+}　⑧ Sr^{2+}　⑨ Cu^{2+}

問7　下に示した化合物の組み合わせのうち，二酸化窒素を発生するものはどれか。
7

① 銅と熱濃硝酸　② 銅と熱濃硫酸　③ 銅と濃塩酸
④ 銅と希硝酸　⑤ 銅と希硫酸　⑥ 銅と希塩酸

問8　下に示した物質のうち，水溶液が酸性を示すものはどれか。　8

① Na_2CO_3　② $NaCl$　③ $KHSO_4$　④ $(NH_4)_2SO_4$
⑤ Na_2SO_4　⑥ $NaNO_3$　⑦ KNO_3　⑧ NH_4Cl
⑨ HCl

問9　下に示した化合物のうち，銀鏡反応とヨードホルム反応のどちらも示すものはどれか。　9

① CH_3CH_2OH　② CH_3CH_2COOH　③ CH_3CH_2CHO
④ CH_3OH　⑤ CH_3COOH　⑥ CH_3CHO
⑦ $HCHO$　⑧ $CH_3CH(OH)CH_3$　⑨ C_6H_6（ベンゼン）

問10　下に示した化合物のうち，幾何異性体が存在するものはどれか。　10

① 乳酸　　　　　　② マレイン酸　　　　③ フタル酸

④ フマル酸　　　　⑤ 酒石酸　　　　　　⑥ 1-ブテン

⑦ トランス-2-ブテン　⑧ シス-2-ブテン

問11　下の反応のうちから，酸化還元反応であるものはどれか。　11

① $H_2 + CuO \longrightarrow H_2O + Cu$

② $2Mg + O_2 \longrightarrow 2MgO$

③ $2K_2CrO_4 + 2HCl \longrightarrow K_2Cr_2O_7 + H_2O + 2KCl$

④ $Ba(NO_3)_2 + Na_2SO_4 \longrightarrow 2NaNO_3 + BaSO_4$

⑤ $NaCl + CO_2 + NH_3 + H_2O \longrightarrow NH_4Cl + NaHCO_3$

⑥ $SO_2 + I_2 + 2H_2O \longrightarrow H_2SO_4 + 2HI$

明海大学（歯）29年度　（28）

3 次の文章を読み，下の各問に答えよ。

以下の条件を満たすような金属元素があると仮定する。

単位格子は体心立方格子で，単位格子一辺の長さが 2.9×10^{-8} cm の金属があり，この金属の密度を 7.1 g/cm^3 とする。

この金属原子の半径は

$\boxed{12}$. $\boxed{13}$ $\times 10^{\boxed{14}}$ cm である。

一原子当たりの質量は

$\boxed{15}$. $\boxed{16}$ $\times 10^{\boxed{17:18}}$ g である。

原子量を求めると，

$\boxed{19}$ $\boxed{20}$ である。

問12 $\boxed{12}$ ～ $\boxed{20}$ の空欄に対応する数字を解答欄にマークしなさい。答えの数値は有効数字2桁で答えよ。必要があれば，アボガドロ定数を 6.0×10^{23} /mol，$\sqrt{2} = 1.4$，$\sqrt{3} = 1.7$ を用いよ。

$\boxed{12}$ ～ $\boxed{20}$ の空欄に対応する選択肢

① 1 　　② 2 　　③ 3 　　④ 4 　　⑤ 5

⑥ 6 　　⑦ 7 　　⑧ 8 　　⑨ 9 　　⓪ 0

問13 この金属結晶の配位数を答えよ。該当する数字を下の選択肢①～⓪のうちから一つ選び，その番号を解答欄にマークしなさい。 $\boxed{21}$

① 1 　　② 2 　　③ 3 　　④ 4 　　⑤ 6

⑥ 8 　　⑦ 10 　　⑧ 12 　　⑨ 16 　　⓪ 20

明海大学（歯）29年度　(29)

4　次の問に答えよ。

問14　次の(a)〜(e)の現象と最も関係のある事項を下の選択肢①〜⑨のうちからそれ
ぞれ一つずつ選び，その番号を解答欄にマークしなさい。同じものを繰り返し
選んでもよい。

(a)　半透膜を固定したU字管に，水（溶媒）とスクロース水溶液（溶液）の
水面をそろえて入れ放置すると，溶液側の液面が高くなる。　22

(b)　水酸化鉄(Ⅲ)のコロイド溶液に電極を入れて直流電圧を加えると，一方
の電極へとコロイド粒子が移動する。　23

(c)　水酸化鉄(Ⅲ)のコロイド溶液を通る光の筋道が見える。　24

(d)　コロイド溶液を限外顕微鏡で観察すると，光る点が不規則に運動してい
るのが観察される。熱運動している水分子が不規則にコロイド粒子に衝突
するために起こる。　25

(e)　水酸化鉄(Ⅲ)に少量の塩化ナトリウム溶液を加えると沈殿する。
26

問14 の選択肢
①　チンダル現象　　②　ブラウン運動　　③　電気泳動
④　塩析　　　　　　⑤　凝析　　　　　　⑥　透析
⑦　加水分解　　　　⑧　乳化　　　　　　⑨　イオン化傾向

5 次の文章を読み，答えよ。

硫酸酸性条件下，過酸化水素水に(a) KI 水溶液を加えたとき，(b) KMnO₄ 水溶液を加えたときで酸化還元反応はそれぞれ以下の反応式(A)，(B)で表される。

(A) $\boxed{27}$ KI + $\boxed{28}$ H₂O₂ + $\boxed{29}$ H₂SO₄ ⟶ $\boxed{30}$ I₂ + $\boxed{31}$ H₂O + $\boxed{32}$ K₂SO₄

(B) $\boxed{33}$ KMnO₄ + $\boxed{34}$ H₂O₂ + $\boxed{35}$ H₂SO₄ ⟶
$\boxed{36}$ O₂ + $\boxed{37}$ MnSO₄ + $\boxed{38}$ K₂SO₄ + $\boxed{39}$ H₂O

硫酸酸性条件下で(a) KI 水溶液に(b) KMnO₄ 水溶液を加えたとき，反応式(C)として表される。

(C) $\boxed{40}$ KI + $\boxed{41}$ KMnO₄ + $\boxed{42}$ H₂SO₄ ⟶
$\boxed{43}$ K₂SO₄ + $\boxed{44}$ I₂ + $\boxed{45}$ H₂O + $\boxed{46}$ MnSO₄

(A)の反応前のヨウ素の酸化数は $\boxed{47}\boxed{48}$，反応後の酸化数は 0 に変わり，(B)の反応前のマンガンの酸化数は $\boxed{49}\boxed{50}$，反応後の酸化数は $\boxed{51}\boxed{52}$ に変わった。

問15 $\boxed{27}$ ～ $\boxed{46}$ の空欄に対応する数字を下の選択肢①～⓪のうちから選び，解答欄にマークしなさい。係数が 1 のときは 1 を選択肢の中から選び解答欄にマークすること。

問15の選択肢

① 1   ② 2   ③ 3   ④ 4   ⑤ 5

⑥ 6   ⑦ 7   ⑧ 8   ⑨ 9   ⓪ 10

問16 $\boxed{47}$, $\boxed{49}$, $\boxed{51}$ の空欄には符号, $\boxed{48}$, $\boxed{50}$, $\boxed{52}$ の空欄には数字を
下の選択肢から選び，解答欄にマークしなさい。

問16の $\boxed{47}$, $\boxed{49}$, $\boxed{51}$ に対応する選択肢

① ＋   ② －

問16の $\boxed{48}$, $\boxed{50}$, $\boxed{52}$ に対応する選択肢

① 1   ② 2   ③ 3   ④ 4   ⑤ 5

⑥ 6   ⑦ 7   ⑧ 8   ⑨ 9   ⓪ 10

問17 ［A］, ［B］それぞれの反応において，過酸化水素は酸化剤と還元剤の役割を
している組み合わせとして正しいものを下の選択肢①～④のうちから一つ選び，
その番号を解答欄にマークしなさい。 $\boxed{53}$

① ［A］酸化剤, ［B］酸化剤   ② ［A］還元剤, ［B］還元剤

③ ［A］酸化剤, ［B］還元剤   ④ ［A］還元剤, ［B］酸化剤

6 ベンゼンを原料としたジアゾ染料の合成経路を示している。→ の上部に加える反応物，下に反応条件が記載されている。

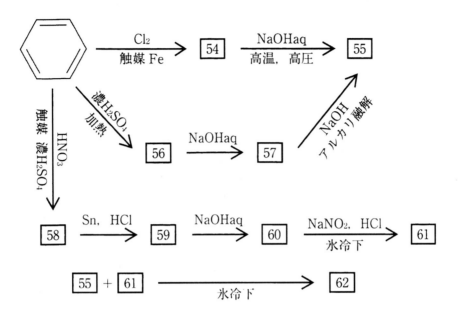

問15 54 ～ 62 の空欄に対応する化合物を下の選択肢①～⑨のうちから選び，解答欄にマークしなさい。

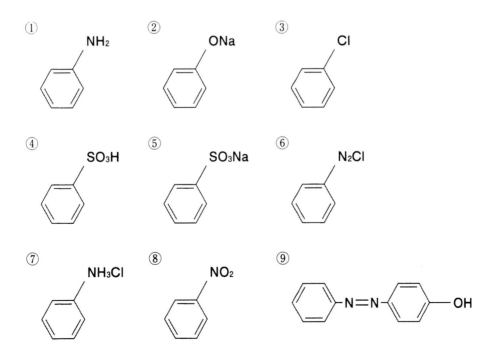

生　物

問　題

29年度

1　次の文章A，Bを読んで，下の問い（問1〜3）に答えよ。

A　ヒトの血液は体重の約 $\frac{1}{13}$ を占めているが，このうちの約55％が血しょう成分であり，残りが有形成分である。血しょう成分の約90％は水分であり，それ以外の成分としてタンパク質やグルコース，脂質などが含まれている。上記より，体重が60 kgのヒトの血液量は約 [1]．[2] Lであり，その内訳としては，血しょう成分が約 [3]．[4] L，有形成分が約 [5]．[6] Lと考えられる。

　有形成分は [7]，白血球，血小板に分けられる。哺乳類の成熟した [7] は，[8] やミトコンドリアを持たないが，酸素を運搬するタンパク質である [9] を含むという特徴を有する。白血球は有核であり，[10] によって異物排除に関わる。

B　血管が損傷して出血すると，傷口を塞いで出血を抑える生体反応が生じる。反応の流れを記すと，『傷口に血小板が集まる→血小板から放出された因子により，血しょう成分の一つである [11] が [12] へと変化する→ [12] の働きにより，もう一つの血しょう成分である [13] が [14] へと変化する→繊維状の [14] が血球をからめとって [15] をつくり，傷口を塞ぐ』となる。

　血液凝固を止める方法としては，[16] を加えて Ca^{2+} を沈殿・除去する，肝臓で生成される [17] やヒルの唾液に含まれるヒルジンを加えて [12] の生成を阻害する，[18] 保存し，酵素の活性を低下させる，などが挙げられる。

問1　Aの文章中の [1] 〜 [6] に入る適切な数値を，解答欄にマークせよ。必要ならば，小数第二位を四捨五入せよ。

問2　Aの文章中の　7　～　10　に入る適切な語を，次の①～⑥のうちか
　　ら，それぞれ1つずつ選べ。ただし，同じ数字の解答欄には，同じ答えが入る
　　ものとする。

①　食作用　　　②　ヘモグロビン　　③　核　　④　赤血球
⑤　アメーバ運動　　⑥　骨髄

問3　Bの文章中の　11　～　18　に入る適切な語を，次の①～⑧のうちか
　　ら，それぞれ1つずつ選べ。ただし，同じ数字の解答欄には，同じ答えが入る
　　ものとする。

①　クエン酸ナトリウム　　②　フィブリノーゲン　　③　トロンビン
④　血ぺい　　　　　　　　⑤　低温　　　　　　　　⑥　フィブリン
⑦　ヘパリン　　　　　　　⑧　プロトロンビン

2 次の文章A，Bを読んで，下の問い（問1〜3）に答えよ。

A　生体内で働く触媒を酵素といい，これによって生体内における代謝が最小限のエネルギーで行われている。無機触媒は温度依存的に反応速度を上昇させるが，酵素が関与する反応速度は30〜40℃付近で最大となり，一般に約60℃以上になると，酵素の主成分であるタンパク質が熱変性を起こすため，急激に低下する。また，酵素は特定の範囲のpHで作用する。多くの酵素の最適pHはpH6〜8であるが，中には強酸性を最適pHとするものもある。

　酵素が基質と結合する部分を活性部位といい，ここで　19　を形成することで触媒作用を現す。酵素の種類によって結合可能な基質の種類が決まっており，これを　20　と呼ぶ。また，基質と化学構造の似た物質を加えた際，その物質が活性部位に結合することで酵素の働きを抑制することを　21　といい，活性部位以外に結合することで酵素の構造を変化させることを　22　という。

B　一定の濃度の基質ならびに一定量の酵素が存在するときの，時間経過に伴う反応曲線（タンパク質分解量）を太線で示す。この時，他の条件を変えずに酵素の量だけを2倍にした時の反応曲線は　23　となり，基質の量だけを2倍にした時の反応曲線は　24　となる。また，酵素と基質の量は変えずに，そこに阻害物質を加えた場合の反応曲線は　25　となる。

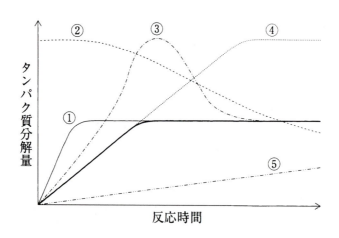

明海大学（歯）29年度 (36)

問1　Aの文章中の ┃19┃ ～ ┃22┃ に入る適切な語を，次の①～⑨のうちか
ら，それぞれ1つずつ選べ。

① 競争的阻害　② 反応生成物　③ 補酵素

④ 触媒　⑤ 非競争的阻害　⑥ 立体構造

⑦ 基質特異性　⑧ 酵素基質複合体　⑨ 最適温度

問2　Bの文章中の ┃23┃ ～ ┃25┃ に入る適切なグラフを，図中の①～⑤の
うちから，それぞれ1つずつ選べ。

問3　代表的な消化酵素を以下に示す。┃26┃ ～ ┃30┃ に入る適切な語を，
次の①～⓪のうちから，それぞれ1つずつ選べ。また，┃31┃ ～ ┃33┃ に
入る適切な数値を，解答欄にマークせよ。ただし，同じ数字の解答欄には，同
じ答えが入るものとする。

部位	酵素名	作用	最適 pH
口腔	┃26┃	┃29┃ をブドウ糖やマルトース，オリゴ糖に分解する	pH ┃31┃
胃	┃27┃	┃30┃ をペプチドに分解する	pH ┃32┃
膵臓	┃28┃	┃30┃ をペプチドに分解する	pH ┃33┃

① トリプシン　② リパーゼ　③ マルターゼ

④ アミラーゼ　⑤ ラクターゼ　⑥ ペプシン

⑦ デンプン　⑧ ガラクトース　⑨ スクロース

⓪ タンパク質

3 次の文章A，Bを読んで，下の問い（問1，2）に答えよ。

A 1865年，| 34 |によって遺伝の法則性が発表され，また，1900年にコレンス，チェルマク，ド・フリースによってその法則性の重要性が再認識され，遺伝は両親から受け継ぐ因子によって生じる現象であると考えられるようになった。1909年，ヨハンセンによりこの因子が「gene（遺伝子）」と名付けられるとともに，genotype（遺伝子型），phenotype（表現型）といった言葉も提唱され，利用されるようになった。

その後，| 35 |とエイブリーが肺炎双球菌を用いて，| 36 |とチェイスが| 37 |を用いて研究を行い，遺伝子の本体がDNAであることを突き止め，| 38 |とクリックらの構造解析によって，DNAが二重らせん構造であることが判明した。さらに，| 39 |とスタールが窒素同位体（N^{15}）を用いた実験を行い，DNAの半保存的複製を証明した。

B 真核生物のDNAは，タンパク質である| 40 |に巻き付いてヌクレオソームを形成し，さらに凝集して| 41 |と呼ばれる高次構造を形成している。遺伝子発現の際には，まず，この高次構造が部分的にほどかれ，ほどかれた領域に存在するDNAの転写開始領域である| 42 |に，基本転写因子と| 43 |が結合し，DNAの全情報がRNAに転写される。その後，遺伝情報をもつ| 44 |が，それ以外の領域である| 45 |から切り離されて再結合される| 46 |が起こり，成熟したmRNAが合成される。mRNAは核膜孔から細胞質基質へ移動して| 47 |に付着し，コドンに相補的な| 48 |-アミノ酸と結合する。1つのアミノ酸は，| 49 |と呼ばれる3つの塩基によって指定されるが，| 49 |は4種類の塩基からなる配列なので，その組み合わせは| 50 |通りとなる。

問1　Aの文章中の　34　～　39　に入る適切な語を，次の①～⓪のうちか
　　ら，それぞれ1つずつ選べ。

① グリフィス　　② ビードル　　③ メセルソン

④ ワイズマン　　⑤ ハーシー　　⑥ ティータム

⑦ モーガン　　　⑧ ワトソン　　⑨ メンデル

⓪ バクテリオファージ

問2　Bの文章中の　40　～　50　に入る適切な語を，次の①～✳のうちか
　　ら，それぞれ1つずつ選べ。ただし，同じ数字の解答欄には，同じ答えが入る
　　ものとする。

① イントロン　　　② リボソーム　　　③ プロモーター

④ スプライシング　⑤ エキソン　　　　⑥ RNA ポリメラーゼ

⑦ トリプレット　　⑧ クロマチン繊維　⑨ ヒストン

⓪ tRNA　　　　　⊖ 20　　　　　　　✳ 64

英　語

解答　29年度

A

〔解答〕

1. ②　2. ①　3. ②　4. ②　5. ④
6. ④　7. ④　8. ②　9. ①　10. ②

〔出題者が求めたポイント〕

一致、仮定法、接続詞、副詞、否定、形容詞

1. ② → has
2. ① → had known
3. ② → 不要
4. ② → noisily
5. ④ → either
6. ④ → before
7. ④ → is
8. ② → the latest
9. ① → properly
10. ② → reasonably priced

B

〔解答〕

11. ①　12. ④　13. ⑤　14. ③　15. ⑤
16. ②　17. ③　18. ①　19. ④　20. ②

〔出題者が求めたポイント〕

整序問題(語句)

11. (When Erika was a high school student, she read a book) that changed her ideas about the history (of English.)
12. (The professors at Meikai University are willing to teach their students) how to express their ideas in English.
13. (It) was right under the bed that (the police officer found the key.)
14. (It is windy today, so I) don't know if the train will (come on time.)
15. The lawyers consider Tony innocent because (he had stayed in Paris until that day.)
16. (It is very nice if you can find) books that are worth reading many times.
17. "How many people do you think (will come to the party?") "At least fifty."
18. (John was very happy because he) was given a dictionary by his grandfather.
19. (Kate entered) the building, looking for a place to take (a rest.)
20. (Vincent's knowledge about Japanese culture) is much deeper than mine.

C

〔解答〕

21. ②　22. ①　23. ④　24. ①　25. ③

26. ①　27. ③　28. ④　29. ③　30. ②

〔出題者が求めたポイント〕

単語、熟語

21. autonomous learner「自律的な学習者」
22. inherit A from B「A を B から（遺伝で）受け継ぐ」
23. select ~ at random「~を無作為に選ぶ」
24. It is a pity that ~「~なのは残念だ」
25. non-profit organization「非営利団体」（＝NPO）
　cf. non-government(al) organization「非政府組織」（＝NGO）
26. 電車が1時間遅れた「その結果」授業に遅刻した。
27. 留学したいなら assertive「自己主張できる」ことが必要。
28. 老人は若者の ill manner「不作法」に put up with「我慢する」ことができなかった。
29. generous「気前が良い」ので、しばしばスタッフに食事をおごっている。
30. local currency「現地通貨」

D

〔解答〕

31. ③　32. ④　33. ①　34. ④　35. ④

〔出題者が求めたポイント〕

内容把握

31. 第1段落第2文
32. 第2段落第3~5文
33. 第3段落第2文
34. 第4段落第2文
35. ②は stop A from *doing*「A に~させない」の構文

〔全訳〕

　世界中で、現在、絶滅の危機に瀕している動物種がある。実際、IUCN レッドリストによれば、哺乳類の 25 %、鳥類の 12.5 %、両生類の 33 % が絶滅の危機にある。アジアで絶滅の危機に瀕している有名な3種類の動物を見てみよう。

　シベリアンタイガーは絶滅危惧種の1つであり、その数は激減している。現在では、ロシアの東南部に棲息している 300 ～ 400 匹しか残されていないかもしれないと言われている。絶滅危惧に至った理由は主に2つある。森林伐採と密猟だ。森林伐採、言い換えると、金のために木を切り倒すことのせいで、シベリアンタイガーは棲息地、つまり住む場所を失っている。密猟のせいで、シベリアンタイガーは違法に狩猟され殺されている。その目的は、毛皮や、中国の民間医療用の臓器の獲得である。そうした活動のせいで、シベリアンタイガーの保護はますます困難になってきている。

　次の絶滅危惧種は、ボルネオオランウータンだ。昔はオランウータンの観測北限は中国だったが、現在ではボルネオ島でしか観測できない。オランウータンはアジアに住む唯一の類人猿であり、同じく絶滅危惧種である。

その理由は、森林伐採と密猟による個体数の激減である。インドネシアには貧しい人々が多いので、木を切り倒して売ったり、農地を作ったりしているので、森林伐採につながっている。そのせいで、オランウータンは棲息地と食料源(主に果樹)を失っている。さらに、密猟を行って、オランウータンの赤ちゃんをつかまえ、ペットとして売っている人がいる可能性がある。

最後に、世界中で愛されているジャイアントパンダも絶滅危惧種である。その理由は棲息地の深刻な破壊であり、これは現代的開発によるものだ。森林伐採のせいで、ジャイアントパンダは主な食料源である竹を失っている。さらに、ジャイアントパンダは繁殖するのが大変難しいので、赤ちゃんは毎年ほとんど生まれない。現在、ジャイアントパンダを守る野生動物保護地区がいくつかあり、ジャイアントパンダの数を増やす保護努力も多数なされている。

この地球上にいる多様な野生動物を守る努力をすることが大切だ。動物が一度絶滅危惧種になると、数を増やすのは難しい。地球市民として、我々は人間以外の動物種を守る努力をする必要がある。

E
〔解答〕
36.⑤　37.③　38.①　39.④　40.②
〔出題者が求めたポイント〕
空所補充
未使用選択肢の訳は
⑥ VR によって、トラック運転者が運転前にルートを練習することが可能になる。
〔全訳〕
ゲーマーたちが盛り上がっている。Oculus Rift や HTC Vive などのバーチャルリアリティー(VR)機器が今年、続々と発売されているからだ。つまり、VR、そして、この新たな技術がゲーム業界をどう変えるかが、多くの注目を集めることになる。予測によれば、ゲーマーたちが最初の VR 利用者になるが、VR が単なるゲーム以上の現実世界での用途がある。

36⑤VR 装置は、医師や救急隊員の訓練のシミュレーションにも使える。「ゴム人形を突きまわして、患者の心臓の位置を探して手術しようとするくらいなら、VR や複合現実感のあるアプリでバーチャルな道具を両手で使わない理由はありません」と Karl Woolley がジャーナリストたちに電話インタビューで答えた。さらに Woolley は、外科専門医が外国の医師に VR を使ってどうやって助言できるかを説明した。将来、VR は外科医が機械を使って遠隔手術するのを可能にする重要な要素となる可能性がある。つまり、専門家が外国で手術できるようになるのだ。

外科医の訓練に加えて、VR アプリは若い学生たちがバーチャルな位置関係でデジタルな物体とふれあうことを可能にすることになる。37③実体験学習に関しては多くのことが可能である。学生たちが、既に存在しないもの(例:恐竜)やアクセスがきかないもの(例:外国)を学

生たちがより良く経験することを可能にするのだ。「教育や健康に関する空間で多くの可能性を見出しています」と Richard Gallagher(デジタル会社 Engine Digital 創設者、チーフ・クリエイティブ・オフィサー)はジャーナリストたちに E メールで答えた。

38①VR は遠隔地学習も改善している。たとえば、2014 年にブリティッシュ・コロンビア大学のある教授は、VR 装置を使ってバーチャルな教室に出席している学生たちに遠隔講義を行うことができた。教授は教室にいる必要はもはやないが、学生たちの VR ヘッドセット上には出現できる。これによって、教授が多くの異なる国々で同時に講義することは可能になる。

39④旅行業界も VR を使い始めており、観光の場所や体験を消費者たちに宣伝し始めている。テーマパークも VR テクノロジーの使い方に目をつけている。3月に Six Flags 社は VR ジェットコースター計画を発表した。客がアトラクションに乗っている間、VR 装置をつけているのだ。VR によって、ジェットコースターで体験できることが増える(シミュレーションされた爆発、モンスターの攻撃、宇宙人が近くを飛ぶ、など)。

VR は設計士や建築士の役にも立っている。40②VR は、まだ作られていないものや、現在存在していないものを、彼らがはっきり目で見ることを可能にする。たとえば、建築士は建築設計の内部を調査して、その規模を把握できるし、内部調査中に設計士が変更点を見つけることもでき、こういった改善点を書き留めて、既存の計画に加えることができる。したがって、VR 技術の未来は非常に明るく見えている。VR 技術の進歩と共に、VR 技術がゲームだけでなく数多くの業界に影響を与えているのを目にするようになるだろう。

数　学

解　答　29年度

I
〔解答〕

(1) 1: ②
(2) 2,3: ④⑨
(3) 4: ⑤
(4) 5,6,7: ②④③
(5) 8: ①
(6) 9,10: ④③
(7) 11,12: ⑥③
(8) 13,14: ①⑦
(9) 15,16,17: ⑤⑧①

〔出題者が求めたポイント〕

(1) 式の計算
　展開し，計算する。
　$(a-b)(a+b)=a^2-b^2$ を利用するとよい。
(2) 平方根の計算
　$(a-b)(a+b)=a^2-b^2$ を利用して，分母を有理化する。
(3) 不等式
　$|x| \leq a \Leftrightarrow -a \leq x \leq a$
　2次不等式も解き，共通範囲を求める。
(4) 2次関数
　$y=f(x)$ とすると，$f(x)$ を平方完成させる。
　$f(x)=a(x-p)^2+q$ となったとすると，
　$f(1)=-3$, $f(2)=-c-6$, $p=a+b-c$
(5) 論理
　素因数分解して，公約数を求めておく。
　2つの条件 p, q において，$p \Rightarrow q$ が真のとき，q は p であるための必要条件，p は q であるための十分条件という。また，$q \Rightarrow p$ も真のとき，p は q であるための必要十分条件という。
(6) 集合
　504を素因数分解して，m をすべてあげる。
(7) 場合の数
　千の位の数が a 通りだとすると，残り5つの数字を百，十，一の位を並べる。$_5P_3$(通り)
　よって，$a \cdot _5P_3$(通り)
(8) 2次関数，2次方程式
　重解は(ア)で，$D=0$
　(ア)を $f(x)=0$ とすると，$f(x)$ を平方完成させ
　$f(x)=(x-p)^2+q$ になったとすると，
　① $D>0$　② $-2<p<0$
　③ $f(-2)>0$, $f(0)>0$
(9) 統計
　第1四分位数 Q_1, 第3四分位数 Q_3, 中央値 m のとき，箱ひげ図は，

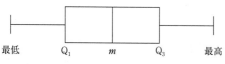

になっている。

〔解答のプロセス〕

(1) $\{(2x+y)-2z\}\{(2x+y)+2z\}-4(x^2+xy-z^2)$
　$=(2x+y)^2-(2z)^2-4x^2-4xy+4z^2$
　$=4x^2+4xy+y^2-4z^2-4x^2-4xy+4z^2=y^2$ ……②

(2) $a=\dfrac{(\sqrt{6}-\sqrt{2})(\sqrt{6}-\sqrt{2})}{(\sqrt{6}+\sqrt{2})(\sqrt{6}-\sqrt{2})}=\dfrac{8-4\sqrt{3}}{4}=2-\sqrt{3}$
　$b=\dfrac{(\sqrt{6}+\sqrt{2})(\sqrt{6}+\sqrt{2})}{(\sqrt{6}-\sqrt{2})(\sqrt{6}+\sqrt{2})}=\dfrac{8+4\sqrt{3}}{4}=2+\sqrt{3}$
　$a+b=2-\sqrt{3}+2+\sqrt{3}=4$ ……④
　$ab=(2-\sqrt{3})(2+\sqrt{3})=4-3=1$
　$a^2-a+b^2-b-1=(a+b)^2-2ab-(a+b)-1$
　$=4^2-2 \cdot 1-4-1=9$ ……⑨

(3) $|x-1| \leq 3$ より　$-3 \leq x-1 \leq 3$
　よって，$-2 \leq x \leq 4$ ……(ア)
　$x^2+6x-27 \leq 0$ より　$(x+9)(x-3) \leq 0$
　よって，$-9 \leq x \leq 3$ ……(イ)
　(ア)(イ)より，$-2 \leq x \leq 3$ ……⑤

(4) $y=a(x^2-6x)+3a+b-c$
　$=a(x-3)^2-6a+b-c$
　$a-6a+3a+b-c=-3$ より
　$-2a+b-c=-3$
　$4a-12a+3a+b-c=-c-6$ より
　$-5a+b=-6$
　$a+b-c=3$
　従って，$a=2$, $b=4$, $c=3$ ……②④③

(5) $32=2^5$, $80=2^4 \times 5$, $8=2^3$
　32と80の公約数 $\Rightarrow$ 8の約数(偽)　16がある。
　8の約数 $\Rightarrow$ 32と80の公約数(真)
　32と80の公約数は8の約数であるための必要条件であるが，十分条件ではない。……①

(6) $504=2^3 \times 3^2 \times 7$, Aの要素 a は 2×3 の約数。
　従って，$(1+1)(1+1)=4$(個) ……④

a	1	2	3	6
a^2	1	4	9	36
m	504	126	56	14

m の最小の整数 n は，$n=14$　従って
$\sqrt{36}=6$ ……③

(7) 千の位は0を除き5通り，$5 \times 5 \times 4 \times 3=300$
　　　　　　　　　　　　　　　　　　　　……⑥
　3000以下は千の位は1, 2の2通り
　$2 \times 5 \times 4 \times 3=120$ ……⑧

(8) $D=(-2a+4)^2-4(2a^2-2)=-4a^2-16a+24$
　$-4a^2-16a+24=0$ より　$a^2+4a-6=0$
　従って，$a=-2 \pm \sqrt{10}$ ……①
　$-4a^2-16a+24>0$ より　$a^2+4a-6<0$
　よって，$-2-\sqrt{10}<a<-2+\sqrt{10}$ ……(ア)
　$x^2-2(a-2)x+2a^2-2=(x-a+2)^2+a^2+4a-6$
　$-2<a-2<0$ より　$0<a<2$ ……(イ)
　$f(0)=2a^2-2=2(a-1)(a+1)$
　$2(a-1)(a+1)>0$ より　$a<-1$, $1<a$
　$f(-2)=4+4a-8+2a^2-2=2(a+3)(a-1)$

$2(a+3)(a-1)>0$ より $a<-3$, $1<a$
よって, $f(0)>0$ $f(-2)>$ なるときは,
$a<-3$, $1<a$ ……(ウ)
(ア)(イ)(ウ)の共通範囲より $1<a<-2+\sqrt{10}$ ……⑦

(9) 第1四分位数 $Q_1=38$, 第3四分位数 $Q_3=71$
従って, $Q_3-Q_1=71-38=33$ ……⑤
データBの範囲は, $96-32=64$ ……⑧
データAは64〜88の間に100個のデータがあるので,
データAの方が多い。……①

II
〔解答〕
(1) 18 ⑨ (2) 19 ⑦ (3) 20 ⑤ (4) 21 ⓪

〔出題者が求めたポイント〕
確率
(1)は3, (2)は4, (3)は5, (4)は6試目までの各試合の勝者をあげて, 確率を求める。

〔解答のプロセス〕
(1)
試合	1	2	3
勝者	A	A	A

$\dfrac{2}{3}\times\dfrac{2}{3}\times\dfrac{2}{3}=\dfrac{8}{27}$ ……⑨

(2)
試合	1	2	3	4
勝者	B	A	A	A

$\dfrac{1}{3}\times\dfrac{2}{3}\times\dfrac{2}{3}\times\dfrac{2}{3}=\dfrac{8}{81}$ ⑦

(3)
試合	1	2	3	4	5
勝者	A	B	A	A	A
	B	B	A	A	A
	A	A	B	B	B
	B	A	B	B	B

$\dfrac{2}{3}\cdot\dfrac{1}{3}\left(\dfrac{2}{3}\right)^3+\left(\dfrac{1}{3}\right)^2\left(\dfrac{2}{3}\right)^3+\left(\dfrac{2}{3}\right)^2\left(\dfrac{1}{3}\right)^3+\dfrac{1}{3}\cdot\dfrac{2}{3}\left(\dfrac{1}{3}\right)^3$

$=\dfrac{16+8+4+2}{243}=\dfrac{30}{243}=\dfrac{10}{81}$ ……⑤

(4)
試合	1	2	3	4	5	6
勝者	A	A	B	A	A	A
	A	B	B	A	A	A
	B	A	B	A	A	A

$\left(\dfrac{2}{3}\right)^2\dfrac{1}{3}\left(\dfrac{2}{3}\right)^3+\dfrac{2}{3}\left(\dfrac{1}{3}\right)^2\left(\dfrac{2}{3}\right)^3+\dfrac{1}{3}\dfrac{2}{3}\dfrac{1}{3}\left(\dfrac{2}{3}\right)^3$

$=\dfrac{32+16+16}{729}=\dfrac{64}{729}$ ……⓪

III
〔解答〕
(1) 22 ③ 23 ⑥ (2) 24 ⑦ 25 ⑥

〔出題者が求めたポイント〕
三角形の性質

(1) $\angle DCI = \angle BCI$ より
$DI:IB = CD:CB$
Gが重心なので, $DG:GB = 1:2$

(2) メネラウスの定理
$\dfrac{DC}{CE}\dfrac{EF}{FI}\dfrac{IG}{GD}=1$
$\triangle ABC$の面積をSとすると,
$\triangle DBC$, $\triangle DIC$, $\triangle EIC$,
$\triangle EFC$の順に面積を求める
$\triangle EFC$の面積
$=\dfrac{EF}{EI}\dfrac{EC}{DC}\dfrac{DI}{DB}\dfrac{DC}{AC}S$

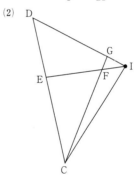

〔解答のプロセス〕
(1) $\angle DCI = \angle BCI$ より
$DI:IB = 9:12 = 3:4$ ……③
Gが重心だから $DG:GB = 1:2$
$DB = x$とすると,
$DI = \dfrac{3}{7}x$, $DG = \dfrac{1}{3}x$
$GI = \dfrac{3}{7}x - \dfrac{1}{3}x = \dfrac{2}{21}x$
$DG:GI = \dfrac{1}{3}x : \dfrac{2}{21}x = 7:2$ ……⑥

(2)

$\dfrac{DC}{CE}\cdot\dfrac{EF}{FI}\cdot\dfrac{IG}{GD}=1$ より
$\dfrac{3}{2}\cdot\dfrac{EF}{FI}\cdot\dfrac{2}{7}=1$
よって, $\dfrac{EF}{FI}=\dfrac{7}{3}$
従って, $EF:FI = 7:3$ ……⑦
$\triangle ABC$の面積
$\dfrac{1}{2}18\cdot12\sin150°=54$
$\triangle DBC$の面積は, $\dfrac{9}{18}54=27$
$\triangle DIC$の面積は, $\dfrac{9}{21}27=\dfrac{81}{7}$
$\triangle EIC$の面積は, $\dfrac{6}{9}\dfrac{81}{7}=\dfrac{54}{7}$
$\triangle EFC$の面積は, $\dfrac{7}{10}\dfrac{54}{7}=\dfrac{27}{5}$ ……⑥

物 理

解答 29年度

1

〔解答〕

〔Ⅰ〕 (1) $\boxed{1}$ ② $\boxed{2}$ ⓪ $\boxed{3}$ ✳ $\boxed{4}$ ②

(2) $\boxed{5}$ ② $\boxed{6}$ ⑤ $\boxed{7}$ − $\boxed{8}$ ①

〔Ⅱ〕 (3) $\boxed{9}$ ① $\boxed{10}$ ⑧ $\boxed{11}$ − $\boxed{12}$ ① $\boxed{13}$ ⑧

$\boxed{14}$ ⓪ $\boxed{15}$ − $\boxed{16}$ ②

〔Ⅲ〕 (4) $\boxed{17}$ ④ (5) $\boxed{18}$ ⑦

〔出題者が求めたポイント〕

物体の運動と力のつり合い，ばね，重心，円すい振り子の基本問題

〔解答のプロセス〕

(1) $k = \dfrac{F}{x} = \dfrac{10}{0.050} = 2.0 \times 10^2 \, \text{N/m}$

(2) $U = \dfrac{1}{2} kx^2 = \dfrac{1}{2} \times 2.0 \times 10^2 \times (0.050)^2 = 2.5 \times 10^{-1} \text{J}$

(3) 針金の全質量を $5m$ とする。

x 軸上にある $0.60m$ の針金の重心 $x = 0.30m$ の位置に質量 $3m$ があり，y 軸上にある $0.40m$ の針金の重心 $y = 0.20m$ の位置に質量 $2m$ があると考えることができる。これらの重心の重心が L 字型の物体の重心 G である。

$$\therefore \quad x_{\text{G}} = \frac{2m \times 0 + 3m \times 0.30}{2m + 3m} = 1.8 \times 10^{-1} \, (m)$$

$$y_{\text{G}} = \frac{2m \times 0.20 + 3m \times 0}{2m + 3m} = 8.0 \times 10^{-2} \, (m)$$

(4) 遠心力 F として，小球に働く力のつりあいは，張力 T を用いて

鉛直方向 $T\cos\theta = mg$，水平方向 $T\sin\theta = F$

$\therefore \quad F = mg\tan\theta$

向心力は遠心力と大きさが等しい。

回転半径 r は $\quad r = l\sin\theta$

小球の運動方程式 $\quad m\dfrac{v^2}{r} = mg\tan\theta$

$\therefore \quad v = \sqrt{gr\tan\theta}$

$$T = \frac{2\pi r}{v} = 2\pi\sqrt{\frac{l\cos\theta}{g}}$$

2

〔解答〕

〔Ⅰ〕 (1) $\boxed{19}$ ② $\boxed{20}$ ④ (2) $\boxed{21}$ ③ $\boxed{22}$ ⑥

(3) $\boxed{23}$ ① $\boxed{24}$ ⑤ (4) $\boxed{25}$ ③ $\boxed{26}$ ⑥

〔Ⅱ〕 (5) $\boxed{27}$ ② $\boxed{28}$ ⓪ $\boxed{29}$ ✳ $\boxed{30}$ ⑧

(6) $\boxed{31}$ ⑦ $\boxed{32}$ ⑦ $\boxed{33}$ − $\boxed{34}$ ①

(7) $\boxed{35}$ ⑧ $\boxed{36}$ ⑦ $\boxed{37}$ − $\boxed{38}$ ①

〔出題者が求めたポイント〕

波の性質，縦波，屈折率の基本知識

〔解答のプロセス〕

(4) 縦波の右向きは，横波では y 軸正方向だから波を

少し進めて，y 軸正方向に変位する $y = 0$ の点を選ぶ。

(5) $v = \dfrac{c}{n} = \dfrac{3.0 \times 10^8}{1.5} = 2.0 \times 10^8 \, (\text{m/s})$

(6) $\dfrac{1}{n} = \dfrac{1}{1.3} = 0.769 \quad 7.7 \times 10^{-1}$ 倍

(7) $\dfrac{1.3}{1.5} = 0.866 \quad 8.7 \times 10^{-1}$

3

〔解答〕

〔Ⅰ〕 (1) $\boxed{39}$ ③ $\boxed{40}$ ② $\boxed{41}$ ✳ $\boxed{42}$ ①

(2) $\boxed{43}$ ⑥ $\boxed{44}$ ⑤ $\boxed{45}$ ✳ $\boxed{46}$ ②

$\boxed{47}$ ① $\boxed{48}$ ③ $\boxed{49}$ ✳ $\boxed{50}$ ①

〔Ⅱ〕 (3) $\boxed{51}$ ③ $\boxed{52}$ ⑦ $\boxed{53}$ ⑥

(4) $\boxed{54}$ ⑦

〔出題者が求めたポイント〕

状態方程式と状態変化，放射線と原子核
熱・気体・原子に関する基本問題

〔解答のプロセス〕

(1) $e = \dfrac{\text{外へした仕事}}{\text{吸収した熱量}} = \dfrac{90 \times 10^3}{7.0 \times 4.0 \times 10^4} = 0.321$

$3.2 \times 10^1 \, (\%)$

(2) 断熱膨張において熱力学第1法則は

$\Delta U = Q - W = -W = -6.5 \times 10^2 \, (\text{J})$

単原子分子であるから $\Delta U = \dfrac{3}{2} nR\Delta T$ を用いて

$$-6.5 \times 10^2 = \frac{3}{2} \times 4.0 \times 8.3 \times \Delta T$$

$\therefore \quad \Delta T = -13.052$

(3) 1 回の α 崩壊で質量数は -4，原子番号は -2，1 回のベータ崩壊で質量数は不変，原子番号は $+1$ である。質量 226 から 4 の倍数で減るので，鉛の同位体の質量で適するのは，206。α 崩壊を x 回，β 崩壊を y 回くり返したとして $226 - 4x = 206$，$88 - 2x + y = 82$ が成り立つので

$x = 5$，$y = 4$

(4) 半減期の式を用いて

$$5.0 \times 10^{-3} = 4.0 \times 10^{-2} \times \left(\frac{1}{2}\right)^{\frac{t}{1.6 \times 10^3}}$$

$\therefore \quad t = 4.8 \times 10^3$ 年

4

〔解答〕

〔Ⅰ〕 (1) $\boxed{55}$ ② (2) $\boxed{56}$ ② $\boxed{57}$ ①

〔Ⅱ〕 (3) $\boxed{58}$ ⑦ $\boxed{59}$ ⓪ $\boxed{60}$ − $\boxed{61}$ ①

(4) $\boxed{62}$ ④ $\boxed{63}$ ⓪ $\boxed{64}$ ⓪ $\boxed{65}$ ①

(5) $\boxed{66}$ ③ $\boxed{67}$ ⓪ $\boxed{68}$ ⓪ $\boxed{69}$ ①

(6) $\boxed{70}$ ④ $\boxed{71}$ ⑧ $\boxed{72}$ ⓪ $\boxed{73}$ ⓪

[出題者が求めたポイント]
電流と直流回路・電磁誘導
コイルの性質，直流回路

[解答のプロセス]
(1) レンツの法則よりコイルに電流は流れない。
(2) 充分時間が経過すれば，コイルは導線として考えてよい。
　　R_1 には $I = \dfrac{V}{R_1}$ が流れ，R_2 には流れない。
(3)，(4)，(5)，(6)

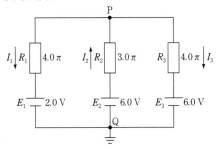

R_1，R_2，R_3 に流れる電流を I_1，I_2，I_3 として仮に上図のように電流が流れると考えると
$$I_2 = I_1 + I_3 \quad \cdots\cdots ①$$
キルヒホッフの法則より
回路左半分を考えると Q 点からの起電力の和は
$$6.0 - 3.0I_2 - 4.0I_1 - 2.0 = 0 \quad \cdots\cdots ②$$
同様に回路外周について考えると
$$6.0 + 4.0I_3 - 4.0I_1 - 2.0 = 0 \quad \cdots\cdots ③$$
①②③について連立方程式をとくと
　　$I_1 = 0.7$ (A)　…(3)答
　　$I_2 = 0.4$ (A)　…(4)答
　　$I_3 = -0.3$ (A)．(向きが上向きに流れる)
　　　　大きさは 0.3 A　…(5)答
P 点の電位は，
Q 点を 0 V として，E_2 と R_2 を通る経路を考えると，
　　$0 + 6.0 - 3.0 \times 0.4 = 4.8$ (V)　…(6)答

化 学

解答　29年度

1

〔解答〕
①① ②③ ③③ ④①

〔出題者が求めたポイント〕
非共有電子対，極性，電子配置，原子の構成

〔解答のプロセス〕
問1.

分子	構造式	非共有電子対
H₂O	H:Ö:H	2対
CO₂	:Ö::C::Ö:	4対
NH₃	H:N:H / H	1対
HF	H:F:	3対
CCl₄	:Cl:C:Cl: / :Cl: :Cl:	12対

よって，非共有電子対をもたないものは0個である。

問2. 原子配列の対称性が大きいと，結合の極性による正電荷と負電荷の重心が一致し無極性分子となるが，原子配列の対称性が小さいと，結合の極性による正電荷と負電荷の重心が一致せず極性分子となる。
H₂Oは折れ線形なので，極性分子である。
CO₂は結合に電荷のかたよりがあるが，分子全体としてそれらが打ち消しあうため，無極性分子である。
NH₃は三角すい形なので，極性分子である。
HFは原子配列が左右非対称なので極性分子である。
CH₄はCO₂と同様に，結合に電荷のかたよりがあるが，分子全体としてそれらが打ち消しあうため，無極性分子である。よって，無極性分子は2つある。

問3. イオンの電子配列は原子番号が最も近い希ガス元素と同じである。S²⁻と等しい電子の数をもつものはアルゴンと同じ電子配置をもつイオンなので，Ca²⁺とCl⁻の2つである。

問4. 質量数とは陽子の数と中性子の数の和である。
（質量数）＝（陽子の数）＋（中性子の数）なので，原子Xの中性子の数は(m－n)個である。イオンになっても中性子の数は変わらないのでX⁻の中性子の数も(m－n)個である。また，電子の数は原子Xの原子番号がnなのでX⁻の電子の数は(n＋1)個である。よって，X⁻の中性子の数と電子の数の和は(m－n)＋(n＋1)＝m＋1となる。

2

〔解答〕
⑤⑤⑥⑧　⑥①③⑥⑦⑧⑨　⑦①　⑧③④⑧⑨　⑨⑥
⑩②④⑦⑧　⑪①②⑥

〔出題者が求めたポイント〕
分子の構造式，炎色反応，銅と酸の反応，塩の液性，ヨ

ードホルム反応

〔解答のプロセス〕
問5. ①塩化水素 H－Cl　②フッ化水素 H－F　③水素分子 H－H　④窒素分子 N≡N　⑤酸素分子 O=O
⑥二酸化炭素 O=C=O　⑦エタン H₃C－CH₃　⑧エチレン H₂C=CH₂　⑨アセチレン HC≡CH
よって，二重結合をもつのは⑤，⑥，⑧である。

問6. 炎色反応は，アルカリ金属やアルカリ土類金属，銅などの金属や塩を炎の中に入れると各金属元素特有の色を示す反応である。炎色反応を示すものは① Li⁺（赤），③ Na⁺（黄），⑥ K⁺（紫），⑦ Ca²⁺（橙），⑧ Sr²⁺（紅），⑨ Cu²⁺（緑）

問7. 銅に濃硝酸を加えると，二酸化窒素NO₂が発生する。
Cu ＋ 4HNO₃ → Cu(NO₃)₂ ＋ 2H₂O ＋ 2NO₂
また，銅に希硝酸を加えると，一酸化窒素NOが発生する。
3Cu ＋ 8HNO₃ → 3Cu(NO₃)₂ ＋ 4H₂O ＋ 2NO

問8. ① Na₂CO₃ は NaOH(強塩基)と H₂CO₃(弱酸)の塩なので，液性は塩基性を示す。
② NaCl は，NaOH(強塩基)と HCl(強酸)の塩なので，液性は中性を示す。
③ KHSO₄ は KOH(強塩基)と H₂SO₄(強酸)から生じる酸性塩であり，残っている酸の H⁺ が電離して酸性を示す。
④ (NH₄)₂SO₄ は，NH₃(弱塩基)と H₂SO₄(強酸)の塩なので，液性は酸性を示す。
⑤ Na₂SO₄ は，NaOH(強塩基)と H₂SO₄(強酸)の塩なので，液性は中性を示す。
⑥ NaNO₃ は，NaOH(強塩基)と HNO₃(強酸)の塩なので，液性は中性を示す。
⑦ KNO₃ は，KOH(強塩基)と HNO₃(強酸)の塩なので，液性は中性を示す。
⑧ NH₄Cl は，NH₃(弱塩基)と HCl(強酸)の塩なので，酸性を示す。
⑨ HCl は，酸性を示す。
よって，酸性を示すものは③，④，⑧，⑨である。

問9. 銀鏡反応を示す構造はアルデヒド基 RCHO をもっている。ヨードホルム反応を示す構造は CH₃－CH(OH)－R または，CH₃－CO－R をもっている。（ただし，R は H か C が直接結合している）
銀鏡反応を示す化合物 …③⑥⑦
ヨードホルム反応を示す化合物 …①⑥⑧
よって，銀鏡反応とヨードホルム反応のどちらも示す化合物は⑥である。

問10. 一般に，次のような場合に幾何異性体が存在する。

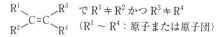

で R¹≠R² かつ R³≠R⁴
(R¹〜R⁴：原子または原子団)

同じ側に大きい原子や原子団があるものをシス型，対

角線の側にあるものをトランス型という。

よって，幾何異性体が存在する化合物は②，④，⑦，⑧である。

② マレイン酸

$$\underset{HOOC}{\overset{H}{}}C=C\underset{COOH}{\overset{H}{}}$$

④ フマル酸

$$\underset{HOOC}{\overset{H}{}}C=C\underset{H}{\overset{COOH}{}}$$

⑦ トランス-2-ブテン

$$\underset{H}{\overset{H_3C}{}}C=C\underset{CH_3}{\overset{H}{}}$$

⑧ シス-2-ブテン

$$\underset{H}{\overset{H_3C}{}}C=C\underset{H}{\overset{CH_3}{}}$$

問11. 酸化数が変化する反応は，酸化還元反応である。また，単体が化合物に変化する反応は，必ず酸化数の変化を伴うので，酸化還元反応である。よって，酸化還元反応であるものは①，②，⑥である。

3

〔解答〕

⑫① ⑬② ⑭⑧ ⑮⑧ ⑯⑦ ⑰② ⑱③ ⑲⑤
⑳② ㉑⑥

〔出題者が求めたポイント〕

体心立方格子

〔解答のプロセス〕

⑫～⑭ 体心立方格子では，立方体の対角線に沿って原子が接触している。単位格子の一辺の長さを a，原子半径を r とすると，$4r = \sqrt{3}a$　$r = \dfrac{\sqrt{3}}{4}a$ より，

$$\frac{1.7 \times 2.9 \times 10^{-8}}{4} = 1.23 \cdots \times 10^{-8} = 1.2 \times 10^{-8} \text{ (cm)}$$

⑮～⑱ 体心立方格子は1つの単位格子に原子が2個分含まれるので，一原子当たりの質量は，

$$7.1 \times (2.9 \times 10^{-8})^3 \times \frac{1}{2} = 8.65 \cdots \times 10^{-23}$$
$$= 8.7 \times 10^{-23} \text{ (g)}$$

⑲，⑳ 原子量は（一原子当たりの質量）×（アボガドロ定数）より，

$$(8.65 \times 10^{-23}) \times 6.0 \times 10^{23} = 51.9 \fallingdotseq 52$$

㉑ 体心立方格子の配位数（1つの原子に接している原子の数）は8である。

4

〔解答〕

㉒解なし ㉓③ ㉔① ㉕② ㉖⑤

〔出題者が求めたポイント〕

コロイド

〔解答のプロセス〕

㉒ (a)の現象を問題文通りに読むと，解答は浸透となるが選択肢に浸透がない。設問の説明が不充分なのか，

あるいは，選択肢の設定もれかと思われる。

㉓ (b)の現象は電気泳動である。コロイド溶液に2本の電極を入れ，直流電圧をかけると正や負の電荷を帯びたコロイド粒子は，同符号ではなく異符号の電極に移動する（電気泳動）。

コロイド粒子の電荷・大きさ・形状などを知るのに有効。

㉔ (c)の現象はチンダル現象である。コロイド溶液に強い光をあてると，光の通路が輝いて見える現象である。

㉕ (d)の現象はブラウン運動である。水溶液中のコロイド粒子が不規則に運動することをブラウン運動という。これは熱運動している水[分散媒]の分子がコロイド粒子に不規則に衝突するために起こる。

㉖ (e)の現象は凝析である。疎水コロイドは，水和しにくいコロイドなので少量の電解質を加えるとコロイド粒子が沈殿する現象である。

5

〔解答〕

㉗② ㉘① ㉙① ㉚① ㉛② ㉜① ㉝② ㉞⑤
㉟③ ㊱⑤ ㊲② ㊳① ㊴⑧ ㊵⓪ ㊶② ㊷⑧
㊸⑥ ㊹⑤ ㊺⑧ ㊻② ㊼② ㊽① ㊾① ㊿⑦
51① 52② 53③

〔出題者が求めたポイント〕

酸化還元反応

〔解答のプロセス〕

㉗～㉜

(A) $H_2O_2 + 2H^+ + 2e^- \longrightarrow 2H_2O$ …(i)
$2I^- \longrightarrow I_2 + 2e^-$ …(ii)
(i)式+(ii)から，e^- を消すと
$2I^- + H_2O_2 + 2H^+ \longrightarrow I_2 + 2H_2O$
問題文より，両辺に，$2K^+$，SO_4^{2-} を加えて，
$2KI + H_2O_2 + H_2SO_4 \longrightarrow I_2 + 2H_2O + K_2SO_4$

㉝～㉟

(B) $MnO_4^- + 8H^+ + 5e^- \longrightarrow Mn^{2+} + 4H_2O$ …(iii)
$H_2O_2 \longrightarrow O_2 + 2H^+ + 2e^-$ …(iv)
(iii)式×2+(iv)×5から，e^- を消すと
$2MnO_4^- + 5H_2O_2 + 6H^+ \longrightarrow Mn^{2+} + 5O_2 + 8H_2O$
問題文より，両辺に，$2K^+$，$3SO_4^{2-}$ を加えて，
$2KMnO_4 + 5H_2O_2 + 3H_2SO_4$
$\qquad \longrightarrow 5O_2 + 2MnSO_4 + K_2SO_4 + 8H_2O$

㊵～㊻

(C) $MnO_4^- + 8H^+ + 5e^- \longrightarrow Mn^{2+} + 4H_2O$ …(v)
$2I^- \longrightarrow I_2 + 2e^-$ …(vi)
(v)式×2+(vi)×5から，e^- を消すと
$2MnO_4^- + 10I^- + 16H^+ \longrightarrow 5Mn^{2+} + 5I_2 + 8H_2O$
問題文より，両辺に，$12K^+$，$8SO_4^{2-}$ を加えて，
$10KI + 2KMnO_4^+ + 8H_2SO_4$
$\qquad \longrightarrow 6K_2SO_4 + 5I_2 + 8H_2O + 2MnSO_4$

㊼，㊽

$K\underline{I} \longrightarrow \underline{I}_2 (-1 \longrightarrow 0)$

明海大学(歯) 29年度 (47)

49~52

$$KMnO_4 \longrightarrow \underline{Mn}SO_4 (+7 \longrightarrow +2)$$

53

H_2O_2 は酸化剤として用いられるが，$KMnO_4$ のように強力な酸化剤に合うと，H_2O_2 は還元剤として働く。

酸化剤：$H_2O_2 + 2H^+ + 2e^- \longrightarrow 2H_2O$

還元剤：$H_2O_2 \longrightarrow O_2 + 2H^+ + 2e^-$

6

〔解答〕

54③ 55② 56④ 57⑤ 58⑧ 59⑦ 60① 61⑥
62⑨

〔出題者が求めたポイント〕

アゾ染料の合成

〔解答のプロセス〕

54, 55

ベンゼン $\xrightarrow[\text{触媒 Fe}]{Cl_2}$ クロロベンゼン(Cl) $\xrightarrow[\text{高温・高圧}]{NaOHaq}$ ナトリウムフェノキシド(ONa)

56, 57

ベンゼン $\xrightarrow[\text{加熱}]{\text{濃 } H_2SO_4}$ ベンゼンスルホン酸(SO_3H) $\xrightarrow[\text{中和}]{NaOHaq}$ ベンゼンスルホン酸ナトリウム(SO_3Na)

58~62

ベンゼン $\xrightarrow[\text{ニトロ化}]{HNO_3, H_2SO_4}$ ニトロベンゼン(NO_2) $\xrightarrow{Sn, HCl}$ アニリン塩酸塩(NH_3Cl)

$\xrightarrow{NaOHaq}$ アニリン(NH_2) $\xrightarrow[\text{氷冷下}]{NaNO_2, HCl}$ 塩化ベンゼンジアゾニウム(N_2Cl)

ナトリウムフェノキシド(ONa) + 塩化ベンゼンジアゾニウム(N_2Cl)

$\xrightarrow[\text{氷冷下}]{\text{カップリング}}$ $\langle{}\rangle$-N=N-$\langle{}\rangle$-OH

P-フェニルアゾフェノール

生　物

解答

29年度

1

〔解答〕

問1　①4　②6　③2　④5　⑤2
　　　⑥1

問2　⑦④　⑧③　⑨②　⑩①

問3　⑪⑧　⑫③　⑬②　⑭⑥
　　　⑮④　⑯①　⑰⑦　⑱⑤

〔出題者が求めたポイント〕

血液成分に関する基本的な問題である。

問1　血液は，液体成分の血しょうと血球とからなる。体重の約1/13が血液になるので，体重が60 kgのヒトであれば，60×1/13=4.62 kgとなる。血液の比重を1.0 kg/Lとすると，4.62 Lとなる。このうち約55%が血しょう成分であるので，4.62×55/100=2.54 Lとなる。有形成分は，4.62－2.54=2.08 Lとなる。

問2　哺乳類の赤血球は，造血幹細胞から作られる過程で，核やミトコンドリアが失われる。白血球は，リンパ球や顆粒球，単球などの免疫細胞を指す。

問3　血しょうは，9割が水であり，次にアルブミンやフィブリノーゲンなどのタンパク質を多く含む。血液凝固反応は，多くの血液凝固因子が関与する連鎖的な酵素反応である。最終的に，フィブリンが形成され，血球をからめとって血餅を作る。連鎖反応である血液凝固を阻害する方法は，数多く知られる。肝臓で合成されるヘパリンはトロンビンの生成を阻害する。またヒルのだ液に含まれるヒルジンはトロンビンの作用を阻害する。

2

〔解答〕

問1　⑲⑧　⑳⑦　㉑①　㉒⑤

問2　㉓①　㉔④　㉕⑤

問3　㉖④　㉗⑥　㉘①　㉙⑦
　　　㉚⓪　㉛7　㉜2　㉝8

〔出題者が求めたポイント〕

酵素の一般的性質，代表的な消化酵素の性質を問う基本的な知識問題である。

問1　酵素の主成分はタンパク質であり，固有の立体構造をとる。酵素タンパク質には，基質が結合する活性部位がある。基質と酵素の活性部位の形は，鍵と鍵穴の関係に例えられ，活性部位にピッタリと結合する基質だけが反応する。基質に似た物質（阻害剤）があると，活性部位に結合し，基質の結合を阻害する。基質と阻害剤が活性部位を取り合うことになるので，この阻害を競争的阻害という。また，酵素タンパク質には，それとは別に阻害物質の結合部位をもつものがあり，この部位に阻害物質が特異的に結合すると，酵素反応が阻害される。この阻害を競争的阻害に対して非競争的阻害という。

問2　基質濃度が十分に高いときには，酵素の量が2倍になれば，反応速度は2倍になる（グラフの①）。グラフは横軸が時間，縦軸がタンパク質分解量であるので，グラフの傾きが速度になる。基質の量だけを2倍にした場合は，反応速度は変わらないので，反応が平衡状態になるまでに要する時間が2倍になる（グラフの④）。阻害剤を加えれば反応速度は低下する。傾きから判断して反応速度が低下しているのはグラフの⑤だけになる。

問3　アミラーゼ，ペプシン，トリプシンは，どれも代表的な消化酵素である。それぞれの基質特異性，最適pHなどは整理して覚えておきたい。各酵素の最適pHは，各酵素が働く環境のpHに適応している。

3

〔解答〕

問1　㉞⑨　㉟①　㊱⑤　㊲⓪
　　　㊳⑧　㊴③

問2　㊵⑨　㊶⑧　㊷③　㊸③
　　　㊹⑤　㊺①　㊻④　㊼②
　　　㊽⓪　㊾⑦　㊿＊

〔出題者が求めたポイント〕

遺伝子の研究史と遺伝子の発現に関する基本的な問題である。

問1　メンデルは，エンドウ豆の交配実験の結果を説明するために，遺伝子（遺伝因子）という概念を持ち出し，遺伝の法則を発表した。問題文には出てこないが，メンデルの法則の再発見の数年後には，サットンが染色体説を提唱した。彼は，バッタを用いた減数分裂の観察から，染色体の挙動がメンデルの遺伝子の分配と一致することに気が付き，遺伝子が染色体上にあることを推定した。グリフィスは，肺炎双球菌を用いて形質転換という現象を発見した。形質転換を引き起こす原因物質を明らかにしたのがエイブリーである。ハーシーとチェイスは，T₂ファージを用いて遺伝子の本体がDNAであることを明確に示した。

問2　核内にある染色体は，凝縮してクロマチン繊維と呼ばれる構造をとっている。転写は，プロモーターにRNAポリメラーゼが結合することで始まる。真核生物のDNAは，遺伝情報を持つエキソンと持たないイントロンがランダムに並んでいる。転写はイントロン部分を含んだmRNA前駆体として合成されるが，その後，イントロン部分を切り出し，エキソンだけをつなぎ合わせる。この過程をスプライシングという。スプライシングにおいて，切り出してつなぎ合わせるエキソンの組合せを変えることで，1つの遺伝子から複数のタンパク質が合成される。これを選択的スプライシングという。3つの塩基の並びをトリプレットという。mRNAのトリプレットをコドンといい，この

コドンに対応する tRNA のトリプレットをアンチコドンという。コドンは，4×4×4＝64 あり，UAA，UAG，UGA の終止コドンを除いた 61 のコドンがアミノ酸を指定する。

平成28年度

問 題 と 解 答

平成28年度

英 語

問題　　28年度

A.　各文（1.～10.）の下線部①～④には，不適切な表現が一つあります。それを
選び，番号で答えなさい。

1.　Dental check-ups are important for your orally health.
　　　①　　　　　　②　　　　　③　　　④ 　　　　　　　　1

2.　Mayumi has been studying Chinese since she has started college.
　　　　　　①　　　　　　　　②　　　③　　　④ 　　　2

3.　Unless you don't hurry up, I'm afraid you might miss the last train.
　　　　　　①　　　　　　②　　　　　　③　④ 　　　3

4.　These letters written on the panel are too small to read, aren't these?
　　　①　　　　　②　　　　　　　　③　　　④ 　　　4

5.　I had my English composition correct by Professor West last week.
　　　①　　　　　　　　②　③　　　　　　④ 　　　5

6.　The parcel from my parents had already arrived in my mailbox while I sleep.
　　　　　　　　　　　①　　　②　　　③　④
　　　　　　　　　　　　　　　　　　　　　　　　　　6

7.　If anything should go wrong with the machine, turning off the switch at once.
　　　①　　②　　　　　　　　　③　　　　④
　　　　　　　　　　　　　　　　　　　　　　　　　　7

8.　I know that Erick has a lot of informations about the fishing grounds in our city.
　　　　　　　　①②　③　　　　　④
　　　　　　　　　　　　　　　　　　　　　　　　　　8

9.　Albert Einstein said, "The more I learn, the most I realize how much I
　　　　　　　　　　①　　　　　②　　　③
　　don't know."
　　　④ 　　　　　　　　　　　　　　　　　9

10.　Allison's new house is close to the public library, where has plenty of books on
　　　　　　　　　①　　　　　　　②　　③
　　local history.
　　　④ 　　　　　　　　　　　　　　　10

B. 各文（11.～20.）について，日本語の内容に合うように，①～⑤の語句を並べ
かえ空所を補いなさい。解答は（ 11 ）～（ 20 ）に入れる語句の番号のみ
を答えなさい。ただし，文頭に使用すべき語も小文字で示してあります。

11. スティーブンの新しいコンピュータには，彼が最近発明した機器が取り付けら
れている。 11

Steven's new computer is equipped （　　　）（　　　）（　　　）（ 11 ）
（　　　）.

① a device　　② with　　③ recently invented　　④ he　　⑤ that

12. ボブがベルギーへ行くと聞いたので，私は彼にチョコレートを買ってくるよう
頼んだ。 12

I （　　　）（　　　）（ 12 ）（　　　）（　　　） as I heard that he was going to
go to Belgium.

① Bob　　② buy　　③ asked　　④ some chocolate　　⑤ to

13. 美術館から盗まれたのはこの絵だ。 13

（　　　）（　　　）（　　　）（ 13 ）（　　　） from the museum.

① that　　② this picture　　③ is　　④ was stolen　　⑤ it

14. 僕らの数学の先生があの有名な問題を解いたというのは本当ですか？ 14

（　　　）（　　　）（ 14 ）（　　　）（　　　） has solved the famous problem?

① it　　② our math teacher　　③ is　　④ that　　⑤ true

15. 今日は学園祭の日だが，インフルエンザのせいで生徒の全員は参加できなかっ
た。 15

Although we had our school festival today, （ 15 ）（　　　）（　　　）（　　　）
（　　　） because of the flu.

① the students　　② not　　③ attend　　④ were able to　　⑤ all

明海大学（歯）28 年度 (3)

16. ジャックは，自分が調子が良くない時でも，いつも周りの人を笑顔にしている。

16

Jack always (　　　)(　　　)(　　　)(　　　)(16) even when he does not feel great himself.

① smile　② around　③ people　④ makes　⑤ him

17. 両親が海外で働いていた間，カレンが妹たちの世話をしていた。

17

While her parents were working abroad, Karen (　　　)(　　　)(　　　)(17)(　　　).

① her younger sisters　② take　③ of　④ used to　⑤ care

18. 驚くべきことに，その野球選手はボールを見ないで捕球した。

18

Surprisingly, (　　　)(　　　)(　　　)(　　　)(18) it.

① caught　② seeing　③ the ball　④ without

⑤ the baseball player

19. 今日は雨が降っているので，バスが時間通りに来るかどうかわからない。

19

Because it is raining today, I'm (　　　)(　　　)(19)(　　　)(　　　) come on time.

① not　② will　③ sure　④ the bus　⑤ if

20. この赤いジャケットは好きじゃないな。その銀のボタンがついた青いのを見せてくれませんか？

20

I don't like this red jacket. Could you (　　　)(　　　)(　　　)(20)(　　　)?

① silver buttons　② me　③ show　④ the blue one　⑤ with

C. 各文（21.～30.）を読み，（   ）に入る最も適切な語句を①～④から一つ選びなさい。

21. We must cut down carbon dioxide (   ) to prevent global warming.　　21
　　① means　　② apologies　　③ emissions　　④ weapons

22. They finally made up their (   ) to study abroad.　　22
　　① brains　　② hearts　　③ thoughts　　④ minds

23. Naoto is (   ) absent from class because he is very serious about his studies.
　　　　23
　　① seldom　　② always　　③ completely　　④ extremely

24. If you keep (   ) your good work, you will be able to realize your dream.
　　　　24
　　① off　　② up　　③ on　　④ back

25. If you (   ) up with a good idea, please let me know.　　25
　　① get　　② make　　③ break　　④ come

26. It (   ) out that my old classmate from elementary school had become a successful businessperson.　　26
　　① turned　　② yelled　　③ missed　　④ called

27. It doesn't matter (   ) or not you have an experience as a salesperson.
　　　　27
　　① because　　② whether　　③ yet　　④ however

28. Meikai University has sent out a great (　　　) of graduates into the world.

28

① number　② quality　③ century　④ value

29. Some people tend to act on (　　　), not on rationality, in case of emergency.

29

① insurance　② increase　③ instinct　④ importance

30. Naomi is (　　) in a volunteer activity to help international students in Japan.

30

① transformed　② identified　③ frightened　④ involved

D．次の英文を読み，下の問い（31.～35.）の答えとして最も適切なものを，①～
④から一つ選びなさい。

Because deaf people cannot hear, they have special ways of communicating. For example, they can learn to understand what someone is saying by looking at the speaker's mouth. This is called lip-reading. Also, speaking is very difficult for the deaf, because they cannot hear their own voices. However, it is possible with special training. But according to many deaf people around the world, the most practical and popular way of communicating is with sign language.

In many ways, sign language is similar to spoken language. The "words" of sign language are made with signs, which are formed by movements of the hands, face, and body. As with words, each sign has a different meaning and can be combined to form sentences. Languages that depend on these signs have their own grammar; they also have special hand signs that stand for alphabets. The signs combine to form a rich language that can express the same thoughts, feelings, and ideas as any spoken language. And just as people from different countries speak different languages, most countries have their own variety of sign language.

In addition to knowing sign language, it is also helpful to know something about how deaf people communicate. Since they rely so much on actions, deaf people are generally not very formal when they "talk", and may touch your arm or shoulder a lot to make sure you know what they are saying. It is not seen as rude among deaf people to lightly touch someone you do not know to get their attention. It is also okay to wave your hands or hit the table or floor for the same purpose. Also, lots of eye contact is necessary.

There are many ways to learn a few signs. Community colleges often teach introductory classes. For self-learners, bookstores and libraries have books for learning sign language. There are also videos on the Internet, with actors demonstrating signs and performing interesting stories and conversations for you to see. With practice, you will soon get the hang of this useful method of communicating!

31. In the first paragraph, the author ...　31

① raises a question that will be answered later.

② introduces the main topic of this passage, sign language.

③ begins the discussion by presenting a conclusion.

④ states an idea that will be tested in what follows.

32. Deaf people ...　32

① are not able to understand what people are saying at all.

② do not get anything from the movement of the speaker's mouth.

③ naturally acquire the ability of speaking, imagining their own voices.

④ consider sign language the most useful and common communication method.

33. Unlike spoken language, sign language ...

 ① mainly expresses emotions.

 ② cannot represent alphabets.

 ③ makes use of visual signals.

 ④ has a global standard.

   33

34. While signing, deaf people ...

 ① seem to behave in a casual manner.

 ② are unlikely to have physical contact with others.

 ③ think touching strangers to get their attention is rude.

 ④ avoid looking into the eyes of the people they sign to.

   34

35. What does the author state about learning sign language?

 ① Self-teaching books are widely available.

 ② Even with practice, it takes a long time.

 ③ Most community colleges offer advanced courses.

 ④ Online materials are generally interactive.

   35

E. 次の英文を読み，36 から 40 に入る文を①～⑥より選びなさい。同じ文を二度以上使ってはいけません。

36 . Some people remember him as the coach for the Oakland Raiders football team — a job he held for 10 years. Some people know that in 2006 he was voted into the Football Hall of Fame. But most people know him as a football commentator on TV, something he has done every Sunday night during the football season for over 25 years. And because he is so famous, John Madden is also in many TV commercials.

37 — in a typical week, he might go to a football game in Philadelphia on Sunday, a party in Detroit on Tuesday, and to film a TV commercial in Los Angeles on Saturday.

Indeed, he is the perfect example of a jet-setter* except for one thing: He never travels by plane!

38 . These people spend millions of dollars every year trying to cure their fear. They go to classes, they see psychologists, and they take medication to help them with their fear. They think that they can't live normal lives if they can't fly.

39 . While he was coaching the Oakland Raiders, he traveled by train. Then he bought a motor home and decided that was the best way to travel. "It's not the fastest way to travel," says Madden, "but it's definitely the most comfortable." He has owned several motor homes over the last few years. The last one he bought is 45 feet long with a living room, office, small kitchen, and 1-1/2 bathrooms. It has three TVs and a full-size refrigerator.

40 . This way he can be on the road 24 hours a day. He says that he is as comfortable in his motor home as a first-class airplane passenger. His fear of flying doesn't seem to get in his way at all. He is a great example for people who are afraid of flying.

*A rich person who travels a lot typically by airplane.

① Madden has been afraid of flying since his mother was involved in an airplane accident

② As a football commentator, John Madden travels about 80,000 miles (130,000 km) during each football season

③ John Madden decided not to try to cure his fear of flying; he decided to work with it

④ Madden travels with several people who drive for him

⑤ John Madden is one of 25 million people in the United States who are afraid of flying

⑥ John Madden is famous among people in the United States for a lot of things

数 学

問題　28年度

1　次の各問いに答えよ。

(1) $\left(x+\dfrac{1}{2}\right)\left(x-\dfrac{1}{2}\right)\left(x^2+\dfrac{1}{2}x+\dfrac{1}{3}\right)$ の展開式における x^2 の項の係数を a とし，

x の項の係数を b とする。このとき，$a+b$ の値を求めよ。　| 1 |

① $\dfrac{7}{24}$ 　② $\dfrac{5}{24}$ 　③ $\dfrac{11}{12}$ 　④ $\dfrac{5}{12}$

⑤ $\dfrac{3}{8}$ 　⑥ $\dfrac{1}{8}$ 　⑦ $-\dfrac{7}{12}$ 　⑧ $-\dfrac{5}{12}$

⑨ $-\dfrac{1}{24}$ 　⓪ $-\dfrac{5}{24}$

(2) 300 以下の自然数の集合を全体集合 U とする。U の 2 つの部分集合

$$A=\{x\,|\,x\in U,\ x\ \text{は 12 の倍数}\},\ B=\{x\,|\,x\in U,\ x\ \text{は 8 の倍数}\}$$

について，集合 $\overline{A}\cap\overline{B}$ の要素の個数を求めよ。ただし，$\overline{A}$，$\overline{B}$ はそれぞれ A，B の補集合を表す。　| 2 |

① 12 個 　② 25 個 　③ 37 個 　④ 74 個

⑤ 123 個 　⑥ 150 個 　⑦ 188 個 　⑧ 250 個

⑨ 275 個 　⓪ 288 個

(3) $(8x+3y)(3x+5y)-4(x-y+1)-7xy$ を因数分解せよ。 　$\boxed{3}$

   ① $(2x+2y+1)(12x+3y-4)$ ② $(2x-2y-1)(12x-3y+4)$

   ③ $(8x+3y+1)(3x+5y-4)$ ④ $(8x+3y-1)(3x+5y+4)$

   ⑤ $(8x+3y+2)(3x+3y-2)$ ⑥ $(6x-3y-2)(4x+3y+2)$

   ⑦ $(6x+3y+2)(4x+5y-2)$ ⑧ $(6x-3y+1)(4x+5y-4)$

   ⑨ $(24x+2y+1)(x+5y-4)$ ⑩ $(24x+3y+2)(x+5y-2)$

(4) 次の空欄（ 　　 ）に入るものを下の選択肢の中から選べ。 　$\boxed{4}$

   m, n を自然数とする。このとき，m と n がともに偶数であることは，
$3mn+3m+n+1$ が奇数であるための（ 　　 ）。

   ① 十分条件であるが，必要条件ではない

   ② 必要条件であるが，十分条件ではない

   ③ 必要十分条件である

   ④ 必要条件でも十分条件でもない

(5) 2次不等式

$$-4x^2+28x-29>0$$

をみたす整数 x の個数を求めよ。 　$\boxed{5}$

   ① 1個   ② 2個   ③ 3個   ④ 4個   ⑤ 5個

   ⑥ 6個   ⑦ 7個   ⑧ 8個   ⑨ 9個   ⑩ 0個

(6) k は定数で，$-9 \leqq k \leqq 2$ とする。方程式

$$\left|\frac{(k+1)x}{4} + k\right| + \left|\frac{kx}{3} + k + 1\right| = 3$$

が $x = -\dfrac{8}{3}$ を解にもつとき，k の値と他の解を求めよ。　　6

① $k = -8$, 他の解は $x = -\dfrac{56}{13}$ 　　② $k = -8$, 他の解は $x = -\dfrac{24}{5}$

③ $k = -8$, 他の解は $x = -\dfrac{32}{13}$ 　　④ $k = -6$, 他の解は $x = -\dfrac{24}{5}$

⑤ $k = -6$, 他の解は $x = -\dfrac{32}{13}$ 　　⑥ $k = -6$, 他の解は $x = -\dfrac{5}{2}$

⑦ $k = -2$, 他の解は $x = -\dfrac{56}{13}$ 　　⑧ $k = -2$, 他の解は $x = -\dfrac{24}{5}$

⑨ $k = -2$, 他の解は $x = -\dfrac{32}{13}$ 　　⓪ $k = -2$, 他の解は $x = -\dfrac{5}{2}$

(7) p, q, r を定数とする。放物線

$$y = px^2 + qx + r \quad \cdots\cdots(\text{ア})$$

が次の2つの条件(a), (b)をみたすとき，$3p + q + 2r$ の値を求めよ。　　7

(a) (ア)は点 $(-4,\ 9)$ を通る。

(b) (ア)を x 軸方向へ 2，y 軸方向へ -3 だけ平行移動した放物線は，2点 $(0,\ 1)$，$(5,\ -8)$ を通る。

① 1　　② 2　　③ 3　　④ 4　　⑤ 5

⑥ -1　　⑦ -2　　⑧ -3　　⑨ -4　　⓪ -5

(8) a, b, c を整数とする。$3(a^2 + b^2) + 5ab$ を 9 で割ると 8 余り，$a + b$ を 9 で割ると 7 余る。このとき，ab を 9 で割ったときの余りを求めよ。　　8

① 1　　② 2　　③ 3　　④ 4　　⑤ 5　　⑥ 6

⑦ 7　　⑧ 8　　⑨ 0

(9) 次のデータは，生徒 8 人に 5 点満点の数学の小テストを行った結果である。

$$3, \ 1, \ 0, \ 4, \ 2, \ 4, \ 2, \ 0 \quad (\text{点})$$

このデータの四分位範囲を求めよ。　9

① 0.5 点　　② 1 点　　③ 1.5 点　　④ 2 点

⑤ 2.5 点　　⑥ 3 点　　⑦ 3.5 点　　⑧ 4 点

⑨ 4.5 点　　⓪ 5 点

(10) 前問(9)におけるデータの標準偏差を求めよ。　10

① 1 点　　② 1.25 点　　③ 1.5 点　　④ 1.75 点

⑤ 2 点　　⑥ 2.25 点　　⑦ 2.5 点　　⑧ 2.75 点

⑨ 3 点　　⓪ 3.25 点

(11) xy 平面上の直線 $x + \sqrt{3}\,y = 0$ と x 軸の正の向きとのなす角を θ とするとき，

$$\left| \frac{3\sin\theta}{2\cos\theta + 1} \right| - \left| \frac{\cos\theta + 1}{3\tan\theta - 1} \right|$$

の値を求めよ。　11

① 2　　　　② 3　　　　③ 4　　　　④ $\sqrt{3}$

⑤ $2\sqrt{3}$　　⑥ $3\sqrt{3}$　　⑦ $1 + \sqrt{3}$　　⑧ $3 - \sqrt{3}$

⑨ $\dfrac{1 + \sqrt{3}}{4}$　　⓪ $\dfrac{3 + 3\sqrt{3}}{4}$

(12) a は定数で, $a \leq \dfrac{1}{4}$ とする。関数

$$f(x) = -2x^2 + x + \dfrac{7}{4} \quad \left(a - \dfrac{1}{2} \leq x \leq a + \dfrac{1}{2}\right)$$

の最小値が $\dfrac{7}{8}$ のとき, a の値を求めよ。 12

① -4 ② -6 ③ -8 ④ $-2\sqrt{2}$

⑤ $-\dfrac{\sqrt{2}}{2}$ ⑥ $\dfrac{1-\sqrt{2}}{2}$ ⑦ $\dfrac{2-\sqrt{2}}{4}$ ⑧ $\dfrac{3-2\sqrt{2}}{4}$

⑨ $\dfrac{3-4\sqrt{2}}{4}$ ⓪ $\dfrac{4-3\sqrt{2}}{4}$

(13) 下の図のように,

$$AB = 2\sqrt{3}, \quad BC = \sqrt{6}, \quad \angle ABC = 90°$$

である直角三角形ABCにおいて, ∠ACBの外角の二等分線と辺ABの延長との交点をDとする。このとき, 線分BDの長さを求めよ。 13

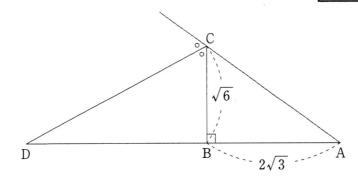

① 3 ② 4 ③ $\sqrt{3}$ ④ $3+\sqrt{3}$

⑤ $6-\sqrt{3}$ ⑥ $2\sqrt{6}$ ⑦ $2+\sqrt{6}$ ⑧ $6-\sqrt{6}$

⑨ $2\sqrt{3}+\sqrt{6}$ ⓪ $4\sqrt{3}-\sqrt{6}$

(14) 3進数の割り算 $1120101_{(3)} \div 1221_{(3)}$ の結果を4進数で表せ。 14

① $21_{(4)}$ ② $32_{(4)}$ ③ $112_{(4)}$ ④ $123_{(4)}$

⑤ $210_{(4)}$ ⑥ $222_{(4)}$ ⑦ $301_{(4)}$ ⑧ $332_{(4)}$

⑨ $1101_{(4)}$ ⓪ $1203_{(4)}$

明海大学（歯）28年度 （15）

2   赤球4個，白球4個，青球2個の合わせて10個の球が入った袋がある。この袋の中からA，B，C，Dの4人がこの順番で1個ずつ球を取り出す。このとき，次の各問いに答えよ。ただし，取り出した球は袋の中に戻さないものとする。

(1) AとBがともに赤球を取り出し，CとDがともに白球を取り出す確率を求めよ。 15

① $\dfrac{1}{10}$ ② $\dfrac{3}{10}$ ③ $\dfrac{1}{15}$ ④ $\dfrac{2}{15}$ ⑤ $\dfrac{1}{20}$

⑥ $\dfrac{3}{20}$ ⑦ $\dfrac{7}{20}$ ⑧ $\dfrac{1}{35}$ ⑨ $\dfrac{2}{35}$ ⓪ $\dfrac{4}{35}$

(2) 4人が取り出した4個の球の色がすべて一致する確率を求めよ。 16

① $\dfrac{1}{35}$ ② $\dfrac{2}{35}$ ③ $\dfrac{1}{70}$ ④ $\dfrac{3}{70}$ ⑤ $\dfrac{1}{105}$

⑥ $\dfrac{8}{105}$ ⑦ $\dfrac{1}{210}$ ⑧ $\dfrac{11}{210}$ ⑨ $\dfrac{11}{420}$ ⓪ $\dfrac{13}{420}$

(3) 4人が取り出した4個の球のうち，赤球の個数と白球の個数が一致する確率を求めよ。 17

① $\dfrac{2}{15}$ ② $\dfrac{4}{15}$ ③ $\dfrac{7}{15}$ ④ $\dfrac{4}{35}$ ⑤ $\dfrac{6}{35}$

⑥ $\dfrac{8}{35}$ ⑦ $\dfrac{4}{105}$ ⑧ $\dfrac{8}{105}$ ⑨ $\dfrac{22}{105}$ ⓪ $\dfrac{26}{105}$

(4) 4人が取り出した4個の球のうち，白球の個数が2個以下である確率を求めよ。 18

① $\dfrac{23}{42}$ ② $\dfrac{37}{42}$ ③ $\dfrac{41}{42}$ ④ $\dfrac{27}{56}$ ⑤ $\dfrac{45}{56}$

⑥ $\dfrac{55}{56}$ ⑦ $\dfrac{25}{108}$ ⑧ $\dfrac{35}{108}$ ⑨ $\dfrac{49}{108}$ ⓪ $\dfrac{91}{108}$

3 下の図のように，1辺の長さが2である立方体 ABCD－EFGH において，辺 AB の中点をPとし，辺 AD を $1:(\sqrt{2}-1)$ に内分する点をQとする。また，線分 EQ の中点をRとし，線分 EP を $3:2$ に内分する点をSとする。次の各問いに答えよ。

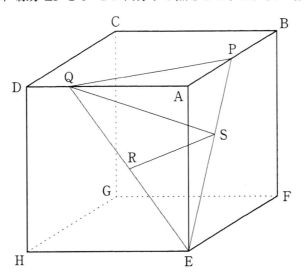

(1) $\cos\angle\text{PEQ}$ の値を求めよ。 19

① $\dfrac{3\sqrt{2}}{5}$　② $\dfrac{2\sqrt{3}}{5}$　③ $\dfrac{\sqrt{7}}{5}$　④ $\dfrac{\sqrt{5}}{10}$

⑤ $\dfrac{3\sqrt{3}}{10}$　⑥ $\dfrac{\sqrt{7}}{10}$　⑦ $\dfrac{\sqrt{15}}{10}$　⑧ $\dfrac{2\sqrt{15}}{15}$

⑨ $\dfrac{2\sqrt{30}}{15}$　⓪ $\dfrac{\sqrt{35}}{15}$

(2) $\sin\angle\text{EPQ}$ の値を求めよ。 20

① $\dfrac{\sqrt{15}}{10}$　② $\dfrac{\sqrt{35}}{10}$　③ $\dfrac{\sqrt{65}}{10}$　④ $\dfrac{\sqrt{15}}{15}$

⑤ $\dfrac{\sqrt{65}}{15}$　⑥ $\dfrac{\sqrt{105}}{15}$　⑦ $\dfrac{\sqrt{210}}{15}$　⑧ $\dfrac{\sqrt{105}}{45}$

⑨ $\dfrac{\sqrt{210}}{45}$　⓪ $\dfrac{\sqrt{385}}{45}$

(3) 線分 RS の長さを求めよ。 21

① $\dfrac{2\sqrt{5}}{5}$ ② $\dfrac{3\sqrt{5}}{5}$ ③ $\dfrac{2\sqrt{10}}{5}$ ④ $\dfrac{\sqrt{10}}{10}$

⑤ $\dfrac{3\sqrt{10}}{10}$ ⑥ $\dfrac{3\sqrt{15}}{10}$ ⑦ $\dfrac{3\sqrt{10}}{20}$ ⑧ $\dfrac{\sqrt{15}}{20}$

⑨ $\dfrac{3\sqrt{30}}{20}$ ⓪ $\dfrac{\sqrt{55}}{20}$

(4) $\triangle$PQS の外接円の半径を R_1 とし，$\triangle$ERS の外接円の半径を R_2 とする。このとき，比 $R_1 : R_2$ を求めよ。 22

① $\sqrt{3} : \sqrt{2}$ ② $\sqrt{5} : \sqrt{2}$ ③ $\sqrt{5} : \sqrt{3}$

④ $\sqrt{6} : \sqrt{5}$ ⑤ $\sqrt{10} : \sqrt{3}$ ⑥ $\sqrt{2} : \sqrt{3}$

⑦ $\sqrt{2} : \sqrt{5}$ ⑧ $\sqrt{3} : \sqrt{5}$ ⑨ $\sqrt{5} : \sqrt{6}$

⓪ $\sqrt{3} : \sqrt{10}$

(5) $\triangle$QRS の面積を求めよ。 23

① $\dfrac{2\sqrt{3}}{5}$ ② $\dfrac{2\sqrt{6}}{5}$ ③ $\dfrac{\sqrt{14}}{10}$ ④ $\dfrac{\sqrt{30}}{10}$

⑤ $\dfrac{9\sqrt{6}}{20}$ ⑥ $\dfrac{3\sqrt{14}}{20}$ ⑦ $\dfrac{\sqrt{30}}{20}$ ⑧ $\dfrac{3\sqrt{14}}{40}$

⑨ $\dfrac{\sqrt{15}}{40}$ ⓪ $\dfrac{3\sqrt{30}}{40}$

物 理

問題　28年度

1　次の［Ⅰ］，［Ⅱ］における各問いに答えよ。ただし，［Ⅰ］の解答欄に記入する数値計算の答えは，3桁目を四捨五入し，2桁の数字で位取りは指数で示せ。例えば，(1)の答えが0.123〔m/s²〕のときは1.2×10^{-1}であるから，マークシートの解答番号の1に①，2に②，3に⊖，4に①をマークする。答えが56.7〔m/s²〕のときは$5.7 \times 10^{+1}$であるから，解答番号の1に⑤，2に⑦，3に✱，4に①をマークする。答えが1.24〔m/s²〕のときは1.2×10^{0}であるから，解答番号の1に①，2に②，3に⓪，4に⓪をマークする。答えが0〔m/s²〕のときは解答番号の1に⓪，2に⓪，3に⓪，4に⓪と，すべての解答番号に⓪をマークする。

［Ⅱ］の解答欄に記入する答えは，各問いの解答番号に対して最も適する答えを一つずつ解答群から選びその番号をマークせよ。

［Ⅰ］

右図のように，軽くてなめらかに回る定滑車と動滑車からなる装置に軽くて伸びない糸をかけ，糸の一端は天井につるし，一端に質量1.0〔kg〕の物体Aをつるし，動滑車に質量1.0〔kg〕の物体Bをつるして静かに手をはなすと，物体Aは下降した。重力加速度を9.8〔m/s²〕として以下の各問いに答えよ。

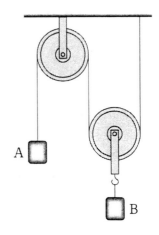

(1)　物体Aの加速度の大きさは

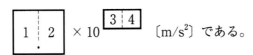　〔m/s²〕である。

(2)　物体Bの加速度の大きさは

　　　$\boxed{5\,.\,6} \times 10^{\boxed{7\,8}}$　〔m/s²〕である。

(3) 糸の張力は

  | 9 | 10 | × 10^(| 11 | 12 |) 〔N〕である。

[Ⅱ]

右図のように，なめらかで水平な平面に鉛直方向と30°をなす向きで質量 m の小球が速さ v で衝突し，鉛直方向と60°をなす向きにはね返った。以下の各問いに答えよ。

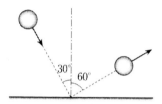

(4) はね返った直後の小球の速さは | 13 | である。

① $\dfrac{1}{3}v$　② $\dfrac{1}{2}v$　③ $\dfrac{\sqrt{2}}{2}v$　④ $\dfrac{\sqrt{2}}{3}v$　⑤ $\dfrac{\sqrt{3}}{3}v$

⑥ v　⑦ $\sqrt{2}\,v$　⑧ $\sqrt{3}\,v$　⑨ $2\sqrt{2}\,v$　⓪ $3\sqrt{2}\,v$

(5) 平面と小球の間の反発係数は | 14 | である。

① $\dfrac{1}{6}$　② $\dfrac{\sqrt{2}}{6}$　③ $\dfrac{\sqrt{3}}{6}$　④ $\dfrac{1}{3}$　⑤ $\dfrac{\sqrt{2}}{3}$

⑥ $\dfrac{\sqrt{3}}{3}$　⑦ $\dfrac{\sqrt{6}}{3}$　⑧ $\dfrac{1}{2}$　⑨ $\dfrac{\sqrt{2}}{2}$　⓪ $\dfrac{\sqrt{3}}{2}$

(6) 小球が面から受けた力積の大きさは | 15 | である。

① $\dfrac{\sqrt{2}}{6}mv$　② $\dfrac{\sqrt{3}}{6}mv$　③ $\dfrac{1}{4}mv$　④ $\dfrac{1}{3}mv$　⑤ $\dfrac{\sqrt{2}}{3}mv$

⑥ $\dfrac{\sqrt{3}}{3}mv$　⑦ $\dfrac{2\sqrt{3}}{3}mv$　⑧ $\dfrac{1}{2}mv$　⑨ $\dfrac{\sqrt{3}}{2}mv$　⓪ $\sqrt{3}\,mv$

2 右図は，波長λの光が媒質Ⅰから媒質Ⅱ へ入射するとき，媒質Ⅱの表面で反射する 光と，媒質Ⅱに屈折して入射したあと媒質 Ⅱの底面で反射する光が重なり合う様子を 表している。AA′，BB′は波面を表し，媒 質Ⅱは両面が平行な厚さdの薄膜で，媒 質Ⅰに対する屈折率をn（$n > 1$）とする。

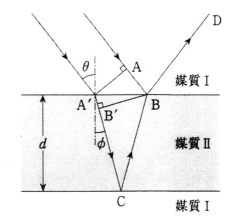

解答欄に記入する答えは，各問いの解答 番号に対して最も適する答えを一つずつ解 答群から選びその番号をマークせよ。また， 各問いの解答では同じ番号をくり返し選ん でもよいこととする。

(1) 媒質Ⅱにおける光の波長は　16　である。

① $n\lambda$　　② $2n\lambda$　　③ $3n\lambda$　　④ $4n\lambda$　　⑤ $5n\lambda$

⑥ $\dfrac{\lambda}{n}$　　⑦ $\dfrac{2\lambda}{n}$　　⑧ $\dfrac{3\lambda}{n}$　　⑨ $\dfrac{4\lambda}{n}$　　⓪ $\dfrac{5\lambda}{n}$

(2) 点B，Cにおける反射光の位相変化は，点Bにおいては　17　，点Cにおいては　18　である。

① 0　　② $\dfrac{\pi}{4}$　　③ $\dfrac{\pi}{3}$　　④ $\dfrac{\pi}{2}$　　⑤ π

(3) 光の経路長 B′C + CB = Δl とすると $\Delta l =$　19　となる。

① $d\sin\theta$　　② $2d\sin\theta$　　③ $d\sin\phi$　　④ $2d\sin\phi$

⑤ $d\sin(\theta + \phi)$　　⑥ $d\cos\theta$　　⑦ $2d\cos\theta$　　⑧ $d\cos\phi$

⑨ $2d\cos\phi$　　⓪ $d\cos(\theta + \phi)$

(4)　A→B→Dと進む光と，A′→B′→C→B→Dと進む光とが干渉し，B→D
で反射光が強め合う条件は $\Delta l =$ ┌ 20 ┐ の場合である。ただし，$m = 0, 1,$
$2, \cdots$ とする。

① $m\lambda$　　　　　　② $nm\lambda$　　　　　③ $\dfrac{1}{n}m\lambda$

④ $\dfrac{2}{n}m\lambda$　　　　⑤ $\dfrac{n}{2}m\lambda$　　　　⑥ $\left(m+\dfrac{1}{2}\right)\lambda$

⑦ $\left(m+\dfrac{1}{2}\right)n\lambda$　　⑧ $\left(m+\dfrac{1}{2}\right)\dfrac{\lambda}{n}$　　⑨ $\left(m+\dfrac{1}{2}\right)\dfrac{n}{\lambda}$

⓪ $\left(m+\dfrac{1}{2}\right)\dfrac{2\lambda}{n}$

3 次の［Ⅰ］，［Ⅱ］における各問いに答えよ。［Ⅰ］の解答欄に記入する数値計算の答えは，1 ［Ⅰ］の解答方法にならって，3桁目を四捨五入し，2桁の数字で位取りは指数で示せ。［Ⅱ］の解答欄に記入する答えは，各問いの解答番号に対して最も適する答えを一つずつ解答群から選びその番号をマークせよ。また，各問いの解答では同じ番号をくり返し選んでもよいこととする。

［Ⅰ］

右図のように，なめらかに動く断面積 0.010 ［m^2］軽いピストンがシリンダー内に設置されている。このシリンダー内に 27℃，1気圧（$1.0×10^5$［Pa］）の単原子分子の理想気体を封入した。このときシリンダーの底からピストンまでの距離は 0.25［m］であり，このシリンダー内の理想気体に 125［J］の熱を加えたところ，ピストンは 0.050 ［m］だけ移動した。ピストンおよびシリンダーは断熱材でつくられていて，ピストンに連結する棒は軽く伸び縮みしないとして，以下の各問いに答えよ。

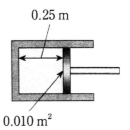

(1) 気体のした仕事は

$\boxed{21\;22} × 10^{\boxed{23\;24}}$ ［J］である。

(2) シリンダー内の気体の温度は

$\boxed{25\;26} × 10^{\boxed{27\;28}}$ ［℃］である。

(3) シリンダー内で増加した気体のエネルギーは

$\boxed{29\;30} × 10^{\boxed{31\;32}}$ ［J］である。

[Ⅱ]

右図のような回路において，鉄しん入りソレノイドの直前に軽いコイルを糸でつるしておく。以下の各問いに答えよ。

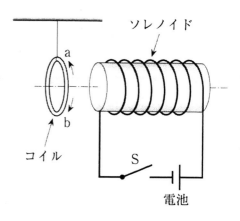

(4) スイッチSを入れた直後，コイルに流れる誘導電流は ３３ の向きに流れ，コイルはソレノイドによって ３４ を受ける。次に，接続されていたスイッチSを切った直後，コイルはソレノイドによって ３５ を受ける。

①　a　　　　②　b　　　　③　引力　　　　④　斥力

(5) コイルの下端を少し切断した。これを同じ位置でつるして用いたとき，スイッチSを入れた直後に下端を少し切断されたコイル状の物体は，電流が ３６ ので ３７ 。

①　aの向きに流れる　　　　②　bの向きに流れる

③　流れない　　　　　　　　④　引力を受ける

⑤　斥力を受ける　　　　　　⑥　静止したまま動かない

4 次の〔Ⅰ〕,〔Ⅱ〕における各問いに答えよ。〔Ⅰ〕,〔Ⅱ〕の解答欄に記入する数値計算の答えは, **1** 〔Ⅰ〕の解答方法にならって, 3桁目を四捨五入し, 2桁の数字で位取りは指数で示せ。

〔Ⅰ〕

　ある長さの100〔V〕用250〔W〕のニクロム線がある。ニクロム線の長さをもとの長さの半分にして, 80〔V〕の電圧を加えた。以下の各問いに答えよ。

(1)　80〔V〕の電圧を加えたニクロム線の抵抗は

$$\boxed{38\,\vdots\,39}\times10^{\boxed{40\,\vdots\,41}}\ \text{〔Ω〕である。}$$

(2)　(1)のとき, 消費される電力は

$$\boxed{42\,\vdots\,43}\times10^{\boxed{44\,\vdots\,45}}\ \text{〔W〕である。}$$

(3)　10分間で発生する熱量は

$$\boxed{46\,\vdots\,47}\times10^{\boxed{48\,\vdots\,49}}\ \text{〔J〕である。}$$

[Ⅱ]

右図に示す回路において，起電力が12〔V〕で内部抵抗が無視できる電池Eがあり，R_1，R_2は電気抵抗値がそれぞれ2.0〔Ω〕，4.0〔Ω〕の抵抗であり，Cは電気容量2.0〔F〕のコンデンサー，Sはスイッチで最初は開いていて，このときコンデンサーには電荷が与えられていないものとする。以下の各問いに答えよ。

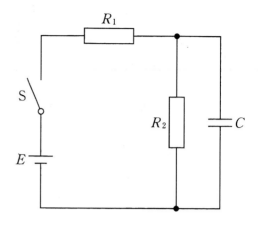

(4) Sを閉じた瞬間にR_1を流れる電流は

$\boxed{6.0} \times 10^{\boxed{00}}$ 〔A〕である。

(5) Sを閉じて十分に時間が経過したとき，R_2に流れる電流は

$\boxed{2.0} \times 10^{\boxed{00}}$ 〔A〕である。

(6) (5)のとき，コンデンサーに蓄えられる電気量は

$\boxed{1.6} \times 10^{\boxed{01}}$ 〔C〕である。

(7) 再びSを開いて十分に時間が経過したとき，コンデンサーに蓄えられている電気量は

$\boxed{0.0} \times 10^{\boxed{00}}$ 〔C〕である。

化 学

問題

28年度

必要があれば原子量は次の値を用いなさい。

H：1.0　　C：12.0　　O：16.0

1 以下の問1～問5に答えなさい。

問1　下の選択肢①～⑥の中から，固体状態で分子結晶になっているものを<u>すべて</u>
<u>選び</u>，その番号を解答欄にマークしなさい。　1

①　ダイヤモンド　　　②　二酸化ケイ素　　　③　塩化カルシウム

④　ナフタレン　　　　⑤　鉄　　　　　　　　⑥　二酸化炭素

問2　下の選択肢①～⑥の中から，下線を引いた物質が還元剤として働いている反
応を<u>すべて選び</u>，その番号を解答欄にマークしなさい。　2

①　$2\underline{F_2} + 2H_2O \longrightarrow 4HF + O_2$

②　$\underline{Zn} + 2HCl \longrightarrow ZnCl_2 + H_2$

③　$Cu + 4\underline{HNO_3} \longrightarrow Cu(NO_3)_2 + 2NO_2 + 2H_2O$

④　$Cu + 2\underline{H_2SO_4} \longrightarrow CuSO_4 + 2H_2O + SO_2$

⑤　$\underline{K_2Cr_2O_7} + 4H_2SO_4 + 3H_2O_2 \longrightarrow Cr_2(SO_4)_3 + K_2SO_4 + 3O_2 + 7H_2O$

⑥　$2HgCl_2 + \underline{SnCl_2} \longrightarrow Hg_2Cl_2 + SnCl_4$

問3　ホウ酸 H_3BO_3 の水に対する溶解度は70℃で20，10℃で5.0である。70℃の
ホウ酸の飽和溶液200 g を 10℃に冷却すると，析出する結晶は a g である。
a に最も近い数字を下の選択肢①～⓪の中から選び，その番号を解答欄に
マークしなさい。　3

①　21　　　　②　22　　　　③　23　　　　④　24　　　　⑤　25

⑥　26　　　　⑦　27　　　　⑧　28　　　　⑨　29　　　　⓪　30

問4　下の選択肢①～⑥の中から，一次電池をすべて選び，その番号を解答欄に
マークしなさい。　4

① アルカリマンガン乾電池　　　② ニッケル水素電池
③ 鉛蓄電池　　　　　　　　　　④ リチウムイオン電池
⑤ 空気亜鉛電池　　　　　　　　⑥ リチウム電池

問5　次の①～⓪の原子またはイオンの中から，中性子と電子の数が等しいものを
すべて選び，その番号を解答欄にマークしなさい。（必要ならば以下の周期表
を用いなさい。）　5

① ^{16}O　　② $^{14}F^-$　　③ ^4He　　④ $^{35}Cl^-$　　⑤ $^{23}Na^+$
⑥ $^7Li^+$　　⑦ ^{40}Ar　　⑧ ^{12}C　　⑨ $^{24}Mg^{2+}$　　⓪ ^1H

周期表							
族　　　1	2	13	14	15	16	17	18
$_1H$							$_2He$
$_3Li$	$_4Be$	$_5B$	$_6C$	$_7N$	$_8O$	$_9F$	$_{10}Ne$
$_{11}Na$	$_{12}Mg$	$_{13}Al$	$_{14}Si$	$_{15}P$	$_{16}S$	$_{17}Cl$	$_{18}Ar$

2 以下の問6～問12に答えなさい。

ある固体物質を融点温度から加熱をはじめ，液体となり，沸点温度の気体となる
までに吸収する熱量 Q は下記の式により算出できる。

$$Q = \boxed{A} \times \boxed{B} / \boxed{C} + \boxed{D} \times \boxed{B} \times (\boxed{E} - \boxed{F}) + \boxed{G} \times \boxed{B} / \boxed{C}$$

（融解に必要な熱量）　（液体の温度上昇に必要な熱量）　（蒸発に必要な熱量）

問6　　　A　　　に該当する用語を問12の下の選択肢①～❊の中から一つ選び，そ
の番号を解答欄にマークしなさい。　6

問7　　　B　　　に該当する用語を問12の下の選択肢①～❊の中から一つ選び，そ
の番号を解答欄にマークしなさい。　7

問8　　　C　　　に該当する用語を問12の下の選択肢①～❊の中から一つ選び，そ
の番号を解答欄にマークしなさい。　8

問9　　　D　　　に該当する用語を問12の下の選択肢①～❊の中から一つ選び，そ
の番号を解答欄にマークしなさい。　9

問10　　　E　　　に該当する用語を問12の下の選択肢①～❊の中から一つ選び，そ
の番号を解答欄にマークしなさい。　10

問11　　　F　　　に該当する用語を問12の下の選択肢①～❊の中から一つ選び，そ
の番号を解答欄にマークしなさい。　11

問12 　G　 に該当する用語を下の選択肢①〜⊛の中から一つ選び，その番号を
解答欄にマークしなさい。　12

問6〜問12に対する選択肢

① 分子量（または原子量）　② 比熱　③ 物質の質量

④ 物質量　⑤ 融点　⑥ 沸点　⑦ 昇華点　⑧ 臨界点

⑨ 蒸発熱　⓪ 融解熱　− 昇華熱　⊛ 反応熱

明海大学（歯）28年度　(30)

3　次の文章はコロイドに関する記述である。以下の問13～問23に答えなさい。

溶媒に溶解しているわけではないが沈殿もせず，微粒子として溶液中に分散している状態をコロイドという。a)コロイドは身近なものの中に数多くみられる。このような溶液に強い光を照射すると光の通路が一様に輝いて見える。この現象を　A　という。溶液状態のコロイドを一般に　B　といい，ゼラチンのように流動性を失ったものを　C　という。このとき分散している粒子を　D　といい，分散させている物質を分散媒という。コロイド溶液を顕微鏡で観察するとb)粒子が不規則に動いているのが見える。これを　E　という。コロイド粒子はろ紙の目は通過するがセロハン膜の微細な穴は通過しない。これを応用したものが，たんぱく質や高分子の精製に用いる　F　である。水和しにくいコロイドは　G　を加えると沈殿する。この現象を　H　という。またコロイド溶液に直流電流をかけると，コロイド粒子はどちらかの極側に移動する。このような現象を　I　という。

問13　A　に該当する用語を問21の下の選択肢①～⊛の中から一つ選び，その番号を解答欄にマークしなさい。　13

問14　B　に該当する用語を問21の下の選択肢①～⊛の中から一つ選び，その番号を解答欄にマークしなさい。　14

問15　C　に該当する用語を問21の下の選択肢①～⊛の中から一つ選び，その番号を解答欄にマークしなさい。　15

問16　D　に該当する用語を問21の下の選択肢①～⊛の中から一つ選び，その番号を解答欄にマークしなさい。　16

問17　E　に該当する用語を問21の下の選択肢①～⊛の中から一つ選び，その番号を解答欄にマークしなさい。　17

問18　F　に該当する用語を問21の下の選択肢①～⊛の中から一つ選び，その番号を解答欄にマークしなさい。　18

問19 　G　 に該当する用語を問21 の下の選択肢①〜❇の中から一つ選び，その番号を解答欄にマークしなさい。 19

問20 　H　 に該当する用語を問21 の下の選択肢①〜❇の中から一つ選び，その番号を解答欄にマークしなさい。 20

問21 　I　 に該当する用語を下の選択肢①〜❇の中から一つ選び，その番号を解答欄にマークしなさい。 21

問13〜問21 に対する選択肢

① 保護コロイド　　② 透析　　③ 凝析

④ 電解質　　⑤ 分散質　　⑥ チンダル現象

⑦ 化学発光　　⑧ ゲル　　⑨ ゾル

⓪ 電気泳動　　⊖ ブラウン運動　　❇ 疎水性コロイド

問22 下線部a) に示す身近なもののうちコロイド現象でないものを下の選択肢①〜❇の中からすべて選び，その番号を解答欄にマークしなさい。 22

① 牛乳　　② 墨汁　　③ 雲

④ 水あめ　　⑤ バター　　⑥ 煙

⑦ マヨネーズ　　⑧ 豆腐　　⑨ 絵具

⓪ アイスクリーム　　⊖ ゼリー　　❇ 食塩水

問23 下線部b) の現象の原因は何か。正しいものを下の選択肢①〜⑤の中から一つ選び，その番号を解答欄にマークしなさい。 23

① コロイド粒子の持つ電荷の反発で動き回る。

② 分散媒分子の熱運動による衝突で動き回る。

③ 顕微鏡で見るときに当てた光のエネルギーで動き回る。

④ コロイド粒子同士がぶつかり合うことで動き回る。

⑤ 反応熱によるエネルギーで動き回る。

4 炭素 C，水素 H のみからなる化合物 A の構造を決定するために，以下の実験 1 ～ 3 を行った。問24 ～問33 に答えなさい。

実験 1 化合物 A のある量を完全燃焼させたところ，二酸化炭素 CO_2 17.6 mg と水 H_2O 7.2 mg が得られた。この結果より化合物 A の組成式は C_xH_y である。

実験 2 化合物 A（揮発性の液体）を内容積 1.00 L の丸底フラスコに入れ，小さな穴を開けたアルミニウム箔でふたをした。これを湯に浸し，内部の液体を完全に蒸発させて空気を全て追い出した後，湯の温度を測ると 87℃ だった。このフラスコを室温に冷やすと，内部の気体が凝縮して底にたまり，この液体の質量を量ると 2.81 g であった。この液体の蒸気圧は無視し，大気圧を 1.00×10^5 Pa，気体定数 $R = 8.31 \times 10^3$ Pa·L/(mol·K) として，この化合物 A の分子量を求めた。その結果，化合物 A の分子量は $\boxed{a \vdots b}$ であった。

実験 3 a) Br₂ 水を加えると Br₂ の色がすぐに消えた。また，この化合物 A をオゾン酸化すると，1 種類のみのアルデヒドが得られた。

問24 実験 1 の操作は何と呼ばれているか。下の選択肢①～⑥の中から一つ選び，その番号を解答欄にマークしなさい。 $\boxed{24}$

① 定性分析　　② 中和滴定　　③ 系統分析　　④ 質量分析

⑤ 元素分析　　⑥ X 線結晶構造解析

問25 実験 2 で用いられた法則は何と呼ばれているか。下の選択肢①～⑨の中から一つ選び，その番号を解答欄にマークしなさい。 $\boxed{25}$

① 化学平衡の法則　　　　　② 質量作用の法則

③ 分圧の法則　　　　　　　④ ヘスの法則

⑤ ファラデーの法則　　　　⑥ ファントホッフの法則

⑦ ヘンリーの法則　　　　　⑧ ボイル・シャルルの法則

⑨ ラウールの法則

問26 組成式のxに該当する数値を下の選択肢①～⓪の中から一つ選び，その番号を解答欄にマークしなさい。 26

①　1　　　　②　2　　　　③　3　　　　④　4　　　　⑤　5
⑥　6　　　　⑦　7　　　　⑧　8　　　　⑨　9　　　　⓪　0

問27 組成式のyに該当する数値を下の選択肢①～⓪の中から一つ選び，その番号を解答欄にマークしなさい。 27

①　1　　　　②　2　　　　③　3　　　　④　4　　　　⑤　5
⑥　6　　　　⑦　7　　　　⑧　8　　　　⑨　9　　　　⓪　0

問28 実験2の分子量を求める式として正しいものを，下の選択肢①～⑥の中から一つ選び，その番号を解答欄にマークしなさい。ただし，M は分子量，m は液体の質量，T は温度，p は大気圧，V はフラスコの内容積，R は気体定数とする。 28

①　$M = \dfrac{pV}{mRT}$　　　　②　$M = \dfrac{mpV}{RT}$　　　　③　$M = \dfrac{pRV}{mT}$

④　$M = \dfrac{mpT}{RV}$　　　　⑤　$M = \dfrac{mRT}{pV}$　　　　⑥　$M = \dfrac{mT}{pRV}$

問29 a に該当する数値を下の選択肢①～⓪の中から一つ選び，その番号を解答欄にマークしなさい。 29

①　1　　　　②　2　　　　③　3　　　　④　4　　　　⑤　5
⑥　6　　　　⑦　7　　　　⑧　8　　　　⑨　9　　　　⓪　0

問30 b に該当する数値を下の選択肢①～⓪の中から一つ選び，その番号を解答欄にマークしなさい。 30

①　1　　　　②　2　　　　③　3　　　　④　4　　　　⑤　5
⑥　6　　　　⑦　7　　　　⑧　8　　　　⑨　9　　　　⓪　0

問31 下線部a)は化合物のどのような構造的特徴を示しているか。下の選択肢①〜⓪の中から二つ選び，その番号を解答欄にマークしなさい。 31

① カルボニル基をもっている。
② 芳香環をもっている。
③ 環状化合物である。
④ 直鎖アルカンである。
⑤ アルケンである。
⑥ エステルである。
⑦ 末端にアセチル基をもっている。
⑧ アルキンである。
⑨ 塩基性物質である。
⓪ 酸性物質である。

問32 実験1〜3の結果から化合物Aの構造を決定した。正しい構造式を下の選択肢①〜⊖の中から一つ選び，その番号を解答欄にマークしなさい。 32

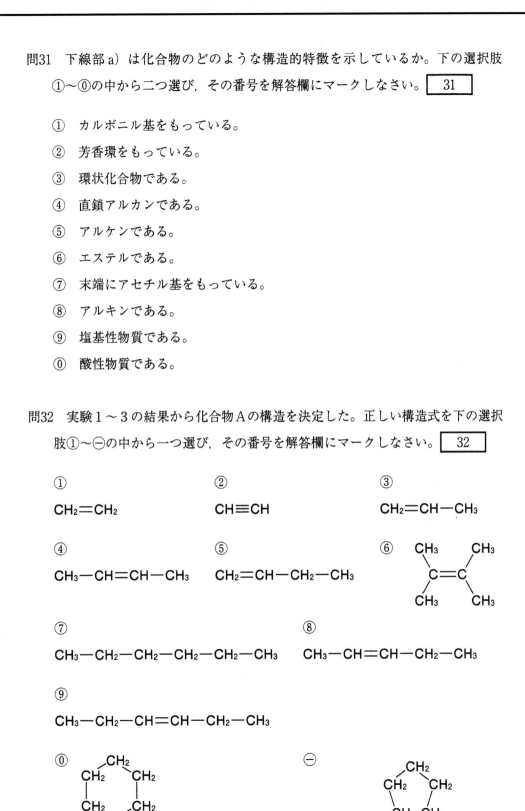

問33　化合物Ａのオゾン酸化で得られた生成物がケトンではなくアルデヒドである
　　ことを確認できる反応はどれか。下の選択肢①〜⑧の中から該当するものをす
　　べて選び，その番号を解答欄にマークしなさい。　33

①　ヨードホルム反応　　　　　　②　銀鏡反応

③　金属ナトリウムとの反応　　　④　フェーリング反応

⑤　ケン化　　　　　　　　　　　⑥　アルコールとの反応

⑦　エステル化　　　　　　　　　⑧　アミンとの反応

明海大学（歯）28 年度 （36）

5 次の核酸に関する文章を読んで，以下の問34 〜問44 に答えなさい。

　生物の細胞には核酸という高分子化合物が存在しており，遺伝情報の中心的な役割を果たしている。核酸には DNA と RNA があり，核酸の単量体を　A　という。　A　は五炭糖（DNA では　B　，RNA では　C　）の，ある1 つのヒドロキシ基が下に示す窒素を含む5 種類の有機塩基，アデニン（A），グアニン（G），シトシン（C），チミン（T），ウラシル（U）のいずれかに置き換わって　D　結合している。また，この糖の別の部分のヒドロキシ基はリン酸と　E　となり，リン酸部分で他の　A　とも　E　になることで核酸を形成する。形成した鎖は有機塩基部分で a)決まった組み合わせで他の有機塩基と　F　結合する。DNA の場合，2 本の核酸が塩基対を形成することにより　G　を形成する。DNA の塩基配列の3 個ずつの組がタンパク質を構成する単位である　H　に対応しており，RNA を通してタンパク質合成に関与することで，タンパク質の　H　の配列を決定する。また，細胞分裂するときは，DNA の　G　がほどけ，それぞれが新たな　A　と対をつくり，2 本の DNA をつくる。RNA はタンパク質の合成時以外は　I　として存在する。

A　　　　G　　　　C　　　　T　　　　U

問34　A　に該当する用語を問42 の下の選択肢①〜⊛の中から一つ選び，その番号を解答欄にマークしなさい。　34

問35　B　に該当する用語を問42 の下の選択肢①〜⊛の中から一つ選び，その番号を解答欄にマークしなさい。　35

問36　C　に該当する用語を問42 の下の選択肢①〜⊛の中から一つ選び，その番号を解答欄にマークしなさい。　36

明海大学(歯) 28 年度 (37)

問37 　D　 に該当する用語を問42の下の選択肢①～❊の中から一つ選び，その番号を解答欄にマークしなさい。　37

問38 　E　 に該当する用語を問42の下の選択肢①～❊の中から一つ選び，その番号を解答欄にマークしなさい。　38

問39 　F　 に該当する用語を問42の下の選択肢①～❊の中から一つ選び，その番号を解答欄にマークしなさい。　39

問40 　G　 に該当する用語を問42の下の選択肢①～❊の中から一つ選び，その番号を解答欄にマークしなさい。　40

問41 　H　 に該当する用語を問42の下の選択肢①～❊の中から一つ選び，その番号を解答欄にマークしなさい。　41

問42 　I　 に該当する用語を下の選択肢①～❊の中から一つ選び，その番号を解答欄にマークしなさい。　42

問34 ～問42 に対する選択肢

① 共有　　　　　② イオン　　　　③ エステル

④ 水素　　　　　⑤ リボース　　　⑥ デオキシリボース

⑦ グルコース　　⑧ アミノ酸　　　⑨ ヌクレオチド

⓪ １本鎖の構造　　− 二重らせん構造　　❊ α-ヘリックス構造

問43 下線部 a) で示した，ある決まった組み合わせとは DNA ではどれか。正しいものを問44の下の選択肢①～⓪の中からすべて選び，その番号を解答欄にマークしなさい。　43

問44 下線部 a) で示した，ある決まった組み合わせとは RNA ではどれか。正しいものを下の選択肢①〜⓪の中からすべて選び，その番号を解答欄にマークしなさい。 44

問43〜問44 に対する選択肢（重複して選択しても良い）

① A−G ② A−C ③ A−T ④ A−U ⑤ G−C
⑥ G−T ⑦ G−U ⑧ C−T ⑨ C−U ⓪ T−U

生　物

問題　　28年度

1　次の文章を読んで，下の問い（問1～4）に答えよ。

　　真核生物における細胞の呼吸は，グルコース・酸素・水からエネルギー物質 ATP を作り出す反応系である。細胞の呼吸は3段階の反応系に分けられる。最初の反応系は，細胞質基質において，グルコースを □1□ に分解する □2□ である。次に，分解産物である □1□ は，ミトコンドリアに取り込まれる。ミトコンドリアは，内外の二重膜から構成されており，内膜は複雑なひだを形成している。このひだ状の内膜を □3□ といい，内膜の内側部分を □4□ と呼ぶ。ミトコンドリアの □4□ に移動した □1□ は，ここで，□5□ へと変化し，次の反応系である □6□ へと入る。この反応系で，□1□ は完全に分解されて，□7□，□8□，□9□ を生じる。□8□ と □9□ は，NADH や FADH$_2$ により，最後の反応系があるミトコンドリアの内膜に運ばれる。□8□ は，内膜に存在する複数のタンパク質複合体の間を次々に受け渡されていく。□8□ の移動に伴って，□9□ は，□4□ から □10□ へ輸送される。すると，□4□ よりも □10□ の方が，□9□ 濃度が高くなる。そのため，□9□ は，濃度勾配に依存して，内膜にある ATP 合成酵素を通って □4□ へと拡散する。この際に，ATP が合成される。□8□ は，最終的に □11□ を還元して □12□ を生じる。この反応系を □13□ という。ミトコンドリアで合成された ATP は，生物のさまざまな生命活動にとって重要である。

　　呼吸によって，グルコース15 g が完全に分解されると，生じる二酸化炭素は，□14□：□15□ g と推定される。ただし，原子量は，C：12，O：16，H：1とする。

問1　文章中の □1□，□5□，□7□～□9□，□11□，□12□ に入る適切な語を，次の①～⑨のうちから，それぞれ1つずつ選べ。ただし，同じ数字の解答欄には，同じ答えが入るものとする。

① CO_2　　　　　　② H^+　　　　　　③ H_2O　　　　④ O_2

⑤ アセチル CoA　⑥ オキサロ酢酸　⑦ コハク酸

⑧ 電子（e^-）　　⑨ ピルビン酸

問2　文章中の　2　，　6　，　13　に入る適切な語を，次の①〜⑥のうちから，それぞれ1つずつ選べ。

① 解糖系　　　② カルビン・ベンソン回路　　③ クエン酸回路
④ 光化学系Ⅰ　⑤ 光化学系Ⅱ　　　　　　　　⑥ 電子伝達系

問3　文章中の　3　，　4　，　10　に入る適切な語を，次の①〜⑥のうちから，それぞれ1つずつ選べ。ただし，同じ数字の解答欄には，同じ答えが入るものとする。

① 外膜と内膜の間の空間　② グラナ　　③ クリステ
④ ストロマ　　　　　　　⑤ チラコイド　⑥ マトリックス

問4　文章中の　14　と　15　に入る適切な数値を，解答欄にマークせよ。ただし，答えが1ケタの場合には，2ケタの解答欄（　14　）には，✱をマークせよ。また，必要ならば，小数第一位を四捨五入せよ。

2 次の文章を読んで，下の問い（問1～3）に答えよ。

　真核生物のDNAは，デオキシリボース，リン酸，塩基から成るヌクレオチドが構成単位になっている。デオキシリボースに含まれる5つの炭素には，1番から5番まで番号がつけられている。塩基は，　16　番の炭素に結合，リン酸は　17　番の炭素に結合している。

　DNAの複製は，細胞周期の　18　期に行われる。まずは，DNAの二重らせん構造の一部がほどかれる。次に，ほどかれた2本のヌクレオチド鎖がそれぞれ鋳型となって，新しいヌクレオチド鎖を複製していく。鋳型となるヌクレオチド鎖の塩基に対して，相補的な塩基をもつヌクレオチドが結合していくことで，新しいヌクレオチド鎖が合成される。ヌクレオチド同士を結合する酵素は，DNA　19　である。この酵素は，デオキシリボースの　20　番の炭素と，隣接するデオキシリボースの　17　番の炭素を，リン酸を介してつなげていく。このように，この酵素は，一方向にだけ，ヌクレオチド鎖を伸長していく。このため，新しく複製されるヌクレオチド鎖には，DNAがほどけていく方向に，連続して合成される　21　鎖と，DNAがほどけていく方向とは逆方向に，不連続に合成される　22　鎖とがある。　22　鎖は，DNA　23　という酵素が，　24　をつなげることによって完成する。

問1　文章中の　16　，　17　，　20　に入る適切な数字を，解答欄にマークせよ。ただし，同じ数字の解答欄には，同じ答えが入るものとする。

問2　文章中の　18　に入る適切な語を，次の①～④のうちから1つ選べ。

　　　① G_1　　② G_2　　③ M　　④ S

問3　文章中の　19　,　21　～　24　に入る適切な語を，次の①～✳の
うちから，それぞれ1つずつ選べ。ただし，同じ数字の解答欄には，同じ答え
が入るものとする。

① イントロン　　② エキソン　　③ 岡崎フラグメント

④ オペロン　　　⑤ スプライシング　　⑥ 制限酵素

⑦ プライマー　　⑧ プロモーター　　⑨ ポリメラーゼ

⓪ ラギング　　　⊝ リガーゼ　　　✳ リーディング

明海大学（歯）28 年度　(43)

3　次の文章を読んで，下の問い（問1）に答えよ。

　　ある被子植物に，異なる形質を支配する，同一の染色体上に位置する2つの遺伝子がある。その遺伝子 A と B は，それぞれ対立遺伝子 a と b に対して優性である。a あるいは b のホモ接合体は劣性形質を示す。この植物の場合，組換えは，雌性配偶子形成，雄性配偶子形成の両方で生じることがわかっている。交配実験の結果，2つの遺伝子間の組換え価は 20％ と推定された。遺伝子 A（または a）と B（または b）に対して，優性対立遺伝子のホモ接合体系統と劣性対立遺伝子のホモ接合体系統を親として F_1 を得た。この F_1 を自家受精して得られた F_2 の表現型の割合の理論値は，$[AB]:[Ab]:[aB]:[ab]=$ | 25 : 26 | : | 27 : 28 | : | 29 : 30 | : | 31 : 32 | となる。

問1　文章中の | 25 | ～ | 32 | に入る適切な数値を，解答欄にマークせよ。
　　ただし，答えが1ケタの場合には，2ケタの解答欄（ | 25 | , | 27 | , | 29 | , | 31 | ）には，✱をマークせよ。

4 次の文章を読んで，下の問い（問1）に答えよ。

　植物や動物は，生態系内で被食・捕食の関係（食物連鎖）を形成している。植物は，光合成によって有機物質を合成する。合成された有機物質には，太陽の光のエネルギーが化学エネルギーに変換されて，貯蔵されている。植物が合成した有機物質と貯蔵されたエネルギーは，生態系内の食物連鎖を通して，植物から摂食した動物へと移動していく。光合成を行う植物を生産者，動物を消費者と呼び，消費者には，一次，二次，三次とさらに分かれる。これを栄養段階という。

　次の表は，ある生態系のエネルギー量（単位は，J/(cm²・年)）を示したものである。生態系に入射した太陽の光エネルギーは，200000 J/(cm²・年) とする。

栄養段階	生産者	一次消費者	二次消費者
総生産量	4000	—	—
呼吸量	1000	200	100
被食量	850	200	50
枯死・死亡量	200	70	20
不消化排出量	—	50	8

　各栄養段階の同化量におけるエネルギー効率を計算すると，生産者は，| 33 ┊ 34 | ％，一次消費者は，| 35 ┊ 36 | ％，二次消費者は，| 37 ┊ 38 | ％となった。また，生産者が生産したエネルギーのうち，二次消費者によって同化されたエネルギー効率は，| 39 ┊ 40 | ％，二次消費者の成長量は，| 41 ┊ 42 | J/(cm²・年)，生産量は，| 43 ┊ 44 | J/(cm²・年)となった。

問1　文章中の| 33 |～| 44 |に入る適切な数値を，解答欄にマークせよ。ただし，答えが1ケタの場合には，2ケタの解答欄（| 33 |，| 35 |，| 37 |，| 39 |，| 41 |，| 43 |）には，✳をマークせよ。また，必要ならば，小数第一位を四捨五入せよ。

英　語

解答　28年度

A

〔解答〕

(1) 4　(2) 3　(3) 1　(4) 4　(5) 2

(6) 4　(7) 3　(8) 3　(9) 2　(10) 2

〔出題者が求めたポイント〕

正誤問題

〔英文の意味と訂正内容〕

1.「歯科検診は口腔の衛生にとって大切である。」
　orally → oral　（名詞を修飾するので形容詞が適切）

2.「まゆみは大学に入った時からずっと中国語を勉強している。」
　has started → started　（since の後の文は過去時制）

3.「あなたは急がないと終電に遅れるかもしれないよ。」
　don't hurry up → hurry up　（unless には「〜しなければ」という否定の意味があるので not 不要）

4.「パネルの上に書かれたそれらの文字は読むには小さすぎませんか？」
　these → they　（付加疑問文の部分の主語は代名詞にする）

5.「私は先週英作文をウェスト先生に直してもらった。」
　correct → corrected　（「(物)を〜してもらう」は have (物) + 過去分詞）

6.「両親からの小包は私が寝ている間にメールボックスに届いていた。」
　sleep → was sleeping　（主節が過去完了なので時制の関係から現在形は不適）

7.「その機械になにか不具合があったら、ただちにスイッチを切ってください。」
　turning off → turn off　（命令形なので動詞を原形に）

8.「私はエリックが町の釣り場の情報をたくさん持っていることを知っている。」
　informations → information　（information は不可算名詞）

9.「アルバート・アインシュタインは『たくさん学べば学ぶほど、どれほど知らないかがよくわかる』と言った。」
　most → more　（「〜すればするほど…だ」は比較級 SV, 比較級 SV の形）

10.「アリスンの新しい家は公共図書館に近いが、その図書館は地域の歴史に関する本をたくさん備えている。」
　where has → which has　（後続の文からみて関係代名詞の主格が適切）

B

〔解答〕

(11) 4　(12) 5　(13) 1　(14) 5　(15) 2

(16) 1　(17) 3　(18) 2　(19) 5　(20) 5

〔出題者が求めたポイント〕

整序英作文

〔完成した英文と解法のヒント〕

11. Steven's new computer is equipped with a device that he recently invented.
　「〜が取り付けられている」be equipped with 〜

12. I asked Bob to buy some chocolate as I heard that he was going to go to Belgium.
　「〜するように頼む」ask (人) to do

13. It is this picture that was stolen from the museum.
　It 〜 that の強調構文

14. Is it true that our math teacher has solved the famous problem ?
　「〜というのは本当ですか」Is it true that 〜

15. Although we had our school festival today, not all the students were able to attend because of the flu.
　「全員は参加できなかった」なので not all という部分否定を使う。

16. Jack always makes people around him smile even when he does not feel great himself.
　「(人)に〜させる」使役動詞 make + (人) + 原形

17. While her parents were working abroad, Karen used to take care of her younger sisters.
　「〜の世話をする」take care of 〜

18. Surprisingly, the baseball player caught the ball without seeing it.
　「〜しないで」without 〜 ing

19. Because it is raining today, I'm not sure if the bus will come on time.
　「〜かどうかわからない」I'm not sure if 〜

20. I don't like this red jacket. Could you show me the blue one with silver buttons ?
　「〜のついた」with 〜

C

〔解答〕

(21) ③　(22) ④　(23) ①　(24) ③　(25) ④

(26) ①　(27) ②　(28) ①　(29) ③　(30) ④

〔出題者が求めたポイント〕

短文の空所補充

〔英文の意味と解法のヒント〕

21.「地球温暖化を防ぐために私たちは二酸化炭素の排出を削減しなければならない。」
　①方法　②謝罪　③排出　④武器

22.「彼らはついに留学することに決めた。」
　make up one's mind：〜することを決意する

23.「直人は非常に真面目に勉強するのでめったに欠席

明海大学（歯）28 年度 （46）

しない。」
　①めったに～ない　②いつも　③完全に　④極度に
24.「良い仕事をやり通したら、夢をかなえることができるでしょう。」
　keep on：やり通す
25.「いいアイディアを思いついたら知らせてください。」
　come up with ～：～を思いつく
26.「私の小学校からの旧友が事業で成功したことがわかった。」
　It turned out that ～：～ということが判明した
27.「あなたに営業の経験があるかどうかは重要ではありません。」
　whether or not：～かどうか
28.「明海大学は世界に多くの卒業生を輩出している。」
　a great number of ～：数多くの
29.「危急の際に理性ではなく本能に基づいて行動しがちな人たちもいる。」
　on instinct：本能のままに
30.「直美は日本にいる海外からの留学生を助けるボランティア活動に関わっている。」
　be involved in ～：～に関係する、～に参加する

D
〔解答〕
(31)　②　(32)　④　(33)　③　(34)　①　(35)　①
〔出題者が求めたポイント〕
長文の内容把握、英問英答式
〔設問と選択肢の意味〕
31. 第1段落で著者は
　① 後で答えることになる質問を提示している。
　② この英文のテーマである手話を紹介している。
　③ 結論を提示することによって議論を始めている。
　④ 後に続くものの中で検証されることになる考えを述べている。
32. 聾（ろう）の人々は
　① 人々が言っていることを全く理解することができない。
　② 話し手の口の動きから何もつかむことはない。
　③ 自分自身の声をまねて、話す能力を自然に獲得する。
　④ 手話をもっとも有益で一般的なコミュニケーション手段だと考えている。
33. 話し言葉と違い、手話は
　① 主に感情を表現する。
　② アルファベットを表わすことはできない。
　③ 目による信号を利用している。
　④ 世界的な標準がある。
34. 手話をしているとき聾（ろう）の人々は
　① くだけた振る舞いをしているように見える。
　② 人と身体的な接触をしそうにない。
　③ 知らない人に注意を引くために触るのは失礼だと

考えている。
　④ 手話をしている相手の目をのぞきこむのを避ける。
35. 手話を学ぶことについて著者は何と述べているか。
　① 自分で学ぶ本が広く出回っている。
　② 練習しても長くかかる。
　③ ほとんどのコミュニティーカレッジは上級コースを設けている。
　④ オンラインの教材は普通は対話式である。
〔全訳〕
　聾（ろう）の人たちは耳が聞こえないので、特別なコミュニケーションの方法を持っている。たとえば、話し手の口を見ることによって、何を言っているのかが理解できる。これは読話と呼ばれる。また、聾（ろう）の人たちは自分の声を聞くことができないので、話すことも難しい。だが特別な訓練でこれも可能である。しかし、世界中の多くの聾（ろう）の人たちによれば、もっとも実用的で一般的なコミュニケーションの方法は手話である。
　手話は多くの点で話し言葉に似ている。手話の「単語」はサインによって作られ、これは手や顔や体の動きによって形成される。単語と同じくそれぞれのサインは異なる意味を持ち、組み合わせてセンテンスを作ることができる。このようなサインを基にしている言語は独自の文法を持っているし、アルファベットを表わす特別な手のサインもまた持っている。サインは組み合わさって、どの話し言葉とも同じくらいの思想や感情や観念を表現することができる豊かな言語となる。そして、異なる国の人たちが異なる言語を話すのとちょうど同じように、ほとんどの国はその国独自の手話を持っている。
　手話を知ることに加え、聾（ろう）の人たちがどのようにコミュニケーションするのかについて知るのもまた有益だろう。聾（ろう）の人たちは体の動きに非常に頼っているために、一般的に言って「しゃべる」ときにあまり格式ばらずに、言っていることを相手がわかっているかどうか確かめるためによく相手の腕や肩に触ったりするかもしれない。相手の注意を引く目的で知らない相手に軽く触ることは、聾（ろう）の人たちの間では失礼なことだとは見なされない。同じ目的のために手を振りまわしたりテーブルや床をたたいたりすることも許される。また、たくさんのアイコンタクトも必要である。
　いくつかサインを学ぶ方法はたくさんある。コミュニティーカレッジはしばしば入門講座を開いている。自分で勉強したい人には、書店や図書館に手話学習のための本がある。またインターネットにはビデオがあがっていて、俳優がサインを見せたり面白い話や会話を演じたりしていて、それを見ることができる。練習すればあなたはすぐにこの役に立つコミュニケーション方法を使えるようになるだろう。

E
〔解答〕
(36)　⑥　(37)　②　(38)　⑤　(39)　③　(40)　④

〔出題者が求めたポイント〕
長文の空所補充
〔選択肢の意味〕
① マッデンは母親が飛行機事故に巻き込まれて以来ずっと飛行機を怖がってきた。
② ジョン・マッデンはフットボールのコメンテーターとしてフットボールの毎シーズン約8万マイル（13万キロ）を旅行する。
③ ジョン・マッデンは彼の飛行機恐怖症を治そうとしないことに決めた。彼はそれと付き合っていこうと決めたのだった。
④ マッデンは彼のために運転をする数人の人たちと旅行する。
⑤ ジョン・マッデンは飛行機を怖がるアメリカの2500万人のうちのひとりである。
⑥ ジョン・マッデンは多くの事でアメリカの人々の間で有名である。
〔全訳〕
（ 36 ）彼のことをオークランドレイダーズフットボールチームのコーチとして覚えている人々もいる。彼は10年間その職にあった。彼が2006年にフットボール殿堂入りに選ばれたことを知っている人々もいる。しかしほとんどの人々は彼をテレビのフットボールコメンテーターとして知っている。彼が25年間、フットボールシーズンの毎週日曜日の夜にやっていることだ。そしてそれほど有名であるがゆえに、ジョン・マッデンはまた、多くのテレビコマーシャルにも出ている。

（ 37 ）だいたいの週、彼は日曜日にフィラデルフィアのフットボールの試合に行き、火曜日にデトロイトのパーティーに出向き、土曜日にロスアンジェルスでテレビコマーシャルを撮影しに行く。実際、彼はひとつのことを除いてジェット族の完璧な例である。ひとつのこととは、彼は決して飛行機で旅をしないということだ！

（ 38 ）このような人々は恐怖心を治そうとして毎年数百万ドルを費やす。彼らは恐怖を克服する助けを求めて教室に通い、精神分析を受け、薬を飲む。彼らは飛行機に乗ることができなければ普通の生活が送れないと考えているのだ。

（ 39 ）オークランドレイダーズのコーチであった間、彼は列車で旅をした。それからモーターホームを買い、それが旅の最適の方法だと決めた。「それは旅の最も速い方法ではない。」とマッデンは言う。「でも間違いなくもっとも快適な方法なんだ。」彼はここ数年の間に何台かのモーターホームを所有した。一番最近彼が買ったのは長さ45フィートで、リビングとオフィスと小さなキッチンと1-1/2のバスルームがある。3台のテレビとフルサイズの冷蔵庫がある。

（ 40 ）彼はこのようにして、1日24時間道路上にいることができる。モーターホームにいるのは飛行機のファーストクラスの乗客と同じくらい快適なのだと彼は言う。飛行機恐怖症は全く彼の邪魔になっていないように思われる。彼は飛行機を怖がる人々の偉大なる例である。

数　学

解答　28年度

明海大学（歯）

1

〔解答〕

1. ⑨　2. ⑧　3. ⑦　4. ③　5. ④　6. ⑤
7. ⑦　8. ④　9. ⑥　10. ③　11. ①
12. ⑧　13. ④　14. ③

〔出題者が求めたポイント〕

(1) 式の計算
展開する。

(2) 集合
$\overline{A} \cap \overline{B} = \overline{A \cup B}$ より 12 の倍数または 8 の倍数の数を求めて，全体から引く。

(3) 式の計算
因数分解する。

(4) 論理
$p \Rightarrow q$ が真のとき，q は p であるための必要条件，p は q であるための十分条件という。
$p \Rightarrow q$ と $q \Rightarrow p$ の真偽を確かめる。

(5) 2 次不等式
2 次不等式を解く。$\sqrt{5} \fallingdotseq 2.236$

(6) 絶対値
$x = -\dfrac{8}{3}$ を代入して，k を求める。
$-\dfrac{5}{2} \leqq x,\ x < -\dfrac{24}{5}$ の場合の解を求める。

(7) 2 次関数
通る点を代入して，p, q, r の関係を導く。
$y = f(x)$ を x 軸方向へ a，y 軸方向へ b だけ平行移動させた関数は，$y = f(x - a) + b$

(8) 式の計算
$a^2 + b^2 = (a + b)^2 - 2ab$
$a + b = 9k + 7$, $ab = 9b + n$ として代入する。
$3(a^2 + b^2) + 5ab = 9p + q$ の形にし，$q = 8$

(9) 統計
データの値を大きい順に並べたとき，4 等分する位置の値を四分位数という。四分位数は，小さい方から順に第 1 四分位数，第 2 四分位数（中央値），第 3 四分位数といい，順に Q_1, Q_2, Q_3 で表す。四分位範囲は，$Q_3 - Q_1$

(10) 統計
データを x_i とする。
平均 $m = E(x) = \dfrac{1}{8} \displaystyle\sum_{i=1}^{8} x_i$
分散 $V(x) = \dfrac{1}{8} \displaystyle\sum_{i=1}^{8} (x_i - m)^2 = \dfrac{1}{8} \sum_{i=1}^{8} x_i{}^2 - m^2$
標準偏差 $\sigma(x) = \sqrt{V(x)}$

(11) 三角比
直線 $y = mx + k$ と x 軸の正の向きとなす角を θ とすると，$\tan\theta = m$。$0 \leqq \theta < \pi$ で考えて，θ を求めて，$\sin\theta$, $\cos\theta$ の値を求め代入する。

(12) 2 次関数
$f(x)$ を平方完成させて，$a \leqq \dfrac{1}{4}$ より $f(x)$ の最小値は
$f\left(a - \dfrac{1}{2}\right)$ か $f\left(a + \dfrac{1}{2}\right)$ か判断する。

(13) 三角比
D から直線 AC に垂線を引きその交点を H とすると，$\triangle DCB \equiv \triangle DCH$ を利用する。
$\tan\angle BAC = \dfrac{BC}{BA} = \dfrac{DH}{AH}$

(14) k 進法
k 進法で，$abcdefg_{(k)}$ は，十進法の数は，
$a \cdot k^6 + b \cdot k^5 + c \cdot k^4 + d \cdot k^3 + e \cdot k^2 + f \cdot k + g$

〔解答のプロセス〕

(1) $\left(x + \dfrac{1}{2}\right)\left(x - \dfrac{1}{2}\right)\left(x^2 + \dfrac{1}{2}x + \dfrac{1}{3}\right)$
$= \left(x^2 - \dfrac{1}{4}\right)\left(x^2 + \dfrac{1}{2}x + \dfrac{1}{3}\right)$
$= x^4 + \dfrac{1}{2}x^3 + \dfrac{1}{12}x^2 - \dfrac{1}{8}x - \dfrac{1}{12}$
$a = \dfrac{1}{12}$, $b = -\dfrac{1}{8}$, $a + b = -\dfrac{1}{24}$　……⑨

(2) $\overline{A} \cap \overline{B} = \overline{A \cup B}$
$300 \div 12 = 25$　，$300 \div 8 = 37 \cdots 4$
12 と 8 の最小公倍数は 24
$300 \div 24 = 12 \cdots 12$
8 または 12 の倍数は，$25 + 37 - 12 = 50$
$\overline{A} \cap \overline{B}$ の個数は，$300 - 50 = 250$　……⑧

(3) $24x^2 + 49xy + 15y^2 - 4x + 4y - 4 - 7xy$
$= 24x^2 + 42xy + 15y^2 - 4x + 4y - 4$
$= 24x^2 + (42y - 4)x + 15y^2 + 4y - 4$
$= 24x^2 + (42y - 4x) + (3y + 2)(5y - 2)$
$= \{6x + (3y + 2)\}\{4x + (5y - 2)\}$
$= 3(2x + y)(4x + 5y) - 4x + 4y - 4$
$= (6x + 3y + 2)(4x + 5y - 2)$　……⑦

(4) m と n が偶数 $\Rightarrow 3mn + 3m + n + 1$ が奇数（真）
$m = 2k$, $n = 2l$ とすると，
$3mn + 3m + n + 1 = 2(6kl + 3k + l) + 1$ で奇数。
$3mn + 3m + n + 1$ が奇数 $\Rightarrow m$ と n が偶数（真）
$3mn + 3m + n + 1 = (3m + 1)(n + 1)$ が奇数
積が奇数なので，$3m + 1$ も $n + 1$ も奇数である。
$3m + 1 = 2(3k) + 1$, $n + 1 = 2l + 1$ とすると，
$m = 2k$, $n = 2l$ となりともに偶数である。
従って，必要十分条件である。　……③

(5) $4x^2 - 28x + 29 < 0$
$\dfrac{7 - 2\sqrt{5}}{2} < x < \dfrac{7 + 2\sqrt{5}}{2}$
$2\sqrt{5} = \sqrt{20}$ より $4 < 2\sqrt{5} < 5$

$$1 = \frac{7-5}{2} < \frac{7-2\sqrt{5}}{2} < x < \frac{7+2\sqrt{5}}{2} < \frac{7+5}{2} = 6$$

整数 x は，2，3，4，5 の 4 個 ……④

(6) $x = -\dfrac{8}{3}$ を代入すると，

$$\frac{1}{3}|k-2| + \frac{1}{9}|k+9| = 3$$

$-9 \leqq k \leqq 2$ より $k-2 \leqq 0$，$k+9 \geqq 0$

$-\dfrac{1}{3}(k-2) + \dfrac{1}{9}(k+9) = 3$ より $k = -6$

$k = -6$ を代入すると，

$$\left| -\frac{5}{4}x - 6 \right| + |-2x - 5| = 3$$

$x < -\dfrac{24}{5}$ のとき，$-\dfrac{5}{4}x - 6 - 2x - 5 = 3$ より

$x = -\dfrac{56}{13}\left(-\dfrac{24}{5} < -\dfrac{56}{13}\ \text{より不適} \right)$

$-\dfrac{24}{5} \leqq x < -\dfrac{5}{2}$ のとき，$x = -\dfrac{8}{3}$ 既知

$-\dfrac{5}{2} \leqq x$ のとき，$\dfrac{5}{4}x + 6 + 2x + 5 = 3$ より

$x = -\dfrac{32}{13}\left(-\dfrac{5}{2} < -\dfrac{32}{13}\ \text{適} \right)$ ……⑤

(7) $(-4,\ 9)$ を通る。$16p - 4q + r = 9$

$r = -16p + 4q + 9$

∴ $y = px^2 + qx - 16p + 4q + 9$

$y = p(x-2)^2 + q(x-2) - 16p + 4q + 6$

$(0,\ 1)$ を通る。$4p - 2q - 16p + 4q + 6 = 1$

よって，$-12p + 2q = -5$

$(5,\ -8)$ を通る。$9p + 3q - 16p + 4q + 6 = -8$

よって，$-p + q = -2$

$p = \dfrac{1}{10}$，$q = -\dfrac{19}{10}$，$r = -\dfrac{2}{10}$

従って，$3p + q + 2r = -2$ ……⑦

(8) $a + b = 9k + 7$，$ab = 9l + n\ (0 \leqq n \leqq 8)$ とする。

$$\begin{aligned}
3(a^2 + b^2) + 5ab &= 3\{(a+b)^2 - 2ab\} + 5ab \\
&= 3(a+b)^2 - ab \\
&= 3(9k+7)^2 - (9l+n) \\
&= 9(27k^2 + 42k + 15 - l) + 12 - n
\end{aligned}$$

$12 - n = 8$ より $n = 4$ ……④

(9) $Q_1 = \dfrac{0+1}{2} = 0.5$，$Q_3 = \dfrac{3+4}{2} = 3.5$

$Q_3 - Q_1 = 3$ ……⑥

(10) 平均・$\dfrac{3+1+0+4+2+4+2+0}{8} = 2$

分散・$\dfrac{9+1+0+16+4+16+4+0}{8} - 2^2 = \dfrac{9}{4}$

標準偏差・$\sqrt{\dfrac{9}{4}} = \dfrac{3}{2} = 1.5$(点) ……③

(11) $y = -\dfrac{1}{\sqrt{3}}x$ より $\tan\theta = -\dfrac{1}{\sqrt{3}}$，$\theta = \dfrac{5}{6}\pi$

$\sin\dfrac{5}{6}\pi = \dfrac{1}{2}$，$\cos\dfrac{5}{6}\pi = -\dfrac{\sqrt{3}}{2}$

$$\left| \frac{\frac{3}{2}}{-\sqrt{3}+1} \right| - \left| \frac{-\frac{\sqrt{3}}{2}+1}{-\frac{3}{\sqrt{3}}-1} \right|$$

$$= \left| \frac{3}{2(-\sqrt{3}+1)} \right| - \left| \frac{-\sqrt{3}+2}{2(-\sqrt{3}-1)} \right|$$

$$= \frac{3(\sqrt{3}+1)}{2(\sqrt{3}-1)(\sqrt{3}+1)} - \frac{(2-\sqrt{3})(\sqrt{3}-1)}{2(\sqrt{3}+1)(\sqrt{3}-1)}$$

$$= \frac{3\sqrt{3} + 3 - 3\sqrt{3} + 5}{4} = 2\ \text{……①}$$

(12) $f(x) = -2\left(x^2 - \dfrac{1}{2}x\right) + \dfrac{7}{4} = -2\left(x - \dfrac{1}{4}\right)^2 + \dfrac{15}{8}$

$f\left(a - \dfrac{1}{2}\right) = -2\left(a - \dfrac{1}{2}\right)^2 + a - \dfrac{1}{2} + \dfrac{7}{4}$

$\qquad = -2a^2 + 3a + \dfrac{3}{4}$

$f\left(a + \dfrac{1}{2}\right) = -2a^2 - a + \dfrac{7}{4}$

$-2a^2 - a + \dfrac{7}{4} - \left(-2a^2 + 3a + \dfrac{3}{4} \right)$

$\qquad = -4a + 1 \geqq 0$

$a \leqq \dfrac{1}{4}$ より $f\left(a - \dfrac{1}{2}\right)$ が最小値となる。

$-2a^2 + 3a + \dfrac{3}{4} = \dfrac{7}{8}$ より $16a^2 - 24a + 1 = 0$

$a \leqq \dfrac{1}{4}$ より $a = \dfrac{12 - 8\sqrt{2}}{16} = \dfrac{3 - 2\sqrt{2}}{4}$ ……⑧

(13) 点 D から直線 AC に垂線を引きその交点を H とする。

△DCB ≡ DCH より

CB = CH，DB = DH

$AC = \sqrt{6 + 12} = 3\sqrt{2}$

$\tan\angle BAC = \dfrac{\sqrt{6}}{2\sqrt{3}} = \dfrac{1}{\sqrt{2}}$

$AH = AC + CH = 3\sqrt{2} + \sqrt{6}$

$BD = DH = AH \tan\angle BAC$

$\qquad = \dfrac{3\sqrt{2} + \sqrt{6}}{\sqrt{2}} = 3 + \sqrt{3}$ ……④

(別解)

三平方の定理より

$AC^2 = 6 + 12 = 18$

$AC = 3\sqrt{2}$

CD は外角の二等分線であるから，

$AC : CB = AD : BD$

ここで，$BD = x$ とおくと，

$3\sqrt{2} : \sqrt{6} = x + 2\sqrt{3} : x$ となり，

$\sqrt{3} : 1 = x + 2\sqrt{3} : x$

$x + 2\sqrt{3} = \sqrt{3}x$

$(\sqrt{3} - 1)x = 2\sqrt{3}$

$x = \dfrac{2\sqrt{3}}{\sqrt{3} - 1}$

これを有理化すると，

$x = 3 + \sqrt{3}$ ……④

明海大学（歯）28年度 （50）

(14) $1 \cdot 3^6 + 1 \cdot 3^5 + 2 \cdot 3^4 + 0 \cdot 3^3 + 1 \cdot 3^2 + 0 \cdot 3 + 1$
　　$= 1144$
　　$1 \cdot 3^3 + 2 \cdot 3^2 + 2 \cdot 3 + 1 = 52$
　　$1144 \div 52 = 22$
　　$22 \div 4 = 5\ldots2, \quad 5 \div 4 = 1\ldots1$
　　よって，$112_{(4)}$ ……③

❷
〔解答〕
15. ⑧　16. ⑤　17. ⓪　18. ②
〔出題者が求めたポイント〕
確率
(1) それぞれ前の事象がおきたとして確率を求めて，かける。
(2) 全員が赤と白の場合の和。
(3) 赤，白が2個，赤，白が1個の場合の和。
　A，B，C，Dの赤，白の配置の数を数える。
(4) 白が2個，1個，0個のときの和。
〔解答のプロセス〕
(1) $\dfrac{4}{10} \times \dfrac{3}{9} \times \dfrac{4}{8} \times \dfrac{3}{7} = \dfrac{1}{35}$ ……⑧
(2) 全員が赤又は白の場合がある。
　$2 \times \dfrac{4}{10} \times \dfrac{3}{9} \times \dfrac{2}{8} \times \dfrac{1}{7} = \dfrac{1}{105}$ ……⑤
(3) 赤，白2個のとき，赤，白の配置は $_4C_2 = 6$（通り）
　確率は，$6 \times \dfrac{4 \times 3 \times 4 \times 3}{10 \times 9 \times 8 \times 7} = \dfrac{6}{35}$
　赤白1個のとき，赤白の配置は $_4P_2 = 12$（通り）
　確率は，$12 \times \dfrac{4 \times 4 \times 2 \times 1}{10 \times 9 \times 8 \times 7} = \dfrac{8}{105}$
　従って，$\dfrac{6}{35} + \dfrac{8}{105} = \dfrac{26}{105}$ ……⓪
(4) 白玉2個のとき，白の配置は $_4C_2 = 6$（通り）
　確率は，$6 \times \dfrac{4 \times 3 \times 6 \times 5}{10 \times 9 \times 8 \times 7} = \dfrac{2160}{5040}$
　白玉1個のとき，白の配置は $_4C_1 = 4$（通り）
　確率は，$4 \times \dfrac{4 \times 6 \times 5 \times 4}{10 \times 9 \times 8 \times 7} = \dfrac{1920}{5040}$
　白玉0個のとき
　確率は，$\dfrac{6}{10} \times \dfrac{5}{9} \times \dfrac{4}{8} \times \dfrac{3}{7} = \dfrac{360}{5040}$
　従って，$\dfrac{2160 + 1920 + 360}{5040} = \dfrac{4440}{5040} = \dfrac{37}{42}$ ……②

❸
〔解答〕
19. ⑨　20. ⑦　21. ⑤　22. ③　23. ⑥
〔出題者が求めたポイント〕
三角比
(1) 三平方の定理より，EQ，PQ，EP を求める。
　$\cos \angle PEQ = \dfrac{EQ^2 + EP^2 - PQ^2}{2EQ \cdot EP}$

(2) $\cos \angle EPQ = \dfrac{EP^2 + PQ^2 - EQ^2}{2EP \cdot PQ}$
　$\sin \angle EPQ = \sqrt{1 - \cos^2 \angle EPQ}$
(3) $RS^2 = ES^2 + ER^2 - 2ES \cdot ER\cos \angle PEQ$
(4) $QS^2 = PQ^2 + PS^2 - 2PQ \cdot PS\cos \angle EPQ$
　$2R_1 = \dfrac{QS}{\sin \angle EPQ}$, $2R_2 = \dfrac{RS}{\sin \angle PEQ}$
(5) △QRS の面積 $= \dfrac{QR}{QE}$△QES の面積
　△QES の面積 $= \dfrac{1}{2} EQ \cdot ES\sin \angle PEQ$

〔解答のプロセス〕
(1) $AQ = \dfrac{1}{1 + \sqrt{2} - 1} 2 = \dfrac{2}{\sqrt{2}} = \sqrt{2}$, $AP = 1$
　$QP = \sqrt{1^2 + 2} = \sqrt{3}$
　$PE = \sqrt{1^2 + 2^2} = \sqrt{5}$
　$EQ = \sqrt{2 + 2^2} = \sqrt{6}$
　$\cos \angle PEQ = \dfrac{5 + 6 - 3}{2\sqrt{5}\sqrt{6}} = \dfrac{8}{2\sqrt{30}} = \dfrac{2\sqrt{30}}{15}$ ……⑨
(2) $\cos \angle EPQ = \dfrac{3 + 5 - 6}{2\sqrt{3}\sqrt{5}} = \dfrac{1}{\sqrt{15}}$
　$\sin \angle EPQ = \sqrt{1 - \dfrac{1}{15}} = \dfrac{\sqrt{210}}{15}$ ……⑦
(3) $ER = \dfrac{\sqrt{6}}{2}$, $ES = \dfrac{3}{3 + 2}\sqrt{5} = \dfrac{3\sqrt{5}}{5}$
　$RS^2 = \dfrac{6}{4} + \dfrac{45}{25} - 2 \cdot \dfrac{\sqrt{6}}{2} \cdot \dfrac{3\sqrt{5}}{5} \cdot \dfrac{2\sqrt{30}}{15}$
　$= \dfrac{3}{2} + \dfrac{9}{5} - \dfrac{12}{5} = \dfrac{9}{10}$
　従って，$RS = \dfrac{3\sqrt{10}}{10}$ ……⑤
(4) $PS = \dfrac{2}{3 + 2}\sqrt{5} = \dfrac{2\sqrt{5}}{5}$
　$QS^2 = 3 + \dfrac{20}{25} - 2 \cdot \sqrt{3} \cdot \dfrac{2\sqrt{5}}{5} \cdot \dfrac{1}{\sqrt{15}} = 3$
　$QS = \sqrt{3}$
　$2R_1 = \dfrac{\sqrt{3}}{\dfrac{\sqrt{210}}{15}} = \dfrac{15}{\sqrt{70}}$, $R_1 = \dfrac{3\sqrt{70}}{28}$
　$\sin \angle PEQ = \sqrt{1 - \dfrac{120}{225}} = \dfrac{\sqrt{105}}{15}$
　$2R_2 = \dfrac{\dfrac{3\sqrt{10}}{10}}{\dfrac{\sqrt{105}}{15}} = \dfrac{9\sqrt{2}}{2\sqrt{21}}$, $R_2 = \dfrac{3\sqrt{42}}{28}$
　$R_1 : R_2 = \dfrac{3\sqrt{70}}{28} : \dfrac{3\sqrt{42}}{28} = \sqrt{5} : \sqrt{3}$ ……③
(5) △EQS の面積は
　$\dfrac{1}{2}\sqrt{6} \cdot \dfrac{3\sqrt{5}}{5} \cdot \dfrac{\sqrt{105}}{15} = \dfrac{3\sqrt{14}}{10}$
　△QRS の面積
　$\dfrac{1}{2} \cdot \dfrac{3\sqrt{14}}{10} = \dfrac{3\sqrt{14}}{20}$ ……⑥

物 理

解答

28年度

1

〔解答〕

(1)(2)(3) 〔1〕 4 〔2〕 0 〔3〕 − 〔4〕 1
　　　　〔5〕 2 〔6〕 0 〔7〕 − 〔8〕 1
　　　　〔9〕 6 〔10〕 0 〔11〕 − 〔12〕 1

(4) 〔13〕 ⑤ 　(5) 〔14〕 ④ 　(6) 〔15〕 ⑦

〔出題者が求めたポイント〕

[Ⅰ] 動滑車の加速度は A の加速度の $\frac{1}{2}$ の大きさである。

[Ⅱ] 斜め衝突におけるはねかえり係数・力積

〔解答のプロセス〕

(1)(2)(3) A, B の運動方程式はそれぞれ

$$1.0a = 1.0g - T$$

$$1.0 \times \frac{1}{2}a = 2T - 1.0g$$

これを解いて $a = \frac{2}{5}g,\ T = \frac{3}{5}g$

(4) はね返った直後の速さを v' とすると，前後で水平方向の速さは変わらない。

$$v\sin 30° = v'\sin 60° \qquad \therefore\ v' = \frac{\sqrt{3}}{3}v$$

(5) 鉛直方向の速度のみ考えればよいので

$$e = \frac{v'\cos 60°}{v\cos 30°} = \frac{1}{3}$$

(6) 力積の大きさ ＝ 運動量の変化　より

$$mv'\cos 60° - (-mv\cos 30°) = \frac{2\sqrt{3}}{3}mv$$

2

〔解答〕

(1) 〔16〕 ⑥ 　(2) 〔17〕 ⑤ 〔18〕 ①
(3) 〔19〕 ⑨ 　(4) 〔20〕 ⑧

〔出題者が求めたポイント〕

薄膜の干渉の典型問題

〔解答のプロセス〕

(1) 屈折率 n の媒質中では波長や速さは $\frac{1}{n}$ 倍

(3) B'C の延長線と B から薄膜の下面へ下ろした垂線の延長線の交点を D とする。
∠BDB'$= \phi$, BD$= 2d$ だから
$\Delta l =$ BDcos$\phi = 2d\cos\phi$

(4) 反射による位相の変化と光学距離を考えると強めあう条件は

$$n\Delta l = \left(m + \frac{1}{2}\right)\lambda \qquad \therefore\ \Delta l = \left(m + \frac{1}{2}\right)\frac{\lambda}{n}$$

3

〔解答〕

(1) 〔21〕 5 〔22〕 0 〔23〕 + 〔24〕 1

(2) 〔25〕 8 〔26〕 7 〔27〕 + 〔28〕 1
(3) 〔29〕 7 〔30〕 5 〔31〕 | 〔32〕 1
(4) 〔33〕 ② 〔34〕 ④ 〔35〕 ③
(5) 〔36〕 ③ 〔37〕 ⑥

〔出題者が求めたポイント〕

基本的な気体の法則，レンズの法則

〔解答のプロセス〕

(1) $W = P\Delta V = 1.0 \times 10^5 \times 0.010 \times 0.050 = 5.0 \times 10^{+1}$

(2) 定圧変化であるから $\frac{V}{T} =$ 一定

$$\frac{0.010 \times 0.25}{27 + 273} = \frac{0.010 \times 0.30}{273 + t} \qquad t = 87℃$$

(3) $\Delta U = \frac{3}{2}nR\Delta T = \frac{3}{2}P\Delta V$

$$= \frac{3}{2} \times 5.0 \times 10^1 = 7.5 \times 10^1$$

(4) スイッチを入れた直後はソレノイドが左向きの磁場を作るので，コイルはレンツの法則により b の向きに電流を流して右向きの磁場を作る。
スイッチを切った直後はソレノイドの左向きの磁場が減少するので，コイルはレンツの法則より a の向きに電流を流す。

4

〔解答〕

(1) 〔38〕 4 〔39〕 0 〔40〕 + 〔41〕 1
(2) 〔42〕 1 〔43〕 6 〔44〕 + 〔45〕 2
(3) 〔46〕 9 〔47〕 6 〔48〕 + 〔49〕 4
(4) 〔50〕 6 〔51〕 0 〔52〕 0 〔53〕 0
(5) 〔54〕 2 〔55〕 0 〔56〕 0 〔57〕 0
(6) 〔58〕 1 〔59〕 6 〔60〕 + 〔61〕 1
(7) 〔62〕 0 〔63〕 0 〔64〕 0 〔65〕 0

〔出題者が求めたポイント〕

電気に関する基本公式，充電されたコンデンサーに電流は流れない。

〔解答のプロセス〕

(1) $R = \frac{V^2}{P} = \frac{100^2}{250} = 40\Omega$

(2) $P = \frac{V^2}{R} = \frac{80^2}{40} = 160W$

(3) $Q = Pt = 1.6 \times 10^2 \times 10 \times 60 = 9.6 \times 10^4 J$

(4) スイッチを閉じた直後は，R_1 に流れる電流はすべて C に流れる。R_2 は無視できるので，

$$I = \frac{E}{R_1} = \frac{12}{2.0} = 6.0A$$

(5) $I' = \frac{E}{R_1 + R_2} = \frac{12}{6.0} = 2.0A$

(6) C にかかる電圧 V_2 は，$V_2 = R_2 I' = 4.0 \times 2.0 = 8.0V$

$Q = CV_2 = 2.0 \times 8.0 = 16$

(7) コンデンサーと R_2 で閉回路ができるので放電して電気量を蓄えていない。

化　学

解答　　　28年度

1

〔解答〕

①④, ⑥　②②, ⑥　③⑤　④①, ⑤, ⑥

⑤①, ③, ⑧

〔出題者が求めたポイント〕

物質の構成，変化の小問集

〔解答のプロセス〕

問1.　①Cと②SiO_2は共有結合の結晶，③$CaCl_2$はイオン結晶，④$C_{10}H_8$と⑥CO_2は分子結晶，⑤Feは金属の結晶である。

問2.　還元剤は相手を還元し自身は酸化され，酸化数は増加する。　①Fの酸化数：$0 \longrightarrow -1$

②Znの酸化数：$0 \longrightarrow +2$

③Nの酸化数：$+5 \longrightarrow +4$

④Sの酸化数：$+6 \longrightarrow +4(SO_2)$

⑤Crの酸化数：$+6 \longrightarrow +3$

⑥Snの酸化数：$+2 \longrightarrow +4$

問3.　70℃の水100g＝飽和溶液$(100+20)$gあたり溶解度の差の　$20-5.0=15$ g　の結晶が析出するから

$15 \text{ g} \times \dfrac{200 \text{ g}}{120 \text{ g}} = 25 \text{ g}$　の結晶が析出する。

問4.　①, ⑤, ⑥は一次電池，②, ③, ④は二次電池である。いずれも広く実用されているのでしっかり記憶しておく。リチウム電池とリチウムイオン電池は名称が似ているが異なるものなので，混同しないように。

問5.　中性子の数＝質量数－陽子の数(原子番号)。原子番号は問題中の表に与えられている。電子数は原子では陽子の数と同じ，イオンでは　陽子の数－イオンの電荷　である。中性子，陽子の順に

①$16-8=8,\ 8$　　②$14-9=5,\ 9-(-1)=10$

③$4-2=2,\ 2$　　④$35-17=18,\ 17$

⑤$23-11=12,\ 11-1=10$

⑥$7-3=4,\ 3-1=2$

⑦$40-18=22,\ 18$

⑧$12-6=6,\ 6$

⑨$24-12=12,\ 12-2=10$

⑩$1-1=0,\ 1$

2

〔解答〕

⑥⓪　⑦③　⑧①　⑨②　⑩⑥　⑪⑤　⑫⑨

〔出題者が求めたポイント〕

三態変化と熱量

〔解答のプロセス〕

状態変化のときの必要熱量は，融解のときは　融解熱×物質量，蒸発のときは　蒸発熱×物質量　で表される。また温度上昇のときの必要熱量は　質量×比熱×温度上昇度　で表される。設問で物質量に該当する項はB/Cの形で与えられているから　B＝質量，C＝分子量(原子量)　となり，温度上昇に必要な熱量中のBと合致する。また(E－F)の項は，固体が融け終わってから沸騰が始まるまでの温度上昇度を表している。よって，Aは融解熱，Dは比熱，Eは沸点，Fは融点，Gは蒸発熱となる。

3

〔解答〕

⑬⑥　⑭⑨　⑮⑧　⑯⑤　⑰─　⑱②　⑲④　⑳③

㉑⓪　㉒④, ＊　㉓②

〔出題者が求めたポイント〕

コロイド

〔解答のプロセス〕

問13.　コロイド粒子はふつうの分子やイオンに比べて大きく，光を散乱するため光の通路が横から見える。この現象をチンダル現象という。

問14, 15.　コロイドを流動性の面から分類したとき，ふつうの溶液状のものをゾル，流動性を失った半固体のものをゲルという。ゲルではコロイド粒子が接触し，その間に水が包み込まれている。ゲルをさらに乾燥させた多孔質固体をキセロゲルという。

問16.　ふつうの溶液における溶媒，溶質の語に対応する語として，コロイド溶液では分散しているコロイド粒子を分散質，分散させている液体を分散媒という。

問17.　チンダル現象を利用して限外顕微鏡でコロイド溶液を観察すると，コロイド粒子は光る点として見え，絶えず不規則な直線運動をしているのがわかる。この運動をブラウン運動という。

問18.　コロイド粒子はふつうの分子やイオンより大きく，セロハンのような半透膜を通過できない。そのためコロイド溶液をセロハンに包んで水に浸すと，コロイド粒子より小さい分子，イオンは膜の外へ出るのでコロイドが精製できる。この操作を透析という。

問19, 20.　水和している水分子の少ないコロイド(疎水コロイド)は，もっている電荷の反発力により衝突を防ぎ，コロイドとして安定に存在している。このコロイドに少量の電解質を加えると，正コロイドには陰イオン，負コロイドには陽イオンが付着しコロイドの電荷を中和してしまうためコロイドは衝突して凝集し沈殿してしまう。この現象を凝析という。なお水和している水分子の多いコロイド(親水コロイド)は，水和している水分子のためコロイド粒子の衝突が防がれていて，少量の電解質では影響を受けないが，多量の電解質を加えると電解質の溶解のため水和していた水分子が失われ，沈殿してしまう。この現象を塩析という。

問21.　コロイド粒子は多かれ少なかれ電荷を持っているので，コロイド溶液に直流電圧をかけると，正コロイドは陰極の方へ，負コロイドは陽極の方に引かれて

明海大学（歯）28年度 （54）

移動する。この現象を電気泳動という。

問21. ④水あめは麦芽糖（マルトース）の水溶液, ⊛食塩水は塩化ナトリウムの水溶液で, 真溶液であるが, 他はコロイド溶液（状態）である。 ①水の中にタンパク質, 油脂が分散 ②水の中に炭素微粒子とニカワまたはポリビニルアルコールが分散 ③空気の中に水または氷の微粒子が分散 ⑤油の中に水の微粒子が分散 ⑥空気の中に炭素などの微粒子が分散 ⑦水の中にタンパク質, 油脂が分散 ⑧水の中にタンパク質の入ったゲル ⑨水や油の中に顔料が分散 ⓪クリーム（脂肪＋タンパク質）, 牛乳, 卵黄からつくる。⊖ゼラチン（タンパク質）や寒天（多糖類）のゲル

問23. ブラウン運動は, 熱運動をしている水などの分散媒分子がコロイド粒子に不規則に衝突して起こる。

4

〔解答〕

24⑤ 25⑧ 26① 27② 28⑤ 29⑧ 30④ 31⑤,⑧ 32⑨ 33②,④

〔出題者が求めたポイント〕

炭化水素の分子式算出と構造推定

〔解答のプロセス〕

問24. 有機化合物について, 成分元素の種類や割合を調べ, 組成式を求める操作を元素分析という。

問25. 気体の圧力, 温度, 体積, 質量から分子量を求めるには気体の状態方程式を用いるが, 気体の状態方程式はボイル・シャルルの法則を発展させ導き出されたものである。

問26, 27. $C : 17.6 \text{ mg} \times \dfrac{12.0}{44.0} = 4.80 \text{ mg}$

$H : 7.2 \text{ mg} \times \dfrac{2.0}{18.0} = 0.80 \text{ mg}$

$\dfrac{4.80}{12.0} : \dfrac{0.80}{1.0} = 0.40 : 0.80 = 1 : 2$

よって組成式は CH_2

問28. 気体の状態方程式

$$pV = nRT = \dfrac{m}{M} RT \quad \text{より} \quad M = \dfrac{mRT}{pV}$$

問29, 30. 問28の式に実験2の値を代入すると

$$M = \dfrac{2.81 \text{ g} \times 8.31 \times 10^3 \text{Pa} \cdot \text{L/(mol} \cdot \text{K)} \times (273 + 87) \text{K}}{1.00 \times 10^5 \text{Pa} \times 1.00 \text{ L}}$$

$\fallingdotseq 84 \text{ g/mol}$　　分子量は84

問31. Br_2 の色が容易に消えるのは $C=C$ や $C\equiv C$ に Br_2 が付加するからであり, 鎖式炭化水素で $C=C$ 1個をもつのがアルケン, $C\equiv C$ 1個をもつのがアルキンである。

問32. 組成式 CH_2 の式量は14.0, 分子量は84であるから　$14n = 84$　　$n = 6$　　分子式は C_6H_{12}　一般式 C_nH_{2n} で Br_2 付加をするから化合物はアルケンで, $C=C$ が1個ある。アルケンはオゾン酸化により2分子のカルボニル化合物になる。

$$R^1{=}C{=}C{\overset{R^3}{\underset{R^4}{}}} \longrightarrow R^1{\overset{R^1}{\underset{R^2}{}}}C{=}O + O{=}C{\overset{R^3}{\underset{R^4}{}}}$$

生成物がアルデヒドであるから $R^2 = H$, $R^4 = H$。同一物であるから $R^1 = R^3$。よって分子式より $R^1 = R^3 = C_2H_5$ とわかるから化合物 A は $CH_3CH_2CH=CHCH_2CH_3$ となる。

問33. アルデヒド $RCHO$ は還元力があるがケトン $RCOR'$ には還元力はないから, 還元性の示す反応を選ぶ。

② $RCHO + 2 [Ag(NH_3)_2]^+ + 3OH^-$
　　　　$\longrightarrow RCOO^- + 4NH_3 + 2H_2O + 2Ag$

④ $RCHO + 2Cu^{2+} + 5OH^-$
　　　　$\longrightarrow RCOO^- + Cu_2O + 3H_2O$

5

〔解答〕

34⑨ 35⑥ 36⑤ 37① 38③ 39④ 40⊖ 41⑧ 42⓪ 43③,⑤ 44④,⑤

〔出題者が求めたポイント〕

核酸

〔解答のプロセス〕

問34～38. 五炭糖（DNA ではデオキシリボース $C_5H_{10}O_4$, RNA ではリボース $C_5H_{10}O_5$）に有機塩基が共有結合で結合 → ヌクレオシド

ヌクレオシド中の糖の OH とリン酸がエステル結合 → ヌクレオチド

ヌクレオチド中の糖の OH と別のヌクレオチド中のリン酸の OH で縮合重合 → ポリヌクレオチド（核酸）

問39, 40, 43. 2本の DNA 鎖は互いに塩基部分で, A と T, C と G の組合せで水素結合（A-T で2本, C-G で3本）をつくって結合し, 2重らせん構造をつくっている。

問41. DNA の3個の連続した塩基の組合せはアミノ酸1個に対応している。アミノ酸1個に対応する塩基の組合せは複数ある。

問42, 44. RNA の塩基は DNA と共通の A, G, C と DNA と異なる U であり, ふつうは1本鎖である。タンパク質合成のときは塩基部分の結合が生じるが, その組合せは C と G, A と U である。

生　物

解答

28年度

1

〔解答〕

問1　1. ⑨　5. ⑤　7. ①　8. ⑧　9. ②
　　　11. ④　12. ③
問2　2. ①　6. ③　13. ⑥
問3　3. ③　4. ⑥　10. ①
問4　14. ②　15. ②

〔出題者が求めたポイント〕

出題分野：呼吸

　真核生物における細胞の呼吸は，解糖系，クエン酸回路，電子伝達系の3段階の反応に分けられる。解糖系は細胞質基質で行われ，グルコースをピルビン酸に分解する過程である。クエン酸回路はミトコンドリアのマトリックスで行われ，ピルビン酸をアセチルCoAにした後にクエン酸回路に取り込み，CO_2，H^+，電子(e^-)を取り出す。H^+，電子(e^-)は，補酵素NAD^+やFADによって電子伝達系に運ばれる。電子伝達系はミトコンドリアの内膜(クリステ)で行われ，ATP合成酵素によって多くのATPが合成される。NADHや$FADH_2$としてミトコンドリアの内膜に運ばれた電子(e^-)は，内膜に存在するシトクロムなどの複数のタンパク質複合体の間を次々に受け渡される。それに伴いH^+がマトリックスから膜間腔(外膜と内膜の間の空間)に輸送される。膜間腔とマトリックスでH^+の濃度差が生じ，受動輸送によってH^+が膜間腔側からマトリックスへATP合成酵素を通って移動する際にATPが合成される。

問4　1 molのグルコース($C_6H_{12}O_6$，分子量180)から6 molの二酸化炭素(CO_2，分子量44)が生じることから，

$$180 : 44 \times 6 = 15 : x の関係が成り立つ。$$

$$x = \frac{264 \times 15}{180} = 22$$

2

〔解答〕

問1　16. ①　17. ⑤　20. ③
問2　18. ④
問3　19. ⑨　21. ＊　22. 0　23. ―　24. ③

〔出題者が求めたポイント〕

出題分野：DNA

　糖にリン酸と塩基の結合した物質をヌクレオチドという。DNAは，デオキシリボースにリン酸と塩基が結合したヌクレオチドを構成単位とする。デオキシリボースは5つのCをもつ五炭糖で，それぞれの炭素には1'から5'までの番号がつけられている('を付すのは塩基の炭素と区別するため)。塩基は1'の位置に，リン酸は5'の位置に結合する。

　ヌクレオチドどうしの結合は，DNAポリメラーゼによって行われる。DNAポリメラーゼは，デオキシリボー

スの3'の位置に次のヌクレオチドのリン酸を結合する。このはたらきによってヌクレオチド鎖は5'→3'の方向に伸長していく。

　2本鎖DNAはお互いに3'と5'の向きを逆にして結合していることと，DNAポリメラーゼのはたらきに方向性があることから，DNAの複製の仕方は鋳型にするヌクレオチド鎖によって異なる。DNAがほどけていく方向とDNA合成の方向が同じであれば，連続してヌクレオチド鎖を合成できる。このヌクレオチド鎖をリーディング鎖という。一方，DNAがほどけていく方向とDNA合成の方向が逆向きである場合，短いヌクレオチド鎖を複数合成し，それをつなぎ合わせることになる。このとき合成される短いヌクレオチド鎖を岡崎フラグメント，つなぎ合わせる酵素をDNAリガーゼ，そうして完成するヌクレオチド鎖をラギング鎖という。

問2　細胞周期は間期(G_1期，S期，G_2期)と分裂期(M期)に分けられる。G_1期はDNA合成準備期，S期はDNA合成期，G_2期は分裂準備期と呼ばれる。

3

〔解答〕

問1　25. ⑥　26. ⑥　27. ＊　28. ⑨　29. ＊
　　　30. ⑨　31. ①　32. ⑥

〔出題者が求めたポイント〕

出題分野：遺伝

　A(a)とB(b)は連鎖しており，組換え価は20%である。AABBとaabbのF_1(AaBb)を自家受精する。AaBbから生じる配偶子は，AB：Ab：aB：ab＝4：1：1：4である。

4

〔解答〕

問1　33. ＊　34. ②　35. ②　36. ⓪　37. ②
　　　38. ④　39. ＊　40. ⑤　41. ②　42. ②
　　　43. ⑨　44. ②

〔出題者が求めたポイント〕

出題分野：生態系

　生産者のエネルギー効率は，入射した太陽エネルギーのうちどれだけを光合成に利用できたか(総生産量)である。したがって，$\dfrac{4000}{200000} \times 100 = 2\%$　となる。

　消費者のエネルギー効率は，前の栄養段階の同化量(または総生産量)のうちどれだけを同化できたかである。同化量＝摂食量－不消化排出量である。また，摂食量は前の栄養段階の被食量である。したがって，

一次消費者　$\dfrac{(850 - 50)}{4000} \times 100 = 20\%$

二次消費者　$\dfrac{(200 - 8)}{800} \times 100 = 24\%$となる。

生産者が生産したエネルギーは 4000，二次消費者が同化したエネルギーは(200−8)なので，エネルギー効率は，$\dfrac{(200-8)}{4000} \times 100 = 4.8\%$ となる。

同化量は，呼吸量，被食量，死亡量，成長量を合わせたものである。したがって，二次消費者の成長量は，$192 - (100 + 50 + 20) = 22$ となる。

生産量＝同化量−呼吸量である。したがって二次消費者の生産量は，$192 - 100 = 92$ となる。

平成27年度

問 題 と 解 答

平成27年度

英 語

問題

27年度

A. 各文（1.～10.）の下線部①～④には，不適切な表現が一つあります。それを選び，番号で答えなさい。

1. My professor talked to me and encouraged me becoming an English teacher.
   ①　　　　　　　　②　　③　　　　　　　④

   〔 1 〕

2. Most of her colleagues did not believe that she came up with the idea all by her.
   ①　　　　　　　　　　　　　　　　　②　　　　　　③　　④

   〔 2 〕

3. The special exhibition in London, where features Japanese paintings, is worth
   ①　　　　　　　②　　　　　　　　　③
   seeing.
   ④

   〔 3 〕

4. Our soccer team was able to beat one of the most strongest teams in town.
   ①　　　②　　　　　　　　　③　　　　　④

   〔 4 〕

5. I'll ask her to e-mail you as soon as she will arrive at Sydney the day
   ①　　　　②　　　　　③
   after tomorrow.
   ④

   〔 5 〕

6. Wherever she goes to the restaurant, she orders the same dish.
   ①　　　②　　　　　　　　　③　　④

   〔 6 〕

7. My elder brother was neat dressed in a business suit for his job interview.
   ①　　　　　②　　　　　　③　　　④

   〔 7 〕

8. The professor is planning to write up his research paper while his stay in London.
   ①　　　　②　　　③　　　　④

   〔 8 〕

9. We must hurry up. There is few time left for us to catch the last train to Tokyo.
   ①　②　　　　　　③　　　　④

   〔 9 〕

10. Since my father became department manager, he have always come home late at
    ①　　　　　　　②　　　　　③　　　　　④
    night.

    〔 10 〕

B．各文（11.～20.）について，①～⑤の語句を並べかえ，日本語の内容に合うように空所を補いなさい。（ 11 ）～（ 20 ）に入れる語句の番号のみを答えなさい。ただし，文頭に使用すべき語も小文字で示してあります。

11.　お呼びするまで隣の部屋でお待ちください。　　　　　　　　　11

Please (　　　)(　　　)(　　　)(11)(　　　) you.

① I call　② until　③ the next room　④ wait　⑤ in

12.　自分の宿題が終わったら，あなたの宿題を手伝ってあげる。　　12

I'll help (　　　)(　　　)(　　　)(　　　)(12) I finish mine.

① as　② with　③ soon as　④ your homework　⑤ you

13.　この薬はどのくらいの間隔で飲めばいいのですか。　　　　　　13

How (13)(　　　)(　　　)(　　　)(　　　) this medicine?

① I　② do　③ take　④ often　⑤ have to

14.　昨日，校長先生は図書館を改築する計画を発表しました。　　　14

The principal (　　　)(　　　)(14)(　　　)(　　　) yesterday.

① the library　② plans　③ rebuild　④ announced　⑤ to

15.　日光に行くには車より電車のほうがいいと春香が教えてくれた。　15

Haruka advised (　　　)(　　　)(15)(　　　)(　　　) driving.

① take　② instead of　③ the train to Nikko　④ me　⑤ to

16.　どうすればこのエアコンを弱めることができるの？　　　　　　16

Will you tell (　　　)(　　　)(　　　)(16)(　　　) this air conditioner?

① how　② can　③ I　④ me　⑤ turn down

17. 私はシャワーのときは必要な水量しか使わない。　17

I use only (　　　) (　　　) (　　　) (17) (　　　) when I take a shower.

① I　　② need　　③ water　　④ of　　⑤ the amount

18. ほとんどの子どもはラジオを聞くよりテレビを見るほうを好みます。　18

Most children (　　) (　　) (　　) (18) (　　).

① the radio　　② prefer　　③ listening to　　④ to

⑤ watching television

19. 大学でまずやりたいことは，英語の学習法を学ぶことです。　19

(19) (　　) (　　) (　　) (　　) to learn how to learn English.

① I　　② the first thing　　③ to do at college　　④ is　　⑤ want

20. 本日のお薦め料理は，グリルしたサーモンの温野菜添えでございます。

20

Today's special (　　) (　　) (　　) (20) (　　) steamed
vegetables.

① is　　② salmon　　③ with　　④ grilled　　⑤ served

C. 各文（21. ～ 30.）を読み，(　　) に入る最も適切な語句を①～④から一つ選びなさい。

21. This beautiful scarf is (　　) from silk.　21

① worn　　② composed　　③ come　　④ woven

22. Don't worry about the project ! (　　) it to me.　22

① Leave　　② Keep　　③ Like　　④ Hold

23. Susan came late for the meeting (　　　) it was stormy. 23

　　① unless　　② because　　③ if　　④ though

24. The revised rules will become (　　　) from next month. 24

　　① different　　② visible　　③ effective　　④ heavy

25. Using interdental brushes (　　　) your risk of gum disease. 25

　　① reduces　　② introduces　　③ induces　　④ produces

26. It snowed a lot last night, and the roads are frozen and (　　　). 26

　　① rainy　　② sticky　　③ windy　　④ slippery

27. I had my wisdom teeth (　　　) last week. 27

　　① shaken　　② attached　　③ beaten　　④ removed

28. Jack (　　　) the cells of the unknown plant through the microscope. 28

　　① looked at　　② got off　　③ turned into　　④ depended on

29. The beef jerky Henry gave me was so (　　　) that I could hardly bite it off.

29

　　① tight　　② tender　　③ tense　　④ tough

30. The traffic is very (　　　) today. I'll take the subway to Akasaka. 30

　　① straight　　② heavy　　③ curious　　④ pleasant

D. 英文を読み，下の問い（31.〜35.）の答えとして最も適切なものを①〜④から一つ選びなさい。

Young children learn a lot of language from their parents. One of the most common things parents do is ask their children questions. In fact, over 40 percent of what parents say to their children is in the form of questions. This is many more questions asked than you will hear when adults talk to adults. There are several types of questions that are typically used in parent-child communication.

The most common is a "test question," which parents use to find out what a child knows. For example, a father may ask, "What is that?" when a child picks up a toy. Obviously, the father knows what it is, but asks to see if the child knows what it is. Very young children like and benefit from "test questions."

A "request for information" question is a question parents ask when they want to find out something from their children. An example of this is the type asked when a child is in the living room and the mother in the bedroom asks, "What are you doing?" The parent really wants to know the answer.

Thirdly, parents sometimes state commands in question form, such as "Can you put these toys away?" or "Put these toys away, O.K.?" The parent doesn't expect the child to answer, but to simply follow instructions.

A fourth type occurs when parents ask questions to keep the conversation going. If a father doesn't understand what a child is saying, he might say, "What did you say?" Or "Pardon?"

Some language experts think that asking a lot of questions helps children learn language more quickly.

31. Young children   31

  ① pick up a lot of language in parent-child communication.

  ② learn a lot about their parents through language.

  ③ have their parents learn a lot of language.

  ④ learn language only from their parents' questions.

32. Parents   32

  ① ask their children 40 percent of their questions.

  ② commonly ask their children questions.

  ③ are asked a lot of questions by their children.

  ④ ask questions about their children.

33. "Test questions" are used   33

  ① to get the child to do something.

  ② to get information from the child.

  ③ to find out what the child is doing.

  ④ to see whether the child has understood.

34. In a "request for information," a parent   34

  ① wants to test how much the child knows.

  ② tries to get the child to ask something.

  ③ tries to get the child to agree.

  ④ wants to know something from children.

35. Parents also ask questions to   35

  ① help children say "what did you say?"

  ② keep from getting into a conversation.

  ③ encourage the child to continue talking.

  ④ make the child say "Pardon?"

E．英文を読み， 36 から 40 に入る文を①～⑥より選びなさい。同じ文を二度以上使ってはいけません。

The world's forests are disappearing. For a number of reasons, that is cause for alarm. Governments, NGOs (non-governmental organizations), and private individuals are taking steps to reverse this trend. Through small- and large-scale reforestation activities, they are nursing forests back to life.

 36 In some cases, timber and mining companies are to blame. At other times, forests are cleared to make room for new farms, or the cleared land may be used to raise cows and sheep.

In some parts of the world, the yearly loss is severe. For example, from 2000 to 2005, 4.3 million hectares were lost every year in South America. During the same period, four million hectares were destroyed annually in Africa.   37   There, 51 percent of the country's primary forests — meaning forests never touched by human activity — vanished during 2000 – 2005.

 38 The first step is to identify the species of trees that are native to the area. Ideally, a variety of species are planted. That improves an area's *biodiversity. Then, over the next two years, the newly planted young trees are monitored to make sure they grow healthily.

 39 In the U.S.A., people in Oregon plant between 40 to 50 million trees in their state every year. In Costa Rica, the Cloudbridge River Project is restoring an important section of forest. But some countries, unfortunately, have had less success with reforestation. Illegal tree *harvesting and *livestock *over-grazing are among the problems they face.

Despite such setbacks, reforestation efforts are spreading. 　40　 Not only do healthy forests improve the soil, stop the spread of deserts, and protect the ground water, but they also help in the fight against global warming by removing carbon gases from the air. Furthermore, healthy forests make the land more beautiful for future generations.

*biodiversity　動植物の多様性　　　*harvesting　収穫　　　*livestock　家畜
*over-grazing　過剰放牧

① The situation is critical in Vietnam.

② More countries are becoming aware of the benefits of having healthy forests.

③ Thanks to reforestation, some people have stopped cutting down forests illegally.

④ In many places, replanting efforts are under way to restore forests that have been damaged or destroyed.

⑤ Every year, some 13 million hectares of forest are cut down.

⑥ Reforestation efforts have had mixed results.

数　学

問題

27年度

1 次の各問に答えよ。

(1) $U = \{x \mid x\text{ は 8 以下の自然数}\}$ を全体集合とする。U の 2 つの部分集合

$$A = \{1,\ 3,\ 5,\ 6,\ 7\},\ B = \{3,\ 6,\ 7,\ 8\}$$

について，$A \cup B$ の補集合 $\overline{A \cup B}$ を求めよ。　　$\boxed{1}$

① $\{2,\ 4\}$　　　　　　② $\{1,\ 5\}$

③ $\{8\}$　　　　　　　④ $\{3,\ 6,\ 7\}$

⑤ $\{2,\ 4,\ 8\}$　　　　⑥ $\{1,\ 5,\ 8\}$

⑦ $\{1,\ 2,\ 4,\ 5\}$　　⑧ $\{2,\ 3,\ 4,\ 6,\ 7\}$

⑨ $\{1,\ 2,\ 3,\ 4,\ 5,\ 6,\ 7\}$

(2) $\dfrac{1}{72}xy^2z \times (-12xy^2z^3)^3 \times \left(-\dfrac{9}{4}x^2y\right)^2$ を計算せよ。　　$\boxed{2}$

① $27x^4y^4z^{10}$　　　　② $-27x^8y^9z^7$　　　　③ $\dfrac{81}{4}x^4y^4z^{10}$

④ $-\dfrac{81}{4}x^8y^9z^7$　　　⑤ $\dfrac{243}{2}x^4y^4z^7$　　　⑥ $-\dfrac{243}{2}x^4y^4z^{10}$

⑦ $27x^8y^{10}z^{10}$　　　⑧ $-\dfrac{81}{4}x^8y^{10}z^{10}$　　　⑨ $-\dfrac{243}{2}x^8y^{10}z^{10}$

(3) $x^2 - xy - 2y^2 + 4x - 5y + 3$ を因数分解せよ。 $\boxed{3}$

① $(x+y-1)(x-2y+3)$ ② $(x+y+1)(x-2y+3)$

③ $(x+y-1)(x+2y-3)$ ④ $(x+y+1)(x+2y-3)$

⑤ $(x+y-3)(x-2y+1)$ ⑥ $(x+y+3)(x-2y+1)$

⑦ $(x+y-3)(x+2y-1)$ ⑧ $(x+y+3)(x+2y-1)$

(4) $\dfrac{\sqrt{5}+1}{\sqrt{5}-2} - \dfrac{2\sqrt{5}+10}{\sqrt{5}+3}$ の整数部分を a とし，小数部分を b とする。

このとき，$\left| \dfrac{2-a}{2b} + \dfrac{3(b+2)}{a-4} \right|$ の値を求めよ。 $\boxed{4}$

① 2 ② $\dfrac{5}{2}$ ③ $\sqrt{5}$

④ $\sqrt{10}$ ⑤ $\dfrac{\sqrt{10}}{5}$ ⑥ $5+\sqrt{5}$

⑦ $5-\sqrt{5}$ ⑧ $\dfrac{10+2\sqrt{5}}{5}$ ⑨ $\dfrac{5-2\sqrt{5}}{2}$

(5) 2つの2次方程式

$$2x^2 + 2(3k-5)x + 1 = 0$$
$$x^2 + 2kx + 3k^2 - k - 3 = 0$$

について，少なくとも一方が実数解をもつとき，定数 k のとる値の範囲を求めよ。 $\boxed{5}$

① $-\dfrac{3}{2} \leqq k \leqq \dfrac{5}{2}$ ② $k \leqq -\dfrac{3}{2}$ または $\dfrac{1}{2} \leqq k$

③ $\dfrac{-6+\sqrt{2}}{4} \leqq k \leqq \dfrac{5}{2}$ ④ $k \leqq \dfrac{-6+\sqrt{3}}{4}$ または $\dfrac{3}{2} \leqq k$

⑤ $\dfrac{3}{2} \leqq k \leqq \dfrac{5+\sqrt{2}}{3}$ ⑥ $k \leqq \dfrac{3}{2}$ または $\dfrac{5+\sqrt{2}}{3} \leqq k$

⑦ $-1 \leqq k \leqq \dfrac{5+\sqrt{2}}{3}$ ⑧ $k \leqq \dfrac{-6+\sqrt{2}}{4}$ または $\dfrac{3}{2} \leqq k$

(6) 放物線

$$y = -\frac{1}{4}x^2 + (k-4)x + 3k^2 - 4k - 11$$

と x 軸が共有点をもたないとき，定数 k のとる値の範囲を求めよ。　　6

① $-1 < k < 5$ 　　　② $k < -1$ または $5 < k$

③ $\dfrac{1}{2} < k < \dfrac{5}{2}$ 　　　④ $k < \dfrac{1}{2}$ または $\dfrac{5}{2} < k$

⑤ $-\dfrac{2}{5} < k < \dfrac{1}{5}$ 　　　⑥ $k < -\dfrac{2}{5}$ または $\dfrac{1}{5} < k$

⑦ $\dfrac{1}{5} < k < \dfrac{6}{7}$ 　　　⑧ $k < \dfrac{1}{5}$ または $\dfrac{6}{7} < k$

(7) a, b, c を定数とする。2つの放物線

$$y = -2x^2 + 8bx + 2a - 8b^2 + c$$
$$y = x^2 + 2cx + 3a - b + c^2 + 1$$

について，これらの放物線の頂点が一致し，さらにその頂点が
直線 $5x + 2y - 4 = 0$ 上にあるとき，a, b, c の値を求めよ。　　7

① $a = 4$, $b = 1$, $c = -2$ 　　　② $a = -5$, $b = 1$, $c = -2$

③ $a = 4$, $b = 1$, $c = -8$ 　　　④ $a = -5$, $b = 1$, $c = -8$

⑤ $a = 4$, $b = 0$, $c = 2$ 　　　⑥ $a = -5$, $b = 4$, $c = -2$

⑦ $a = 4$, $b = 4$, $c = -2$ 　　　⑧ $a = -5$, $b = 4$, $c = -8$

⑨ $a = 4$, $b = 4$, $c = -8$

(8) a は定数で，$a \leqq -1$ とする。関数

$$f(x) = -2x^2 + 4ax + a^2 - a + 1 \quad (-2 \leqq x \leqq 0)$$

の最小値が 4 であるとき，a の値を求めよ。　8

① $-1 - \sqrt{13}$ 　　② $12 - 2\sqrt{157}$ 　　③ $\dfrac{1 - 4\sqrt{5}}{2}$

④ $\dfrac{-7 - \sqrt{5}}{4}$ 　　⑤ $\dfrac{-1 - \sqrt{5}}{2}$ 　　⑥ $\dfrac{1 - \sqrt{13}}{2}$

⑦ $\dfrac{1 - 2\sqrt{13}}{4}$ 　　⑧ $\dfrac{-7 - 4\sqrt{13}}{18}$ 　　⑨ $\dfrac{-7 - \sqrt{157}}{18}$

(9) 不等式 $-|4x - 13| \geqq -2x + 5$ を解け。　9

① $2 \leqq x \leqq 4$ 　　　　　② $3 \leqq x \leqq 4$

③ $3 \leqq x \leqq 5$ 　　　　　④ $5 \leqq x \leqq 6$

⑤ $x \leqq 2$ または $4 \leqq x$ 　　⑥ $x \leqq 3$ または $4 \leqq x$

⑦ $x \leqq 3$ または $5 \leqq x$ 　　⑧ $x \leqq 5$ または $6 \leqq x$

(10) $\triangle \mathrm{ABC}$ において，辺 AB を $13 : 12$ に内分する点を D とし，辺 AC を $15 : 7$ に内分する点を E とする。また，線分 BE と線分 CD の交点を F とする。このとき，$\mathrm{CF} : \mathrm{FD}$ を求めよ。　10

① $3 : 2$ 　　② $7 : 6$ 　　③ $7 : 8$ 　　④ $15 : 13$

⑤ $15 : 16$ 　　⑥ $35 : 36$ 　　⑦ $35 : 39$ 　　⑧ $42 : 65$

2　AB = 4，BC = 3，CA = 2 である △ABC において，辺 AB 上に AD = CD となる点Dをとり，辺BC 上に BE = BD となる点Eをとる。次の各問に答えよ。

(1)　cos∠BAC の値を求めよ。　11

① $\dfrac{7}{8}$　　② $\dfrac{\sqrt{15}}{8}$　　③ $\dfrac{\sqrt{5}}{12}$　　④ $\dfrac{11}{12}$

⑤ $\dfrac{\sqrt{5}}{16}$　　⑥ $\dfrac{11}{16}$　　⑦ $\dfrac{\sqrt{5}}{24}$　　⑧ $\dfrac{\sqrt{15}}{24}$

(2)　sin∠ABC の値を求めよ。　12

① $\dfrac{7}{8}$　　② $\dfrac{\sqrt{15}}{8}$　　③ $\dfrac{\sqrt{5}}{12}$　　④ $\dfrac{11}{12}$

⑤ $\dfrac{\sqrt{5}}{16}$　　⑥ $\dfrac{11}{16}$　　⑦ $\dfrac{\sqrt{5}}{24}$　　⑧ $\dfrac{\sqrt{15}}{24}$

(3)　△ABC の外接円の半径を求めよ。　13

① $\dfrac{2\sqrt{3}}{3}$　　② $\dfrac{4\sqrt{5}}{3}$　　③ $\dfrac{8\sqrt{15}}{3}$　　④ $\dfrac{2\sqrt{3}}{5}$

⑤ $\dfrac{4\sqrt{5}}{5}$　　⑥ $\dfrac{8\sqrt{15}}{5}$　　⑦ $\dfrac{2\sqrt{3}}{15}$　　⑧ $\dfrac{4\sqrt{5}}{15}$

⑨ $\dfrac{8\sqrt{15}}{15}$

(4)　△ABC の面積を求めよ。　14

① $\dfrac{27\sqrt{3}}{2}$　　② $\dfrac{9\sqrt{5}}{2}$　　③ $\dfrac{3\sqrt{15}}{2}$　　④ $\dfrac{27\sqrt{3}}{4}$

⑤ $\dfrac{9\sqrt{5}}{4}$　　⑥ $\dfrac{3\sqrt{15}}{4}$　　⑦ $\dfrac{27\sqrt{3}}{16}$　　⑧ $\dfrac{9\sqrt{5}}{16}$

⑨ $\dfrac{3\sqrt{15}}{16}$

(5) 線分 CE の長さを求めよ。　15

① $\dfrac{5}{8}$　　② $\dfrac{7}{8}$　　③ $\dfrac{9}{8}$　　④ $\dfrac{5}{11}$　　⑤ $\dfrac{7}{11}$

⑥ $\dfrac{9}{11}$　　⑦ $\dfrac{5}{13}$　　⑧ $\dfrac{7}{13}$　　⑨ $\dfrac{9}{13}$

(6) △CDE の面積を求めよ。　16

① $\dfrac{5\sqrt{3}}{4}$　　② $\dfrac{4\sqrt{15}}{11}$　　③ $\dfrac{11\sqrt{35}}{28}$　　④ $\dfrac{17\sqrt{5}}{44}$

⑤ $\dfrac{42\sqrt{10}}{121}$　　⑥ $\dfrac{53\sqrt{11}}{242}$　　⑦ $\dfrac{35\sqrt{15}}{484}$　　⑧ $\dfrac{77\sqrt{3}}{512}$

⑨ $\dfrac{121\sqrt{15}}{640}$

(7) 線分 DE の長さを求めよ。　17

① $\dfrac{7}{5}$　　② $\dfrac{11}{5}$　　③ $\dfrac{13}{5}$　　④ $\dfrac{14}{11}$　　⑤ $\dfrac{16}{11}$

⑥ $\dfrac{20}{11}$　　⑦ $\dfrac{16}{13}$　　⑧ $\dfrac{20}{13}$　　⑨ $\dfrac{24}{13}$

$\boxed{3}$ 座標平面上において，点Pが原点Oにある。これを最初の状態として，1個のさいころを1回投げるごとに，次の(a), (b), (c)のルールで点Pの位置を決める。

(a) 出た目が3で割り切れるとき，点Pはx軸の正の方向へ1だけ移動する。

(b) 出た目を3で割った余りが1のとき，点Pはy軸の正の方向へ1だけ移動する。

(c) 出た目を3で割った余りが2のとき，点Pは移動しない。

例えば，1個のさいころを3回続けて投げたとき，1回目に出た目が6，2回目に出た目が4，3回目に出た目が2であれば，点Pは点 (1, 1) にある。

次の各問に答えよ。

(1) 1個のさいころを5回続けて投げたとき，点Pが点 (3, 2) にある確率を求めよ。 $\boxed{18}$

① $\dfrac{2}{9}$ ② $\dfrac{5}{9}$ ③ $\dfrac{7}{9}$ ④ $\dfrac{2}{81}$ ⑤ $\dfrac{16}{81}$

⑥ $\dfrac{50}{81}$ ⑦ $\dfrac{7}{243}$ ⑧ $\dfrac{10}{243}$ ⑨ $\dfrac{50}{243}$

(2) 1個のさいころを4回続けて投げたとき，点Pが点 (1, 1) にある確率を求めよ。 $\boxed{19}$

① $\dfrac{2}{9}$ ② $\dfrac{5}{9}$ ③ $\dfrac{7}{9}$ ④ $\dfrac{2}{27}$ ⑤ $\dfrac{4}{27}$

⑥ $\dfrac{10}{27}$ ⑦ $\dfrac{2}{81}$ ⑧ $\dfrac{4}{81}$ ⑨ $\dfrac{10}{81}$

(3) 1個のさいころを5回続けて投げたとき，点Pがx軸上またはy軸上にある確率を求めよ。 $\boxed{20}$

① $\dfrac{2}{9}$ ② $\dfrac{5}{9}$ ③ $\dfrac{7}{27}$ ④ $\dfrac{10}{27}$ ⑤ $\dfrac{16}{81}$

⑥ $\dfrac{49}{81}$ ⑦ $\dfrac{2}{243}$ ⑧ $\dfrac{50}{243}$ ⑨ $\dfrac{100}{243}$

(4) 1個のさいころを4回続けて投げたとき，点Pが直線 $y = x$ 上にある確率を求めよ。 21

① $\dfrac{4}{9}$　　② $\dfrac{7}{9}$　　③ $\dfrac{8}{9}$　　④ $\dfrac{14}{81}$　　⑤ $\dfrac{19}{81}$

⑥ $\dfrac{41}{81}$　　⑦ $\dfrac{17}{243}$　　⑧ $\dfrac{23}{243}$　　⑨ $\dfrac{140}{243}$

(5) 1個のさいころを5回続けて投げたとき，点Pが直線 $x + y = 5$ 上にある確率を求めよ。 22

① $\dfrac{4}{9}$　　② $\dfrac{7}{9}$　　③ $\dfrac{8}{9}$　　④ $\dfrac{8}{81}$　　⑤ $\dfrac{16}{81}$

⑥ $\dfrac{32}{81}$　　⑦ $\dfrac{8}{243}$　　⑧ $\dfrac{16}{243}$　　⑨ $\dfrac{32}{243}$

物理

問題

27年度

1 右図のように，高さ5.0〔cm〕の物体Pがスクリーン S から100〔cm〕離れた位置に置かれている。凸レンズ L を P から S に向かって光軸上を移動させたとき，P から40〔cm〕のところで S 上に鮮明な像が写った。このとき，以下の各問いに答えよ。

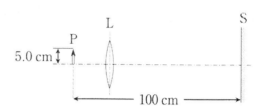

解答欄に記入する答えは，各問いの解答番号に対して最も適する答えを一つずつ解答群から選びその番号をマークせよ。また，解答が複数個ある問いでは同じ番号をくり返し選んでもよいこととする。

(1) スクリーン S 上の像は ｜ 1 ｜ 立の ｜ 2 ｜ であり，その大きさは物体 P ｜ 3 ｜ なる。

① 正　　　② 倒　　　③ 実像　　　④ 虚像

⑤ より大きく　⑥ より小さく　⑦ と同じに

(2) 像の大きさは ｜ 4 ｜〔cm〕である。

① 5.0　② 5.5　③ 6.0　④ 6.5　⑤ 7.0

⑥ 7.5　⑦ 8.0　⑧ 8.5　⑨ 9.0　⓪ 9.5

(3) 凸レンズ L をさらにスクリーン S に向かって光軸上を移動させたとき，再び S 上に鮮明な像が写った。このとき，L は S から ｜ 5 ｜〔cm〕の位置にある。

① 10　② 15　③ 20　④ 25　⑤ 30

⑥ 35　⑦ 40　⑧ 45　⑨ 50　⓪ 55

(4) (3)のとき，像の大きさは　　6　　〔cm〕である。

① 1.3 　　　② 1.7 　　　③ 2.1 　　　④ 2.5 　　　⑤ 2.9

⑥ 3.3 　　　⑦ 3.7 　　　⑧ 4.1 　　　⑨ 4.5 　　　⓪ 4.9

(5) 凸レンズLの焦点距離は　　7　　〔cm〕である。

① 16 　　　② 18 　　　③ 20 　　　④ 22 　　　⑤ 24

⑥ 26 　　　⑦ 28 　　　⑧ 30 　　　⑨ 32 　　　⓪ 34

2 次の［Ⅰ］，［Ⅱ］における各問いに答えよ。ただし，［Ⅰ］の解答欄に記入する数値計算の答えは，3桁目を四捨五入し，2桁の数字で位取りは指数で示せ。例えば，(1)の答えが0.123〔m/s²〕のときは1.2×10^{-1}であるから，マークシートの解答番号の8に①，9に②，10に⊖，11に①をマークする。答えが56.7〔m/s²〕のときは$5.7 \times 10^{+1}$であるから，解答番号の8に⑤，9に⑦，10に✱，11に①をマークする。答えが1.24〔m/s²〕のときは1.2×10^{0}であるから，解答番号の8に①，9に②，10に⓪，11に⓪をマークする。答えが0〔m/s²〕のときは解答番号の8に⓪，9に⓪，10に⓪，11に⓪と，すべての解答番号に⓪をマークする。

［Ⅱ］の解答欄に記入する答えは，各問いの解答番号に対して最も適する答えを一つずつ解答群から選びその番号をマークせよ。また，解答が複数個ある問いでは同じ番号をくり返し選んでもよいこととする。

［Ⅰ］
　右図のように，なめらかな床の上に質量$m = 2.0$〔kg〕の物体を置く。以下の各問いに答えよ。

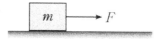

(1) 物体は水平右向きに8.0〔N〕の力Fを受けて動き出した。物体の加速度の大きさは

$\boxed{8\,|\,9} \times 10^{\boxed{10\,|\,11}}$〔m/s²〕である。

(2) 動き出してから4.0〔s〕後の物体の速さは

$\boxed{12\,|\,13} \times 10^{\boxed{14\,|\,15}}$〔m/s〕である。

(3) 力Fが4.0〔s〕間でした仕事は

$\boxed{16\,|\,17} \times 10^{\boxed{18\,|\,19}}$〔J〕である。

[Ⅱ]

右図のように，体積が等しいA，Bの2球を軽くて細い糸でつないで水に入れたところ，球Aは半分が水面から上に出た状態で糸がたるまずに浮かんだ。A，Bの体積をV，水の密度をρ，球Aの密度を$\frac{1}{4}\rho$とし，重力加速度の大きさをgとして以下の各問いに答えよ。

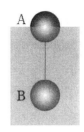

(4) 球Aにはたらく重力の大きさは ┃ 20 ┃ であり，球Aが水から受ける浮力の大きさは ┃ 21 ┃ である。

① $\frac{1}{8}\rho Vg$ ② $\frac{1}{6}\rho Vg$ ③ $\frac{1}{4}\rho Vg$ ④ $\frac{1}{3}\rho Vg$ ⑤ $\frac{1}{2}\rho Vg$

⑥ ρVg ⑦ $2\rho Vg$ ⑧ $3\rho Vg$ ⑨ $4\rho Vg$ ⓪ $6\rho Vg$

(5) 球Bの密度は ┃ 22 ┃ である。

① $\frac{10}{9}\rho$ ② $\frac{9}{8}\rho$ ③ $\frac{8}{7}\rho$ ④ $\frac{7}{6}\rho$ ⑤ $\frac{6}{5}\rho$

⑥ $\frac{5}{4}\rho$ ⑦ $\frac{4}{3}\rho$ ⑧ $\frac{3}{2}\rho$ ⑨ 2ρ ⓪ 3ρ

[3] 次の [Ⅰ], [Ⅱ] における各問いに答えよ。[Ⅰ] の解答欄に記入する数値計算の答えは, [2] [Ⅰ] の解答方法にならって, 3桁目を四捨五入し, 2桁の数字で位取りは指数で示せ。[Ⅱ] の解答欄に記入する答えは, 各問いの解答番号に対して最も適する答えを一つずつ解答群から選びその番号をマークせよ。

[Ⅰ]

1.0 [mol] の単原子分子からなる理想気体を, なめらかに動く軽いピストンがついたシリンダーに閉じ込め, 右図のようにA〜Dまでゆっくりと変化させた。Aのときの絶対温度 T_A は 300 [K] であった。以下の各問いに答えよ。

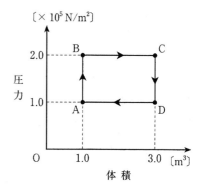

(1) Cのときの絶対温度 T_C は

$$\boxed{23\,.\,24} \times 10^{\boxed{25\,26}} \text{ [K] である。}$$

(2) A→B→C→D→Aの1サイクルの間でこの気体のした総仕事量は

$$\boxed{27\,.\,28} \times 10^{\boxed{29\,30}} \text{ [J] である。}$$

[Ⅱ]

右図のように，長さ L [m] で巻き数が N [回] の固定されたソレノイドに，抵抗と電池がスイッチSによって切り替えできるように接続されている。以下の各問いに答えよ。

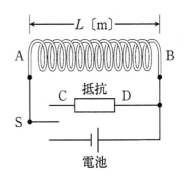

(3) スイッチSを電池側に接続したとき，ソレノイド内の磁力線の向きは　31　の向きである。

① A→B　　　　　　　② B→A

③ ソレノイド中心から左右へ　　④ ソレノイド両端から中心へ

(4) (3)のとき，ソレノイドに流れる電流を I とすると，ソレノイド内での磁界の強さは　32　に比例する。

① L　　② I　　③ N　　④ LI　　⑤ NLI

⑥ $\dfrac{L}{N}$　　⑦ $\dfrac{I}{L}$　　⑧ $\dfrac{LI}{N}$　　⑨ $\dfrac{NI}{L}$　　⓪ $\dfrac{LN}{I}$

(5) (3)のとき，ソレノイドのN極は　33　。

① A側である　　　② B側である　　　③ 交互に入れ替わる

(6) スイッチSを抵抗側に接続したとき，固定されたソレノイドのA側に棒磁石のN極を近づけた。抵抗に流れる電流の向きは　34　。

① C→Dである　　② D→Cである　　③ 交互に入れ替わる

明海大学（歯）27 年度 （23）

4 次の ［Ⅰ］，［Ⅱ］における各問いに答えよ。［Ⅰ］，［Ⅱ］の解答欄に記入する数値計算の答えは，**2** ［Ⅰ］の解答方法にならって，3桁目を四捨五入し，2桁の数字で位取りは指数で示せ。ただし，［Ⅰ］(2)の数値計算の答えにおいて，位取りの指数が2桁になるため，マークシートの解答番号の 41 に⊛か⊖記号をマークし，マークシートの解答番号の 42 と 43 に数値を記すこと。

［Ⅰ］

長さ 5.0 ［m］，断面積 2.0 ［mm²］，電気抵抗 0.10 ［Ω］の導線に，3.2 ［A］の電流が流れている。導線 1 ［m³］あたりの自由電子の個数を 8.0×10^{28} 個，電子の電荷を -1.6×10^{-19} ［C］として以下の各問いに答えよ。

(1) 導線の両端の電位差は

$$\boxed{35 \mid 36} \times 10^{\boxed{37 \mid 38}} \text{［V］である。}$$

(2) 導線の断面を1秒間に移動する自由電子の数は

$$\boxed{39 \mid 40} \times 10^{\boxed{41 \mid 42 \mid 43}} \text{個である。}$$

(3) 導線の中の自由電子が移動する速さは

$$\boxed{44 \mid 45} \times 10^{\boxed{46 \mid 47}} \text{［m/s］である。}$$

[II]

右図に示す回路において，電池 V は起電力が 12 〔V〕，内部抵抗が 0.60 〔Ω〕である。R_1, R_2, R_3, R_4 の電気抵抗値は，それぞれ 1.5 〔Ω〕，2.5 〔Ω〕，2.0 〔Ω〕，4.0 〔Ω〕である。以下の各問いに答えよ。

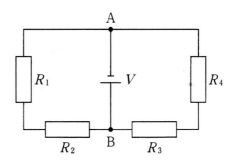

(1) この回路における電池の内部抵抗を含めた合成抵抗は

$\boxed{3.0}\times 10^{\boxed{00}}$ 〔Ω〕である。

(2) AB 間の電池 V を流れる電流は

$\boxed{4.0}\times 10^{\boxed{00}}$ 〔A〕である。

(3) 電池 V の端子電圧は

$\boxed{9.6}\times 10^{\boxed{00}}$ 〔V〕である。

(4) R_1 を流れる電流は

$\boxed{2.4}\times 10^{\boxed{00}}$ 〔A〕である。

化　学

問　題

27年度

必要があれば原子量は次の値を用いなさい。

H：1.0　　C：12.0　　O：16.0

1　次の問1～問5について答えなさい。

問1　下の選択肢①～⑥の中から，同位体の記述について正しいものをすべて選び，その番号を解答欄にマークしなさい。　1

① 原子番号は同じであるが，質量数は異なる。

② 陽子の数は異なるが，中性子の数は同じである。

③ 陽子の数は同じであるが，中性子の数が異なる。

④ 放射線を出す同位体を放射性同位体といい，半減期はすべて同じである。

⑤ 塩素の同位体 ^{35}Cl と ^{37}Cl はいずれも，放射性同位体である。

⑥ 塩素の同位体 ^{35}Cl と ^{37}Cl の存在比は地球上のどの場所でもほぼ一定である。

問2　下の選択肢①～⑧の酸化物の中から，塩基性酸化物をすべて選び，その番号を解答欄にマークしなさい。　2

①　Na_2O　　　②　MgO　　　③　Al_2O_3　　　④　SiO_2

⑤　P_4O_{10}　　　⑥　SO_3　　　⑦　Cl_2O_7　　　⑧　CO_2

問3　下の選択肢①～⑧の中から，マグネシウムとカルシウムに共通する性質をすべて選び，その番号を解答欄にマークしなさい。　3

①　2価の陽イオンとなる。　　　②　炎色反応を示さない。

③　水酸化物は強塩基である。　　　④　単体は室温で水と反応する。

⑤　硫酸塩は水によく溶ける。　　　⑥　硫酸塩は水に溶けにくい。

⑦　炭酸塩は水に溶けにくい。　　　⑧　炎色反応を示す。

問4 次の①〜⑤の化合物を,それぞれ同じ質量とり,一定量の水に溶かした水溶液がある。同圧のもとでこれらの水溶液の凝固点が一番低くなる化合物を選び,その番号を解答欄にマークしなさい。( )内の数値は分子量または式量を表し,電解質は完全に電離しているものとする。 4

① グルコース(180)　② 尿素(60)　③ スクロース(342)
④ 硝酸カリウム(101)　⑤ 塩化カルシウム(111)

問5 下の化合物(ア)〜(カ)はおのおのa〜fのいずれかに該当する。その組み合わせとして最も適切なものを下の選択肢①〜⑥の中から一つ選び,その番号を解答欄にマークしなさい。 5

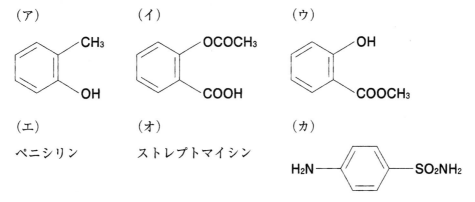

a　解熱鎮痛作用がある。
b　アオカビから発見された抗生物質。
c　消炎鎮痛作用がある。
d　抗菌作用のあるサルファ剤。
e　水溶液は殺菌・消毒剤。
f　土壌菌から発見された抗生物質。

	(ア)	(イ)	(ウ)	(エ)	(オ)	(カ)
①	a	c	e	d	b	f
②	a	c	e	d	f	b
③	c	e	a	f	d	b
④	c	e	a	f	b	d
⑤	e	a	c	b	f	d
⑥	e	a	c	b	d	f

2 銅 Cu の結晶の密度は 9.0 g/cm³ であり，図のような単位格子をもつ。原子が球で互いに接していると考えると，銅原子の半径は a . b ×10⁻ c cm になり，銅原子 1 個の質量は d . e ×10⁻ f g g になる。問 6 ～問 14 に答えなさい。
（必要ならばアボガドロ定数 6.0×10²³ /mol，3.61³＝47，$\sqrt{2}$ ＝1.4 を用いなさい。）

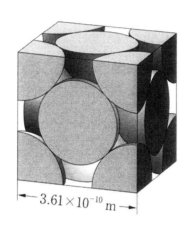

問 6 この結晶の配位数はいくつか。該当する数字を下の選択肢①～⑨の中から一つ選び，その番号を解答欄にマークしなさい。 6

   ① 2   ② 4   ③ 6   ④ 8   ⑤ 10
   ⑥ 12   ⑦ 14   ⑧ 16   ⑨ 18

問 7 この単位格子中に含まれる原子の数はいくつか。該当する数字を問 14 の下の選択肢①～⓪の中から一つ選び，その番号を解答欄にマークしなさい。 7

問 8   a に該当する数字を問 14 の下の選択肢①～⓪の中から一つ選び，その番号を解答欄にマークしなさい。 8

問 9   b に該当する数字を問 14 の下の選択肢①～⓪の中から一つ選び，その番号を解答欄にマークしなさい。 9

問 10   c に該当する数字を問 14 の下の選択肢①～⓪の中から一つ選び，その番号を解答欄にマークしなさい。 10

問11 　d　 に該当する数字を問14の下の選択肢①〜⓪の中から一つ選び，その番号を解答欄にマークしなさい。　11

問12 　e　 に該当する数字を問14の下の選択肢①〜⓪の中から一つ選び，その番号を解答欄にマークしなさい。　12

問13 　f　 に該当する数字を問14の下の選択肢①〜⓪の中から一つ選び，その番号を解答欄にマークしなさい。　13

問14 　g　 に該当する数字を下の選択肢①〜⓪の中から一つ選び，その番号を解答欄にマークしなさい。　14

問6〜問14に対する選択肢

| ① 1 | ② 2 | ③ 3 | ④ 4 | ⑤ 5 |
| ⑥ 6 | ⑦ 7 | ⑧ 8 | ⑨ 9 | ⓪ 0 |

3 平衡定数に関して，以下の問15〜問19 に答えなさい。

5.0 L の密封容器に水素 2.0 mol とヨウ素 2.0 mol の混合物を入れ，ある温度に保つと，ヨウ化水素が 3.0 mol を生じ，平衡状態になった。

$$H_2(気) + I_2(気) \rightleftarrows 2HI(気) \cdots\cdots ①$$

（1） この温度における①の平衡定数 K は $K =$ $\boxed{a}$ $\boxed{b}$ である。

（2） 1.00 L の密封容器に，ヨウ化水素 2.00 mol を入れ（1）と同じ温度に保つと，平衡状態になったとき容器内の水素の物質量は $\boxed{c}$. $\boxed{d}$ $\boxed{e}$ mol である。

問15 $\boxed{a}$ に該当する数字を問19 の下の選択肢①〜⓪の中から一つ選び，その番号を解答欄にマークしなさい。 $\boxed{15}$

問16 $\boxed{b}$ に該当する数字を問19 の下の選択肢①〜⓪の中から一つ選び，その番号を解答欄にマークしなさい。 $\boxed{16}$

問17 $\boxed{c}$ に該当する数字を問19 の下の選択肢①〜⓪の中から一つ選び，その番号を解答欄にマークしなさい。 $\boxed{17}$

問18 $\boxed{d}$ に該当する数字を問19 の下の選択肢①〜⓪の中から一つ選び，その番号を解答欄にマークしなさい。 $\boxed{18}$

問19 $\boxed{e}$ に該当する数字を下の選択肢①〜⓪の中から一つ選び，その番号を解答欄にマークしなさい。 $\boxed{19}$

問15〜問19 に対する選択肢

① 1	② 2	③ 3	④ 4	⑤ 5
⑥ 6	⑦ 7	⑧ 8	⑨ 9	⓪ 0

4 有機化合物の構造決定に関して，以下の問20〜問25に答えなさい。

炭素，水素，酸素だけからなる有機化合物の組成式は，下図に示すような（ ア ）装置を用いて求めることができる。まず，純粋な試料の質量を正確に測定する。この試料を乾燥した酸素を通しながら，燃焼管Aの中で完全に燃焼させて，（ イ ）と（ ウ ）にし，（ イ ）は吸収管Bに，（ ウ ）は吸収管Cに吸収させる。吸収により増加した質量から，生成した（ イ ）と（ ウ ）の質量を求める。この（ イ ）の質量から試料中の（ エ ）の質量を，（ ウ ）の質量から（ オ ）の質量を計算し，はじめの試料の質量から（ エ ）と（ オ ）の質量を引いて（ カ ）の質量を求める。各元素の質量をその原子量で割り簡単な整数比を出す。このようにして試料の組成式を求めることができる。

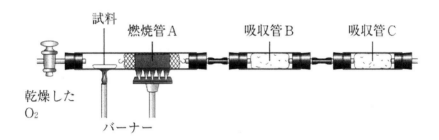

炭素，水素，酸素からなる有機化合物の試料37 mgを完全燃焼させたところ，吸収管Bの質量は45 mg，吸収管Cの質量は88 mg増加した。この化合物の分子量が100以下であるとき，この有機化合物の分子式は$C_{\boxed{a}}H_{\boxed{b}}O_{\boxed{c}}$である。

問20　文中の（ ア ）に該当する言葉を下の選択肢①〜⑤の中から一つ選び，その番号を解答欄にマークしなさい。　20

① 質量分析　　　② 燃焼分析　　　③ 元素分析
④ 定量分析　　　⑤ 定性分析

明海大学（歯）27年度 （31）

問21　燃焼管Ａ，吸収管Ｂ，吸収管Ｃの内容物に該当する物質名の正しい組み合わせを下の選択肢①～⑥の中から一つ選び，その番号を解答欄にマークしなさい。
　　　21

	燃焼管Ａ	吸収管Ｂ	吸収管Ｃ
①	塩化カルシウム	酸化銅（Ⅱ）	ソーダ石灰
②	塩化カルシウム	ソーダ石灰	酸化銅（Ⅱ）
③	酸化銅（Ⅱ）	ソーダ石灰	塩化カルシウム
④	酸化銅（Ⅱ）	塩化カルシウム	ソーダ石灰
⑤	ソーダ石灰	酸化銅（Ⅱ）	塩化カルシウム
⑥	ソーダ石灰	塩化カルシウム	酸化銅（Ⅱ）

問22　文中（　イ　）～（　カ　）に該当する物質名の組み合わせとして最も適切なものを下の選択肢①～⑥の中から一つ選び，その番号を解答欄にマークしなさい。　22

	（イ）	（ウ）	（エ）	（オ）	（カ）
①	水	二酸化炭素	酸素	水素	炭素
②	二酸化炭素	水	酸素	水素	炭素
③	水	二酸化炭素	炭素	酸素	水素
④	二酸化炭素	水	炭素	酸素	水素
⑤	水	二酸化炭素	水素	炭素	酸素
⑥	二酸化炭素	水	水素	炭素	酸素

問23　　a　に該当する数字を問25 の下の選択肢①～⓪の中から一つ選び，その番号を解答欄にマークしなさい。　23

問24　　b　に該当する数字を問25 の下の選択肢①～⓪の中から一つ選び，その番号を解答欄にマークしなさい。　24

問25 $\boxed{c}$ に該当する数字を下の選択肢①～⓪の中から一つ選び，その番号を解答欄にマークしなさい。$\boxed{25}$

問23～問25 に対する選択肢

① 1	② 2	③ 3	④ 4	⑤ 5
⑥ 6	⑦ 7	⑧ 8	⑨ 9	⓪ 10

5 下図はDを出発物質とした種々の化合物合成経路を示している。

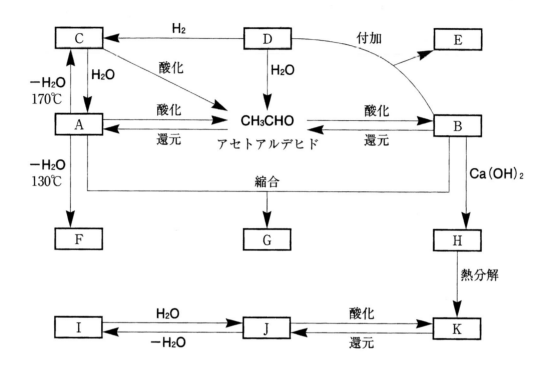

問26 A に該当する示性式を問36の下の選択肢①〜⑭の中から一つ選びその番号を解答欄にマークしなさい。 26

問27 B に該当する示性式を問36の下の選択肢①〜⑭の中から一つ選びその番号を解答欄にマークしなさい。 27

問28 C に該当する示性式を問36の下の選択肢①〜⑭の中から一つ選びその番号を解答欄にマークしなさい。 28

問29 D に該当する示性式を問36の下の選択肢①〜⑭の中から一つ選びその番号を解答欄にマークしなさい。 29

問30 E に該当する示性式を問36の下の選択肢①〜⑭の中から一つ選びその番号を解答欄にマークしなさい。 30

問31 　F　 に該当する示性式を問36 の下の選択肢①〜⊛の中から一つ選びその番号を解答欄にマークしなさい。 31

問32 　G　 に該当する示性式を問36 の下の選択肢①〜⊛の中から一つ選びその番号を解答欄にマークしなさい。 32

問33 　H　 に該当する示性式を問36 の下の選択肢①〜⊛の中から一つ選びその番号を解答欄にマークしなさい。 33

問34 　I　 に該当する示性式を問36 の下の選択肢①〜⊛の中から一つ選びその番号を解答欄にマークしなさい。 34

問35 　J　 に該当する示性式を問36 の下の選択肢①〜⊛の中から一つ選びその番号を解答欄にマークしなさい。 35

問36 　K　 に該当する示性式を下の選択肢①〜⊛の中から一つ選びその番号を解答欄にマークしなさい。 36

問26〜問36 に対する選択肢

① CH_3OH	② C_2H_5OH	③ $C_2H_5OC_2H_5$
④ CH_3COCH_3	⑤ $(CH_3COO)_2Ca$	⑥ $(CH_3)_2CHOH$
⑦ $CH_3COOC_2H_5$	⑧ CH_3COOH	⑨ $CH_2＝CH_2$
⓪ $CH_3CH＝CH_2$	⊖ $CH_2＝CHOCOCH_3$	⊛ $CH≡CH$

明海大学（歯）27年度 (35)

6 セルロースに関する次の文章を読んで問37〜問50に答えなさい。

　セルロースは，植物の細胞壁の主成分である。そのセルロースの構造は（　ア　）の単位がつながっており，（　ア　）の（　イ　）部分が結合方向に交互に（　ウ　）回転した形で（　エ　）重合し，（　オ　）に伸びている。（　オ　）の分子は平行に並んで，分子間に多くの（　カ　）ができ，強い繊維となる。セルロースは，酵素（　キ　）によって加水分解されるほか，酸を加えて長時間加熱すると（　ク　）になる。

　セルロースに酢酸と無水酢酸および少量の濃硫酸の混合物を作用させ，完全にトリアセチルセルロースにした。セルロースからトリアセチルセルロースを得る反応は次式で表される。

$$[C_6H_7O_2(OH)_3]_n + 3n\,(CH_3CO)_2O$$
$$\longrightarrow [C_6H_7O_2(OCOCH_3)_3]_n + 3n\,CH_3COOH$$

　このとき，トリアセチルセルロース 57.6 g を得るのに必要なセルロースは $\boxed{a}\,\boxed{b}\,.\,\boxed{c}$ g である。さらに，このトリアセチルセルロースをおだやかに加水分解すると，ジアセチルセルロース $[C_6H_7O_2(OH)(OCOCH_3)_2]_n$ が得られた。ジアセチルセルロース 73.8 g を得るには，はじめのセルロースは最低 $\boxed{d}\,\boxed{e}\,.\,\boxed{f}$ g 必要である。

問37　文中の（　ア　）に該当する語句を問40の下の選択肢①〜⓪の中から一つ選び，その番号を解答欄にマークしなさい。$\boxed{37}$

問38　文中の（　イ　）に該当する語句を問40の下の選択肢①〜⓪の中から一つ選び，その番号を解答欄にマークしなさい。$\boxed{38}$

問39　文中の（　ウ　）に該当する語句を問40の下の選択肢①〜⓪の中から一つ選び，その番号を解答欄にマークしなさい。$\boxed{39}$

問40　文中の（　エ　）に該当する語句を下の選択肢①～⓪の中から一つ選び，その番号を解答欄にマークしなさい。　40

問37～問40 に対する選択肢

①	縮合	②	付加	③	$45°$	④	$90°$	⑤	$180°$
⑥	α-グルコース			⑦	β-グルコース			⑧	五員環
⑨	六員環	⓪	七員環						

問41　文中の（　オ　）に該当する語句を問44 の下の選択肢①～⓪の中から一つ選び，その番号を解答欄にマークしなさい。　41

問42　文中の（　カ　）に該当する語句を問44 の下の選択肢①～⓪の中から一つ選び，その番号を解答欄にマークしなさい。　42

問43　文中の（　キ　）に該当する語句を問44 の下の選択肢①～⓪の中から一つ選び，その番号を解答欄にマークしなさい。　43

問44　文中の（　ク　）に該当する語句を下の選択肢①～⓪の中から一つ選び，その番号を解答欄にマークしなさい。　44

問41～問44 に対する選択肢

①	水素結合	②	疎水結合	③	直線状	④	らせん状
⑤	アミラーゼ	⑥	セルラーゼ	⑦	酸	⑧	塩基
⑨	セルビオース	⓪	グルコース				

問45　 a に該当する数字を問50 の下の選択肢①～⓪の中から一つ選び，その番号を解答欄にマークしなさい。重複して選択してもよい。　45

問46　 b に該当する数字を問50 の下の選択肢①～⓪の中から一つ選び，その番号を解答欄にマークしなさい。重複して選択してもよい。　46

明海大学（歯）27年度　（37）

問47　□c□に該当する数字を問50の下の選択肢①〜⓪の中から一つ選び，その番号を解答欄にマークしなさい。重複して選択してもよい。　□47□

問48　□d□に該当する数字を問50の下の選択肢①〜⓪の中から一つ選び，その番号を解答欄にマークしなさい。重複して選択してもよい。　□48□

問49　□e□に該当する数字を問50の下の選択肢①〜⓪の中から一つ選び，その番号を解答欄にマークしなさい。重複して選択してもよい。　□49□

問50　□f□に該当する数字を下の選択肢①〜⓪の中から一つ選び，その番号を解答欄にマークしなさい。重複して選択してもよい。　□50□

問45〜問50に対する選択肢

① 1	② 2	③ 3	④ 4	⑤ 5
⑥ 6	⑦ 7	⑧ 8	⑨ 9	⓪ 0

生 物

問題　27年度

1　次の文章を読んで，以下の問い（問1～3）に答えよ。

　有性生殖のみを行うある動物は，体色・眼形・翅形がそれぞれ単一の遺伝子によって決定されている。体色は黒色と白色（黒体と白体），眼形は丸形と細形（丸眼と細眼），翅形は長形と短形（長翅と短翅）のみとする。これら3つの遺伝子は同一の染色体上に位置している。この動物を使って以下の実験Ⅰ～Ⅲを行った。ただし，この動物では，雌雄ともに配偶子形成時に組換えが起こるとする。

〔実験Ⅰ〕　黒体・丸眼・長翅の純系個体と白体・細眼・短翅の純系個体を交配した。得られた F_1 は全て黒体・丸眼・長翅となった。

〔実験Ⅱ〕　実験Ⅰで得られた F_1 と白体・細眼・短翅の純系個体を交配すると，次のような表現型と個体数が得られた。

黒体・丸眼・長翅	347	白体・丸眼・長翅	68
黒体・丸眼・短翅	4	白体・丸眼・短翅	101
黒体・細眼・長翅	89	白体・細眼・長翅	6
黒体・細眼・短翅	62	白体・細眼・短翅	323

　この結果をもとに3つの遺伝子間の組換え価を求め，3つの遺伝子の染色体における相対的な位置関係を推定した。最も近いのは，　1　の遺伝子間で，組換え価は，　2 : 3 　%，次に近いのは，　4　の遺伝子間で，組換え価は　5 : 6 　%となった。3つの遺伝子のうち，中央に位置するのは，　7　の遺伝子と考えられた。

〔実験Ⅲ〕　実験Ⅰで得られた F_1 どうしで交配を行い，F_2 を得た。この F_2 のうち，眼形と翅形だけに注目して表現型の分離比を求めると，丸眼・長翅：丸眼・短翅：細眼・長翅：細眼・短翅＝　8 : 9 ：　10 : 11 ：　12 : 13 ：　14 : 15 　となった。

問1　文章中の　1　，　4　，　7　に入る適切なものを，次の①～⑥のうちからそれぞれ１つずつ選べ。

① 体色　　　② 翅形　　　③ 眼形

④ 体色と翅形　　⑤ 体色と眼形　　⑥ 翅形と眼形

問2　文章中の　2　，　3　，　5　，　6　に入る適切な数値をマークせよ。ただし，答えが１ケタの場合には，２ケタの解答欄（　2　，　5　）には⊛をマークせよ。また，必要ならば，小数第一位を四捨五入せよ。

問3　文章中の　8　～　15　に入る適切な数値をマークせよ。ただし，答えが１ケタの場合には，２ケタの解答欄（　8　，　10　，　12　，　14　）には，⊛をマークせよ。

2 次の文章を読んで，以下の問い（問1〜2）に答えよ。

　有性生殖のみを行うある動物集団がいる。この動物の体色は，黒色と茶色および白色の3色のみで，黒色の個体数は98匹，白色は18匹であった。体色は，対立遺伝子 A と a によって決定されており，黒色の遺伝子型は AA，茶色は Aa，白色は aa である。この動物集団で，ハーディー・ワインベルグの法則が成立しているとすれば，遺伝子 A の頻度は，0.[16] となり，茶色の個体数は，[17 ┊ 18] 匹と推定される。また，この動物集団から，繁殖期の前に白色個体を全て取り除くと，次世代の遺伝子 A の頻度は，0.[19] となる。

問1　文章中の [16] と [19] に入る小数第一位の数値をマークせよ。ただし，必要ならば小数第二位を四捨五入せよ。

問2　文章中の [17] と [18] に入る適切な数値をマークせよ。ただし，答えが1ケタの場合には，2ケタの解答欄（[17]）には✳をマークせよ。

3 次の文章を読んで，以下の問い（問1～3）に答えよ。

　窒素は，生物の体を構成するタンパク質や核酸にとって重要な元素の一つである。
窒素は，大気中に多量に含まれるが，この窒素をそのまま取り込んで利用できる生
物は少ない。大気中の窒素は， 20 などによって， 21 されて 22 に
変わり，次に， 23 によって 24 されて， 25 になる。そして，
26 によって 27 に変えられた後，植物に取り込まれる。取り込まれた
27 は， 28 されて 25 から 22 へと変わる。

　 22 は，アミノ酸である 29 と結合して 30 を合成した後，窒素
を含まない有機物である 31 と作用して， 29 を2分子作る。これらの
反応によって生成された分子から，生体を構成する様々な有機窒素化合物が合成さ
れる。

　植物体内で作られた有機窒素化合物は，食物連鎖によって動物へと移動し，利用
される。植物や動物の遺骸や排せつ物に含まれる窒素は， 32 などによって
22 となり，さらに 25 から 27 へと変えられる。そして，再び植
物に取り込まれるか， 33 によって 34 されて窒素となり，大気中に放
出される。

問1　文章中の 20 ， 23 ， 26 ， 32 ， 33 に入る適切な
　　ものを，次の①～⑦のうちからそれぞれ1つずつ選べ。

　　　①　亜硝酸菌　　　②　硝酸菌　　　③　消費者　　　④　生産者

　　　⑤　脱窒素細菌　　⑥　窒素固定細菌　⑦　分解者

問2　文章中の 21 ， 24 ， 28 ， 34 に入る適切なものを，次
　　の①～②のうちからそれぞれ1つずつ選べ。ただし，同じものを何度選んでも
　　よい。

　　　①　還元　　②　硝化

問3　文章中の　22 ，　25 ，　27 ，　29 ～　31 に入る適切なものを，次の①～⑦のうちからそれぞれ1つずつ選べ。ただし，同じ番号の解答欄には，同じ答えが入るとする。

① グルタミン　　② グルタミン酸　　③ ケトグルタル酸

④ NH_4^+　　⑤ NO_3^-　　⑥ NO_2^-

⑦ N_2

明海大学（歯）27 年度 （43）

4 次の文章A，B，Cを読んで，以下の問い（問1〜4）に答えよ。

A 地球上には多種多様な生物が生息している。これらの生物を分類する試みは，
  紀元前にまでさかのぼる。古代ギリシャのアリストテレスは，生物を 35
  つに大別することを提唱した。ヨーロッパでは，このアリストテレスの分類方法
  が18世紀まで使われてきた。しかし，18世紀の中頃になると，リンネが，生物
  を階層的に分類する方法を確立した。20世紀中頃には，ホイタッカーとマーグ
  リスが，生物を 36 つの界に分類する方法を発表した。20世紀の後期には，
  ウーズが核酸の分析により，これまでの分類方法とは大きく異なる 37 ド
  メイン説を提唱した。

B 動物は，胚発生中の胚葉の分化によって分類することができる。胚葉の分化が
  見られないのは 38 など，胚葉が2つに分化するのは 39 などの動物
  である。胚葉が3つに分化する動物は，原口と成体の口との関係によって2分す
  ることができる。原口が口になる動物は，旧口動物と呼ばれ， 40 などがそ
  れにあたり， 41 などの動物がいる。原口とは別に口が形成される動物は，
  新口動物と呼ばれ， 42 などが含まれ， 43 などの動物がいる。

C 脊椎動物は，脊椎を持ち神経系を発達させたグループであるが，動物群によっ
  て，胚発生や体の構造などに違いが認められる。例えば，羊膜の形成や心臓の構
  造を比較すると，魚類は 44 ，両生類は 45 ，は虫類は 46 ，鳥
  類は 47 ，哺乳類は 48 といった違いが認められる。

問1 文章A中の 35 〜 37 に入る適切な数字をマークせよ。

問2 文章B中の 38 ， 39 ， 41 ， 43 に入る適切なものを，
   次の①〜⑦のうちから選べ。ただし， 38 は1つ， 39 ， 41 ，
     43 は，それぞれ2つずつ選べ。

     ① イソギンチャク   ② ウニ   ③ カイメン   ④ カニ
     ⑤ サンゴ   ⑥ ホヤ   ⑦ ミミズ

問3 文章B中の 40 と 42 に入る適切なものを，次の①〜⑦のうちからそれぞれ2つずつ選べ。

① 海綿動物 ② 環形動物 ③ 棘皮動物 ④ 原索動物
⑤ 原生動物 ⑥ 刺胞動物 ⑦ 節足動物

問4 文章C中の 44 〜 48 に入る適切な記述を，次の①〜⑥のうちからそれぞれ1つずつ選べ。ただし，同じものを何度選んでもよい。

① 胚発生時には羊膜が形成され，成体の心臓の構造は1心房1心室である。
② 胚発生時には羊膜が形成され，成体の心臓の構造は2心房1心室である。
③ 胚発生時には羊膜が形成され，成体の心臓の構造は2心房2心室である。
④ 胚発生時には羊膜は形成されず，成体の心臓の構造は1心房1心室である。
⑤ 胚発生時には羊膜は形成されず，成体の心臓の構造は2心房1心室である。
⑥ 胚発生時には羊膜は形成されず，成体の心臓の構造は2心房2心室である。

英　語

解答

27年度

A
〔解答〕
1. ③　2. ④　3. ②　4. ③　5. ③
6. ①　7. ②　8. ④　9. ③　10. ③

〔出題者が求めたポイント〕
1. →　to become
2. →　herself
3. →　which
4. →　strongest
5. →　arrive
6. →　Whenever
7. →　neatly
8. →　during
9. →　little
10. →　has always come

B
〔解答〕
11. ②　12. ③　13. ④　14. ⑤　15. ①
16. ②　17. ①　18. ③　19. ②　20. ⑤

〔出題者が求めたポイント〕
11. (Please) wait in the next room <u>until</u> I call (you).
12. (I'll help) you with your homework as <u>soon</u> as (I finish mine.)
13. (How) <u>often</u> do I have to take (this medicine?)
14. (The principal) announced plans <u>to</u> rebuild the library (yesterday.)
15. (Haruka advised) me to <u>take</u> the train to Nikko instead of (driving.)
16. (Will you tell) me how I <u>can</u> turn down (this air conditioner?)
17. (I use only) the amount of water <u>I</u> need (when I take a shower.)
18. (Most children) prefer watching television to <u>listening to</u> the radio.
19. <u>The first thing</u> I want to do at college is (to learn how to learn English.)
20. (Today's special) is grilled salmon <u>served</u> with (steamed vegetables.)

C
〔解答〕
21. ④　22. ①　23. ②　24. ③　25. ①
26. ④　27. ④　28. ①　29. ④　30. ②

〔出題者が求めたポイント〕
21. weave「を織る」の過去分詞
22. Leave it to me.「私に任せて」
23. 嵐だった「ので」会議に遅刻した
24. become effective「有効になる、発効する」
25. 歯間ブラシの使用は歯周病のリスクを「減らす」
26. 雨が降ったので道路が凍結して「滑りやすい」
27. 親知らずを「抜いて(＝取り除いて)」もらった
28. 未知の植物の細胞を顕微鏡で「見た(＝観察した)」
29. 肉が「硬い」は tough (⇔ tender「柔らかい」)
30. heavy traffic「交通渋滞」

D
〔解答〕
31. ①　32. ②　33. ④　34. ④　35. ③

〔出題者が求めたポイント〕
31. 第1段落第1文
32. 第1段落第2文
33. 第2段落第1文
34. 第3段落第1文
35. 第5段落

〔全訳〕
　幼児は多くの言葉を親から学ぶ。親が行う中で最も一般的なことの1つは、子供に質問をすることである。実際、親が子供に話す内容の40%が質問の形をとっている。これは大人同士が話すのを聞く時と比べると、はるかに多くの質問がなされている。親子の会話で典型的に使われる質問には、いくつかの種類がある。

　最も一般的なのは「テスト型質問」であり、親はこれを使って、子供が何を知っているのかを知ろうとする。たとえば、子供がおもちゃを手に取った時に、父親が「それは何だい?」と質問することがある。明らかに、父親はそれが何なのかを知っているのに、子供がそれが何なのかを知っているのかどうかを確かめるために質問しているのだ。非常に幼い子供は「テスト型質問」を好むし、また、それがプラスになる。

　「情報要求」型質問は、親が子供から何かを知ろうとする時に行う質問である。この例は、子供が居間にいて、寝室にいる母親が「今何やってるの?」と聞くような種類の質問である。母親は本当に答えを知りたがっているのだ。

　3番目に、親は質問の形をとって命令をすることがある。たとえば「このおもちゃを片付けてもらえる?」とか「このおもちゃを片付けてね?」という具合である。親は子供が答えることではなく、単に指示に従うことを期待しているのだ。

　4番目の種類の質問は、会話を続けようとして親が行う質問である。父親が子供の言っていることが分からない時に、「何って言ったんだい?」とか「えっ?」などと言うことがある。

　言語学者の中には、たくさんの質問をすることで子供の言語習得がより早まると考える人もいる。

E
〔解答〕
36. ⑤　37. ①　38. ④　39. ⑥　40. ②

明海大学（歯）27年度　(46)

〔**出題者が求めたポイント**〕
全訳該当箇所 (36 ～ 40) 参照。
残りの選択肢の訳は以下の通り。

③森林再生のおかげで、不法に森林を伐採するのをやめる人も出てきている。

〔**全訳**〕
　世界の森林が消失中である。数多くの理由によって、これは不安の原因である。各国政府や NGO (非政府組織)、さらには私人がこの傾向を反転させるための措置を講じている。大小さまざまな規模の森林再生活動を通じて、彼らは森林を蘇らそうとしているのだ。

　36: ⑤毎年、約 1,300 万ヘクタールの森林が伐採されている。製材会社や採掘会社が行っている場合もあれば、森林を伐採して新たな農場のための場所を作ったり、伐採後の土地を使って牛や羊を飼育したりする場合もある。

　世界の一部では、年間の (森林の) 損失が深刻である。たとえば、2000 ～ 2005 年にかけて、4,300 万ヘクタール (の森林) が毎年南米で失われた。同じ時期に、400 万ヘクタール (の森林) が毎年アフリカで破壊された。37: ①ベトナムの状況は危機的である。同地では、国の原生林 (人的活動の影響をまったく受けていない森林) の 51% が 2000 ～ 2005 年に消失したのだ。

　38: ④多くの地域で、損傷・破壊された森林を再生させようとして木を再び植える試みが進行中だ。その第一段階は、地域固有の木の種類を特定することである。理想的には、さまざまな種が植えられているのがよい。それによって、地域の動植物の多様性が高まる。次に、その後の 2 年間をかけて、新しく植えられた若木が確実に健全に成長しているのを観測しておく。

　39: ⑥森林再生の試みの成果はまちまちである。アメリカ合衆国オレゴン州の人々は毎年 4,000 ～ 5,000 万本の木を植えている。コスタリカでは、Cloudbridge River Project が森林の重要な部分を再生させつつある。しかし残念ながら、一部の国では森林再生があまり成功していない。違法な木の収穫や家畜の過剰放牧といった問題に彼らは直面している。

　そういった挫折にもかかわらず、森林再生の試みは広がっている。40: ②健康な森林を持つことの利益に気づいている国が増えている。健康な森林は土壌の質を高め、砂漠の拡大を防ぎ、地下水を保護し、さらには、炭素ガスを大気から取り除くことで地球温暖化との戦いにも支援する。その上、健康な森林は未来の世代のために土地をより美しくしてくれるのだ。

数　学

解答　27年度

1

〔解答〕

1 ①　2 ⑨　3 ⑥　4 ⑦　5 ⑥
6 ③　7 ⑧　8 ⑥　9 ②　10 ⑥

〔出題者が求めたポイント〕

(1) 補集合と全体集合のベン図をかくとよい。
(2) 指数法則をチェック。
　① $a^m a^n = a^{m+n}$　② $(a^m)^n = a^{mn}$
　③ $(ab)^n = a^n b^n$
(3) x について整理するとよい。
(4) (小数部分) = (数) - (整数部分)
(5) 2つの2次方程式の判別式を D_1, D_2 とすると少なくとも一方が実数解をもつ条件は，
　$D_1 \geq 0$　または　$D_2 \geq 0$
(6) 2次方程式を x 軸が共有点をもたないときの条件は
　判別式　$D < 0$
(7) 2つの放物線の頂点をそれぞれ求める。
(8) グラフの頂点と区間の端をチェック。
(9) 絶対値 ⇒ 場合分けをして解くとよい。
(10) メネラウスの定理を利用するとよい。

〔解答のプロセス〕

(1) $U = \{1, 2, 3, 4, 5, 6, 7, 8\}$
　$A = \{1, 3, 5, 6, 7\}$
　$B = \{3, 6, 7, 8\}$
　$A \cup B = \{1, 3, 5, 6, 7, 8\}$
　$\overline{A \cup B} = \{2, 4\}$　①　…(答)

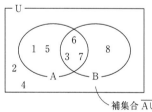
補集合 $\overline{A \cup B}$

(2) $\dfrac{1}{72} xy^2 z \times (-12xy^2z^3)^3 \times \left(-\dfrac{9}{4}x^2y\right)^2$

$= \dfrac{1}{72} xy^2 z \times (-12)^3 \times x^3 y^6 z^9 \times \left(-\dfrac{9}{4}\right)^2 \times x^4 y^2$

$= -\dfrac{243}{2} x^8 y^{10} z^{10}$　⑨　…(答)

(3) $x^2 - xy - 2y^2 + 4x - 5y + 3$
$= x^2 - (y-4)x - 2y^2 - 5y + 3$
$= x^2 - (y-4)x - (2y^2 + 5y - 3)$

```
   1       3    →   6
   2      -1    →  -1
                    ─
                    5
```

$= x^2 - (y-4)x - (y+3)(2y-1)$

```
   1        y+3     →    y+3
   1      -(2y-1)   →   -2y+1
                         ─────
                         -y+4
```

$= (x+y+3)(x-2y+1)$　⑥　…(答)

(4) $\dfrac{\sqrt{5}+1}{\sqrt{5}-2} - \dfrac{2\sqrt{5}+10}{\sqrt{5}+3}$

$= \dfrac{(\sqrt{5}+1)(\sqrt{5}+2)}{(\sqrt{5}-2)(\sqrt{5}+2)} - \dfrac{(2\sqrt{5}+10)(\sqrt{5}-3)}{(\sqrt{5}+3)(\sqrt{5}-3)}$

$= \dfrac{5+3\sqrt{5}+2}{5-4} - \dfrac{10+4\sqrt{5}-30}{5-9}$

$= 3\sqrt{5} + 7 - \dfrac{4\sqrt{5}-20}{-4}$

$= 3\sqrt{5} + 7 + \sqrt{5} - 5$

$= 4\sqrt{5} + 2$

$4\sqrt{5} = \sqrt{80}$　より
$\sqrt{64} < \sqrt{80} < \sqrt{81}$
$8 < \sqrt{80} < 9$
$8 < 4\sqrt{5} < 9$
$10 < 4\sqrt{5} + 2 < 11$　であるから，
$4\sqrt{5} + 2$ の整数部分 a は 10
よって $4\sqrt{5} + 2$ の小数部分
$b = 4\sqrt{5} + 2 - 10 = 4\sqrt{5} - 8$

$\left| \dfrac{2-a}{2b} + \dfrac{3(b+2)}{a-4} \right|$

$= \left| \dfrac{2-10}{2(4\sqrt{5}-8)} + \dfrac{3(4\sqrt{5}-8+2)}{10-4} \right|$

$= \left| \dfrac{-8}{8\sqrt{5}-16} + \dfrac{3(4\sqrt{5}-6)}{6} \right|$

$= \left| \dfrac{-1}{\sqrt{5}-2} + 2\sqrt{5} - 3 \right|$

$= \left| \dfrac{-(\sqrt{5}+2)}{(\sqrt{5}-2)(\sqrt{5}+2)} + 2\sqrt{5} - 3 \right|$

$= |\sqrt{5} - 5|$

$= 5 - \sqrt{5}$　②　…(答)

(5) $2x^2 + 2(3k-5)x + 1 = 0$,
$x^2 + 2kx + 3k^2 - k - 3 = 0$ の判別式をそれぞれ D_1, D_2 とすると，少なくとも一方が実数解をもつ条件は
$D_1 \geq 0$　または　$D_2 \geq 0$

$D_1/4 = (3k-5)^2 - 2 \times 1$
　　　$= 9k^2 - 30k + 23 \geq 0$

$9k^2 - 30k + 23 = 0$ を解くと，

$k = \dfrac{15 \pm \sqrt{225 - 9 \times 23}}{9}$

$= \dfrac{15 \pm 3\sqrt{2}}{9}$

$= \dfrac{5 \pm \sqrt{2}}{3}$

$k \leq \dfrac{5-\sqrt{2}}{3}$, $\dfrac{5+\sqrt{2}}{3} \leq k$　……①

$D_2/4 = k^2 - (3k^2 - k - 3)$
　　　$= -2k^2 + k + 3 \geq 0$
$(k+1)(2k-3) \leq 0$
これを解くと

$-1 \leqq k \leqq \dfrac{3}{2}$ ……②

よって，$D_1 \geqq 0$ または $D_2 \geqq 0$ の条件は①，②から

$k \leqq \dfrac{3}{2}$ または $\dfrac{5+\sqrt{2}}{3} \leqq k$ ⑥（答）

(6) $y = -\dfrac{1}{4}x^2 + (k-4)x + 3k^2 - 4k - 11$

と x 軸が共有点をもたない条件は，判別式を D とすると

$\dfrac{D}{4} = (k-4)^2 - 4 \times \left(-\dfrac{1}{4}\right)(3k^2 - 4k - 11) < 0$

$4k^2 - 12k + 5 < 0$

$(2k-1)(2k-5) < 0$

これを解くと

$\dfrac{1}{2} < k < \dfrac{5}{2}$ ③ …(答)

(7) $y = -2x^2 + 8bx + 2a - 8b^2 + c$ ……①

$y = x^2 + 2cx + 3a - b + c^2 + 1$ ……②

それぞれの頂点を求める。

①について

$y = -2(x^2 - 4bx) + 2a - 8b^2 + c$
$ = -2\{(x-2b)^2 - (2b)^2\} + 2a - 8b^2 + c$
$ = -2(x-2b)^2 + 2a + c$
$ = -2(x-2b)^2 + 2a + c$

頂点 $(2b,\ 2a+c)$

②について

$y = x^2 + 2cx + 3a - b + c^2 + 1$
$ = (x+c)^2 + 3a - b + 1$
$ = (x+c)^2 + 3a - b + 1$

頂点 $(-c,\ 3a-b+1)$

①式と②式の頂点は一致するので

$2b = -c$ ……③

$2a + c = 3a - b + 1$ ……④

また，その頂点が直線 $5x + 2y - 4 = 0$ 上にあるので

①式の頂点を直線の式に代入すると，

$5 \times (2b) + 2(2a+c) - 4 = 0$ ……⑤

③，④，⑤の連立方程式を解くと

$a = -5,\ b = 4,\ c = -8$ ⑧ …(答)

(8) $f(x) = -2x^2 + 4ax + a^2 - a + 1$
$ = -2(x^2 - 2ax) + a^2 - a + 1$
$ = -2\{(x-a)^2 - a^2\} + a^2 - a + 1$
$ = -2(x-a)^2 + 3a^2 - a + 1$

軸：$x = a$ は $a \leqq -1$ なので区間 $-2 \leqq x \leqq 0$ の中央である $x = -1$ より左にある。グラフは上に凸の放物線なので，$x = 0$ で最小値 $f(0) = a^2 - a + 1$ をとる。

したがって

$a^2 - a + 1 = 4$

$a^2 - a - 3 = 0$

$a = \dfrac{1 \pm \sqrt{13}}{2}$

$a \leqq -1$ より

$a = \dfrac{1 - \sqrt{13}}{2}$ ⑥ …(答)

(9) $-|4x-13| \geqq -2x + 5$

(i) $x \geqq \dfrac{13}{4}$ のとき

$-(4x-13) \geqq -2x + 5$

$2x - 8 \leqq 0$

$x \leqq 4$

よって $\dfrac{13}{4} \leqq x \leqq 4$ ……①

(ii) $x < \dfrac{13}{4}$ のとき

$4x - 13 \geqq -2x + 5$

$6x - 18 \geqq 0$

$x \geqq 3$

よって $3 \leqq x < \dfrac{13}{4}$ ……②

求める解は，①と②を合わせた範囲で

$3 \leqq x \leqq 4$ ② …(答)

(10) △ABC と直線 BE について，メネラウスの定理により，

$\dfrac{CF}{FD} \times \dfrac{DB}{BA} \times \dfrac{AE}{EC} = 1$

$\dfrac{CF}{FD} \times \dfrac{12}{25} \times \dfrac{15}{7} = 1$

$CF : FD = 35 : 36$ ⑥ …(答)

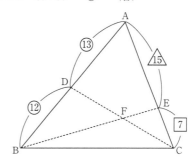

2

〔解答〕

11 ⑥　　12 ②　　13 ⑨　　14 ⑥

15 ④　　16 ⑦　　17 ④

〔出題者が求めたポイント〕

(1) 余弦定理を利用

(2) 正弦定理を利用

(3) 外接円の半径は正弦定理を利用

(4) 三角形の面積 S

$S = \dfrac{1}{2} \times (2辺) \times \sin(間の角)$

(5) 二等辺三角形を利用

(6) 高さが等しい三角形の面積比は底辺の比に等しい

(7) △BDE において余弦定理

〔解答のプロセス〕

(1) △ABC において余弦定理により,

$$\cos \angle BAC = \frac{2^2 + 4^2 - 3^2}{2 \times 2 \times 4}$$

$$= \frac{11}{16} \quad ⑥ \quad \cdots (\text{答})$$

(2) $\sin \angle BAC = \sqrt{1 - \frac{11^2}{16^2}} = \frac{3\sqrt{5}}{16}$

△ABC において正弦定理により,

$$\frac{2}{\sin \angle ABC} = \frac{3}{\sin \angle BAC}$$

$$\sin \angle ABC = \frac{2}{3} \times \frac{3\sqrt{15}}{16}$$

$$= \frac{\sqrt{15}}{8} \quad ② \quad \cdots (\text{答})$$

(3) △ABC において正弦定理により

$$R = \frac{2}{2\sin \angle ABC}$$

$$= \frac{8\sqrt{15}}{15} \quad ⑨ \quad \cdots (\text{答})$$

(4) $\frac{1}{2} \times AB \times AC \times \sin \angle BAC$

$$= \frac{1}{2} \times 4 \times 2 \times \frac{3\sqrt{15}}{16} = \frac{3\sqrt{15}}{4} \quad ⑥ \quad \cdots (\text{答})$$

(5) CE = x とすると

BE = BD = $3 - x$

よって, AD = CD = $4 - (3 - x) = 1 + x$

△ACD において余弦定理より

$$CD^2 = AC^2 + AD^2 - 2 \cdot AC \cdot AD \cdot \cos \angle BAC$$

$$(1+x)^2 = 2^2 + (1+x)^2 - 2 \cdot 2 \cdot (1+x) \cdot \frac{11}{16}$$

$$x = \frac{5}{11} \quad ④ \quad \cdots (\text{答})$$

(6) CE : EB = $\frac{5}{11} : \frac{28}{11} = 5 : 28$

AD : DB = $\frac{16}{11} : \frac{28}{11} = 4 : 7$ より

$$\triangle CDE = \triangle ABC \times \underbrace{\frac{7}{11}}_{\triangle BCD} \times \frac{5}{33}$$

$$= \frac{3\sqrt{15}}{14} \times \frac{7}{11} \times \frac{5}{33}$$

$$= \frac{35\sqrt{15}}{484} \quad ⑦ \quad \cdots (\text{答})$$

(7) △BDE において余弦定理により

$$DE^2 = BD^2 + BE^2 - 2 \cdot BD \cdot BE \cdot \cos \angle ABC$$

$$= \left(\frac{28}{11}\right)^2 + \left(\frac{28}{11}\right)^2 - 2 \cdot \frac{28}{11} \cdot \frac{28}{11} \cdot \sqrt{1 - \left(\frac{\sqrt{15}}{8}\right)^2}$$

$$= \frac{16}{121}$$

$$DE = \frac{4}{11} \quad ④ \quad \cdots (\text{答})$$

3

〔解答〕

⑱ ⑧　　⑲ ⑤　　⑳ ③　　㉑ ⑤　　㉒ ⑨

〔出題者が求めたポイント〕

反復試行の確率

〔解答のプロセス〕

出た目が3で割り切れるという事象を A,

出た目を3で割った余りが1という事象を B,

出た目を3で割った余りが2という事象を C

とすると

$$P(A) = P(B) = P(C) = \frac{1}{3}$$

(1) さいころを5回投げたとき, 点 P が点(3, 2)にある場合, A が3回, B が2回起こるからその確率は,

$$\frac{5!}{3!2!}\left(\frac{1}{3}\right)^5 = \frac{10}{81} \quad ⑧ \quad \cdots (\text{答})$$

(2) さいころを4回投げたとき点 P が点(1, 1)にある場合, A が1回, B が1回, C が2回起こるからその確率は,

$$\frac{4!}{1!1!2!}\left(\frac{1}{3}\right)^4 = \frac{4}{27} \quad ⑤ \quad \cdots (\text{答})$$

(3) さいころを5回投げたとき, x 軸上と y 軸上の座標の確率をそれぞれ求めると次のようになる。

(i) (0, 0), (5, 0), (0, 5) …… $\left(\frac{1}{3}\right)^5 = \frac{1}{243}$

(ii) (1, 0), (0, 1), (4, 0), (0, 4)

$$\cdots\cdots \frac{5!}{4!}\left(\frac{1}{3}\right)^5 = \frac{5}{243}$$

(iii) (2, 0), (0, 2), (3, 0), (0, 3)

$$\cdots\cdots \frac{5!}{3!2!}\left(\frac{1}{3}\right)^5 = \frac{10}{243}$$

(i)～(iii)より

$$\frac{1}{243} \times 3 + \frac{3}{243} \times 4 + \frac{10}{243} \times 4 = \frac{7}{27} \quad ③ \quad \cdots (\text{答})$$

(4) 点 P がさいころを4回投げたとき $y = x$ 上にあるのは, (0, 0), (1, 1), (2, 2)のいずれかである。

(i) (0, 0)のとき　C が4回起こるから

$$\left(\frac{1}{3}\right)^4 = \frac{1}{81}$$

(ii) (1, 1)のとき　A が1回, B が1回, C が2回起こるから

$$\frac{4!}{1!1!2!}\left(\frac{1}{3}\right)^4 = \frac{12}{81}$$

(iii) (2, 2)のとき　A が2回, B が2回起こるから

$$\frac{4!}{2!2!}\left(\frac{1}{3}\right)^4 = \frac{6}{81}$$

(i)～(iii)より

$$\frac{1}{81} + \frac{12}{81} + \frac{6}{81} = \frac{19}{81} \quad ⑤ \quad \cdots (\text{答})$$

(5) 点 P がさいころを5回投げたとき $x + y = 5$ のグラフ上にあるのは(0, 5), (1, 4), (2, 3), (3, 2), (4, 1), (5, 0)

(i)　(0, 5), (5, 0)　……　$\left(\dfrac{1}{3}\right)^5 = \dfrac{1}{243}$

(ii)　(1, 4), (4, 1)　……　$\dfrac{5!}{4!1!}\left(\dfrac{1}{3}\right)^5 = \dfrac{5}{243}$

(iii)　(2, 3), (3, 2)　……　$\dfrac{5!}{3!2!}\left(\dfrac{1}{3}\right)^5 = \dfrac{10}{243}$

(i)〜(iii)より

　$\dfrac{1}{243} \times 2 + \dfrac{5}{243} \times 2 + \dfrac{10}{243} \times 2$

　$= \dfrac{32}{243}$　　⑨　…(答)

物理 解答　27年度

1
〔解答〕
(1) 1② 2③ 3⑤　(2) 4⑥
(3) 5⑦　(4) 6⑥　(5) 7⑤

〔出題者が求めたポイント〕
凸レンズの写像公式

〔解答のプロセス〕
(2) 倍率 $m = \dfrac{b}{a} = 1.5$　$5.0 \times 1.5 = 7.5$cm

(3) $\dfrac{1}{a} + \dfrac{1}{b} = \dfrac{1}{f}$ より a と b を入れかえても成立

(4) $m = \dfrac{2}{3}$　$5.0 \times \dfrac{2}{3} = 3.3$cm

(5) $\dfrac{1}{60} + \dfrac{1}{45} = \dfrac{1}{f}$

2
〔解答〕
(I) (1) 8 4　9 0　10 0　11 0
　　(2) 12 1　13 6　14 ※　15 1
　　(3) 16 2　17 6　18 ※　19 2

〔出題者が求めたポイント〕
力学の基本

〔解答へのプロセス〕
(1) $a = \dfrac{F}{m} = 4.0 \text{m/s}^2$　(2) $V = at = 16 \text{m/s}$

(3) $\dfrac{1}{2}mv^2 = 2.56$　2.6×10^2J

〔解答〕
(II) (4) 20③　21⑤　(5) 22⑥

〔出題者が求めたポイント〕
浮力を含めた力のつりあい

〔解答へのプロセス〕

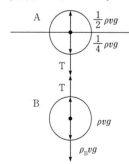

A のつりあい
$\dfrac{1}{2}\rho vg = T + \dfrac{1}{4}\rho vg$

B のつりあい
$\rho vg + T = \rho_B vg$
$\therefore \rho_B = \dfrac{5}{4}f$

3
〔解答〕
(I) (1) 23 1　24 8　25 ※　26 3
　　(2) 27 2　28 0　29 ※　30 5
(II) (3) 31②　(4) 32⑨　(5) 33①　(6) 34 1

〔出題者が求めたポイント〕
気体の状態変化　ソレノイドの作る磁場

〔解答へのプロセス〕
(I) (1) ボイルシャルルの法則
$\dfrac{1.0 \times 10^5 \times 1.0}{300} = \dfrac{2.0 \times 10^5 \times 3.0}{Tc}$　$Tc = 1.8 \times 10^3$K

(2) 1 サイクルで正味の仕事と考えて，pr 曲線に囲まれた面積だから，
$(2.0 - 1.0) \times 10^5 \times (3.0 - 1.0)$
2.0×10^5J

(II) (4) 単位長さあたりの巻き数は $\dfrac{N}{L}$，$H = \dfrac{N}{L}I$

(5) レンツの法則

4
〔解答〕
(I) (1) 35 3　36 2　37 −　38 1
　　(2) 39 2　40 0　41 ※　42 1　43 9
　　(3) 44 1　45 3　46 −　47 4
(II) (1) 48 3　49 0　50 0　51 0
　　(2) 52 4　53 0　54 0　55 0
　　(3) 56 9　57 6　58 0　59 0
　　(4) 60 2　61 4　62 0　63 0

〔出題者が求めたポイント〕
導体内の自由電子　直列回路

〔解答のプロセス〕
(I) (1) $V = RI$　(2) $\dfrac{3.2}{1.6 \times 10^{-19}} = 2.0 \times 10^{19}$

(3) $2.0 \times 10^{-6} \times v \times 8.0 \times 10^{28} = 2.0 \times 10^{19}$
$\therefore v = 1.3 \times 10^{-4}$

(II) (1) $0.6 + \left(\dfrac{1}{1.5 + 2.5} + \dfrac{1}{2.0 + 4.0}\right)^{-1} = 3.0\ \Omega$

(2) $I = \dfrac{12}{3} = 4.0A$　(3) $12 - 0.6 \times 4.0 = 9.6V$

(4) キルヒホッフの法則より
$12 - 0.6 \times 4.0 - 4.0I = 0$　$I = 2.4A$

明海大学（歯）27年度 （52）

化 学

解答

27年度

1

〔解答〕

問1. ①③⑥　　問2. ①②　　問3. ①⑦

問4. ⑤　　問5.⑤

〔出題者が求めたポイント〕

原子構造，元素の性質，凝固点降下，薬品に関する基礎的な知識に関する問題の集合

〔解答のプロセス〕

問1. ①：正：原子番号が同じで，質量数の異なるものを同位体という。なお，原子番号＝陽子数

（陽子数）＋（中性子数）＝（質量数）…(1)

②：誤：式(1)から。

③：正：式(1)から。

④：誤：半減期は元素によって異なる。

⑤：誤：いずれも放射性同位体ではない。

⑥：正：

①③⑥が正しい。

問2. 金属の酸化物である Na_2O，MgO が塩基性酸化物である。

注，同じく金属の酸化物である Al_2O_3 は，酸とも塩基とも反応するので，両性酸化物という。

①②を選択…(答)

問3. ①：正：Mg^{2+}，Ca^{2+}

②：誤：Ca は橙色の炎色反応を示す。

③：誤：$Mg(OH)_2$ は水にあまり溶けないので，弱塩基

④：誤：Mg は室温の水とは反応しない。

⑤：誤：$CaSO_4$ は水に溶けない。

⑥：誤：$MgSO_4$ は水に溶ける。

⑦：正：$MgCO_3$，$CaCO_3$ は水に溶けない。

⑧：誤：Mg は炎色反応を示さない。

①⑦が正しい…(答)

問4. 凝固点降下は質量モル濃度に比例する。水の量が一定なので，同じ a(g) 当たりの物質量を比較する。ただし，電解質④，⑤は電離して，それぞれ1mol が 2mol，3mol に相当する。

④ $KNO_3 \rightarrow K^+ + NO_3^-$

⑤ $CaCl_2 \rightarrow Ca^{2+} + 2Cl^-$

① $\dfrac{a}{180}$　② $\dfrac{a}{60}$　③ $\dfrac{a}{342}$

④ $\dfrac{a}{101} \times 2$　⑤ $\dfrac{a}{111} \times 3$

（単位はすべて mol）

計算して，最大は⑤…(答)

問5. (ア)クレゾール：クレゾール石けん液として，消毒，殺菌に用いられる→e

(イ)アセチルサリチル酸：アスピリンとも言われ，解熱，鎮痛作用がある。→a

(ウ)サリチル酸メチル：消炎鎮痛用の外用薬。→c

(エ)ペニシリン：アオカビから作られた抗生物質→b

(オ)ストレプトマイシン：土壌菌から発見された抗生物質→f

(カ)サルファ剤：ベンゼン環，NH_2，SO_2 に構造の特徴がある→d

2

〔解答〕

問6. ⑥　　問7. ④　　問8.a ①　　問9.b ③

問10.c ⑧　　問11.d ①　　問12.e ①

問13.f ②　　問14.g ②

〔出題者が求めたポイント〕

結晶格子の解析に関する基礎的な問題

〔解答のプロセス〕

問6. 面心立方格子の1つの原子に注目すると，同じ平面で4個，上と下の面でそれぞれ4個，合計12個の原子と接触している。配位数は12。

問7. 6つの面にある原子はその2分の1が単位格子に属している。また，8つの頂点にある原子は8分の1が単位格子に属している。

$$\frac{1}{2} \times 6 + \frac{1}{8} \times 8 = 4(個)…(答)$$

問8. ～問10.

面の対角線を考える。また，原子の半径を r(cm) とする。

対角線の長さは1辺の $\sqrt{2}$ 倍，またこの対角線は 4r の長さなので，次の式が成立する。

$4r = 3.61 \times 10^{-10} \times 10^2 \times \sqrt{2}$

$(1m = 10^2 cm)$

$r = 1.26 \times 10^{-8} = 1.3 \times 10^{-8}(cm)…(答)$

a＝1　　b＝3　　c＝8

問11. ～問14.

この単位格子には4個の原子が含まれているので，原子1個の質量を $x(g)$ とすると，次の式が成立する。

$(3.61 \times 10^{-8})^3 \times 9.0 = 4x$

$x = 1.06 \times 10^{-22} = 1.1 \times 10^{-22}(g)…(答)$

d＝1　e＝1　f＝2　g＝2

❸

〔解答〕

問 15. a ③   問 16. b ⑥   問 17.c ⓪

問 18. d ②   問 19. e ⑤

〔出題者が求めたポイント〕

気体の平衡定数に関する基礎的な問題

〔解答のプロセス〕

問 15.　問 16.

HI が 3.0mol 生成するには，H_2，I_2 は 1.5mol 失われることになる。5.0L の容器内に残っている $H_2 = 0.5$mol，また $I_2 = 0.5$mol。

$$K = \frac{(3.0/5.0)^2}{(0.5/5.0) \times (0.5/5.0)} = 36 \cdots (答)$$

$a = 3$ $b = 6$

問 17.〜問 19.

H_2 が x(mol) 生成すると，I_2 も x(mol) 生成し，HI は $2x$(mol) 減少する。

$$36 = \frac{[(2.0 - 2x)/5.0]^2}{(x/5.0) \times (x/5.0)}$$

これを解いて $x = 0.25$(mol)$\cdots$(答)

$c = 0$ $d = 2$ $e = 5$

❹

〔解答〕

問 20.　③   問 21.　④   問 22.　⑤

問 23.　④   問 24.　⓪   問 25.　①

〔出題者が求めたポイント〕

有機化合物の構造決定に関する基本問題

〔解答のプロセス〕

問 20.　有機化合物を燃焼させ元素分析を行う。

問 21.　試料を完全燃焼させるために酸化剤が必要である。燃焼管 A には酸化剤の CuO を用いる。

吸収管 B では $CaCl_2$ で H_2O を，吸収管 C ではソーダ石灰（NaOH と CaO の混合物）で CO_2 を吸収させる。ソーダ石灰は H_2O と CO_2 を吸収するため，逆は不可。

問 22.　生成した H_2O から試料中の H の質量が，また CO_2 から C の質量がわかる。試料中の酸素 O の質量は，始めに用いた試料の質量から，H と C の質量を引いて求める。

問 23.〜問 25.

燃焼データから

$$H = 45 \times \frac{2}{18} = 5(mg)\quad H_2O(分子量 18)$$

$$C = 88 \times \frac{12}{44} = 24(mg)\quad CO_2(分子量 44)$$

$O = 37 - (5 + 24) = 8(mg)$

$C : H : O = (24/12) : (5/1) : (8/16)$

$= 4 : 10 : 1$

$C_4H_{10}O$(式量 74)$\cdots$(答)

分子量は，100 以下なので，これは分子式でもある。

$a = 4$ $b = 10$(⓪に相当) $c = 1$

注．この分子式の化合物は，

ブタノール C_4H_9OH などがある。

❺

〔解答〕

問 26.　A ②   問 27.　B ⑧   問 28.　C ⑨

問 29.　D ✳   問 30.　E ⊖   問 31.　F ③

問 32.　G ⑦   問 33.　H ⑤   問 34.　I ⓪

問 35.　J ⑥   問 36.　K ④

〔出題者が求めたポイント〕

有機化合物の性質に関する基本的な問題

〔解答のプロセス〕

問 26.　A：エタノール C_2H_5OH

アセトアルデヒドの還元

$CH_3CHO \rightarrow 還元(2H) \rightarrow C_2H_5OH$

問 27.　B：酢酸 CH_3COOH

アセトアルデヒドの酸化

$CH_3CHO \rightarrow 酸化(O) \rightarrow CH_3COOH$

問 28.　C：エチレン $CH_2 = CH_2$

エタノールの脱水（170℃）

$C_2H_5OH \rightarrow CH_2 = CH_2 + H_2O$

問 29.　D：アセチレン $CH \equiv CH$

アセチレンからアセトアルデヒド（付加反応）

$CH \equiv CH + H_2O \rightarrow CH_3CHO$

問 30.　E：酢酸ビニル $CH_2 = CHOCOCH_3$

アセチレンに酢酸が付加

$CH \equiv CH + CH_3COOH \rightarrow CH_2 = CHOCOCH_3$

問 31.　F：ジエチルエーテル $C_2H_5OC_2H_5$

エタノールの脱水（130℃）

$2C_2H_5OH \rightarrow C_2H_5OC_2H_5 + H_2O$

問 32.　G：酢酸エチル $CH_3COOC_2H_5$

$CH_3COOH + C_2H_5OH \rightarrow CH_3COOC_2H_5 + H_2O$

問 33.　H：酢酸カルシウム $(CH_3COO)_2Ca$

$2CH_3COOH + Ca(OH)_2 \rightarrow (CH_3COO)_2Ca + 2H_2O$

問 34.　I：プロペン $CH_2 = CHCH_3$

2-プロパノールの脱水

$(CH_3)_2CHOH \rightarrow CH_2 = CHCH_3 + H_2O$

問 35.　J：2-プロパノール $(CH_3)_2CHOH$

アセトンの還元

$CH_3COCH_3 \rightarrow 還元(2H) \rightarrow CH_3CH(OH)CH_3$

問 36.　K: アセトン CH_3COCH_3
　　　　酢酸カルシウムの分解
　　　　$(CH_3COO)_2Ca \rightarrow CaCO_3 + CH_3COCH_3$

6

〔解答〕

問 37.　⑦　　　問 38.　⑨　　　問 39.　⑤　　　問 40.　①
問 41.　③　　　問 42.　①　　　問 43.　⑥　　　問 44.　⓪
問 45.　a③　　　問 46.　b②　　　問 47.　c④
問 48.　d④　　　問 49.　e⑧　　　問 50.　f⑥

〔出題者が求めたポイント〕

　セルロースに関する基本的な概念を問う問題

〔解答のプロセス〕

問 37.〜問 41.

　　　セルロースは β – グルコースが，180 度ずつ，裏表のように縮合重合で結合した構造となっている。従って直線状の構造である。

問 42.〜問 44.

　　　直線状のセルロース分子間には水素結合が働き，構造が強くなっている。セルロースを加水分解する酵素はセルラーゼであり，二糖類のセロビオースに加水分解される。セルロースは塩酸などでも加水分解され，この場合はグルコースにまで加水分解される。

問 45.〜問 47.

　　　セルロースの繰り返し単位の式量：

　　　$[C_6H_7O_2(OH)_3] = 162$

　　　トリアセチルセルロースの繰り返し単位の式量：

　　　$[C_6H_7O_2(OCOCH_3)_3] = 288$

　　　必要なセルロース：

　　　$\dfrac{57.6}{288} \times 162 = 32.4 \,(g) \cdots (答)$

　　　　a＝3　b＝2　c＝4

問 48.〜問 50.

　　　同様にジアセチルセルロースの繰り返し単位の式量：$[C_6H_7O_2\,(OH)(OCOCH_3)_2] = 246$

　　　$\dfrac{73.8}{246} \times 162 = 48.6 \,(g) \cdots (答)$

　　　　d＝4　e＝8　f＝6

生 物　　解答　　27年度

1
〔解答〕
問1　① ④　④ ⑥　⑦ ②
問2　② 1　③ 4　⑤ 2　⑥ 0
問3　⑧ 6　⑨ 6　⑩ *　⑪ 9　⑫ *
　　　⑬ 9　⑭ 1　⑮ 6

〔出題者が求めたポイント〕

問1　問2　三点交雑法によって各遺伝子間の組換え価を求め，それぞれの遺伝子間の相対的な位置を求める。まず体色と眼形の遺伝子間の組み換え価を求める。体色と眼形のみに着目し，実験Ⅱの結果を整理すると，黒体・丸眼：黒体・細眼：白体・丸眼：白体・細眼
$= (347+4) : (89+62) : (68+101) : (6+323)$ となる。したがって，体色と眼形を決定する遺伝子間の組換え価は，

$$\frac{(89+62)+(68+101)}{(347+4)+(89+62)+(68+101)+(6+323)} \times 100 = 32\%$$

となる。

　同様に，眼形と翅形を決定する遺伝子間の組換え価は 20%，体色と翅形を決定する遺伝子間の組換え価は 14% となる。したがって，3 つの遺伝子の相対的な位置は下の図のようになる。

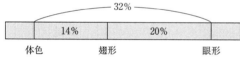

体色と翅形を決定する遺伝子間の組換え価＋翅形と眼形を決定する遺伝子間の組換え価＝体色と眼形を決定する遺伝子間のみ組換え価とならないのは，体色と眼形を決定する遺伝子間で二重乗換えが生じているからだと考えられる。

問3　眼形を丸形にする遺伝子をＡ，細形にする遺伝子をａとする。また，翅形を長形にする遺伝子をＢ，短形にする遺伝子をｂとする。

　眼形の遺伝子と翅形の遺伝子のみに着目して，F1 の個体が作る配偶子の分離比を考える。ただし，この遺伝子は不完全連鎖をしているため，問2で求めた組換え価を考慮する必要がある。F1 の個体が作る配偶子の分離比は，AB:Ab:aB:ab = 4:1:1:4 となる。この配偶子の分離比を使って，F2 の表現型の分離比を考えればよい。

2
〔解答〕
問1　⑯ 7　⑲ 8　問2　⑰ 8　⑱ 4

〔出題者が求めたポイント〕

ハーディー・ワインベルグの法則とは
1　多数の同種の個体数が存在する
2　集団内では突然変異は生じない
3　個体の移出や移入が起こらない
4　自由交雑が行われる
5　個体間の生存力や繁殖力に差がない。

この5つの条件を全て満たす集団内の遺伝子頻度は世代を重ねても変化しないという法則である。

問1　遺伝子Ａの遺伝子頻度を p，遺伝子ａの遺伝子頻度を q（ただし，p+q＝1）とすると，

	(p)A	(q)a
(p)A	(p²)AA	(pq)Aa
(q)a	(pq)Aa	(q²)aa

$p^2 : q^2 = 98 : 18$
$p^2 : q^2 = 49 : 9$
$p : q = 7 : 3$
したがって，$p = 0.7$，$q = 0.3$ となる。

問2　黒色の個体(AA) : 茶色の個体(Aa) = $p^2 : 2pq$
求めたい茶色の個体数を X とすると，
黒色の個体(AA) : 茶色の個体(Aa) = 98 : X
$p^2 : 2pq = 98 : X$
$p^2 X = 98 \times 2pq$
$0.49X = 41.16$
$X = 84$

問3　白色個体を繁殖期前に取り除くと，繁殖は黒色個体(AA) 98 匹と茶色個体(Aa) 84 匹で行われることになる。
この集団の遺伝子頻度が次世代の遺伝子頻度となる。よって次世代の遺伝子Ａの頻度は

$$\frac{2 \times 98 + 1 \times 84}{2 \times 98 + 2 \times 84} = \frac{280}{364} \fallingdotseq 0.76\cdots$$

となるので，小数第2位を四捨五入して 0.8 となる。

3
〔解答〕
問1　⑳ ⑥　㉓ ①　㉖ ②　㉜ ⑦　㉝ ⑤
問2　㉑ ①　㉔ ②　㉘ ①　㉞ ①
問3　㉒ ④　㉕ ①　㉗ ⑤　㉙ ②　㉚ ①
　　　㉛ ③

〔出題者が求めたポイント〕

問1　問2　大気中の窒素(N_2)は窒素固定細菌によって，アンモニウムイオン(NH_4^+)に固定される。アンモニウムイオンは亜硝酸菌によって亜硝酸イオン(NO_2^-)に，さらに硝酸菌によって硝酸イオン(NO_3^-)に変えられる。この働きを硝化という。また生物の排泄物や遺骸などに含まれる窒素は分解者などによってアンモニウムイオンへと変えられ，再び窒素源として利用される。

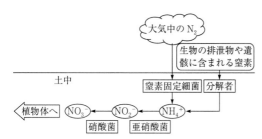

問3 植物に吸収された硝酸イオンは、体内で亜硝酸イオンへと還元される。亜硝酸イオンは葉緑体のストロマでアンモニウムイオンに還元され、グルタミン酸回路にてグルタミン酸と結合し、グルタミンとなる。さらにグルタミンはα-ケトグルタル酸と共に2分子のグルタミン酸を生じる。

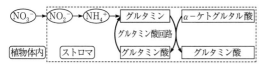

4
〔解答〕
問1　㉟　2　㊱　5　㊲　3
問2　㊳　③　㊴　①⑤　㊶　④⑦　㊸　②⑥
問3　㊵　⑦②　㊷　③④
問4　㊹　④　㊺　⑤　㊻　②　㊼　③　㊽　③

〔出題者が求めたポイント〕
問1　アリストテレスは生物を動物と植物に二分した。ホイタッカーとマーグリスは生物を、モネラ界・原生生物界・植物界・菌界・動物界の五界に分けた。ドメイン説とは、界よりも上のグループとして、細菌ドメイン・古細菌ドメイン・真核生物ドメインの3つに生物を分けたものである。
問2　動物の系統は、側生動物(無胚葉性)の海綿動物、二胚葉動物の刺胞動物・有シツ動物、三胚葉動物の扁形動物・軟体動物・輪形動物・環形動物・線形動物・節足動物・棘皮動物・原索動物・脊椎動物の三系統に分類される。
　　イソギンチャクは刺胞動物、ウニは棘皮動物、カイメンは海綿動物、カニは節足動物、サンゴは刺胞動物、ホヤは原索動物、ミミズは環形動物である。
問3　原口が将来口になる動物を旧口動物、将来肛門になる動物を新口動物という。
　　旧口動物は、節足動物や線形動物といった成長過程で脱皮をする脱皮動物と、脱皮をしない冠輪動物(環形動物や扁形動物など)に大別される。
　　新口動物は、脊椎動物、原索動物、棘皮動物などがこれにあたる。
問4　脊椎動物の心臓の構造は、魚類は一心房一心室、両生類・は虫類は二心房一心室、鳥類・哺乳類は二心房二心室である。
　　脊椎動物のうち、発生段階で羊膜を形成するのは、は虫類・鳥類・哺乳類であり、このグループを有羊膜類という。

平成26年度

問 題 と 解 答

平成26年度

明海大学（歯）26 年度 （1）

英　語

問題　　　　　　　26年度

A. 各文（1. ～ 10.）の下線部①～④には，不適切な表現が一つあります。それを
選び，番号で答えなさい。

1．Fans of that popular author lined up at bookstores buy his new novels.　　1
　　　①　　　　　②　　　　　　　　　　　　③　　　　　④

2．It is fun for I to attend biology and physics classes.　　2
　　　①　②　③　　　　　　　　④

3．Whenever she goes to restaurants, she cannot quick decide what to order.
　　　①　　　　　②　　　　　　　　　　③　　　　　④
　　　　　　　　　　　　　　　　　　　　　　　　　　　3

4．Honestly, I am very happy to know that you have the same hobby to me.　　4
　　　①　　　　　　　　②　　　　　　③　　　　　　④

5．Every night, John writes comment on Facebook before he goes to bed.　　5
　　　①　　　　　②　　③　　　　　　　　　④

6．My sister is interested at Australian culture, so she is going to go to Australia
　　　　　①　　　　②　　　　　　　③　　　　④
next month.　　6

7．In Japan and many other Asian countries, there are a lot of people which believe
　　　　　①　　　　　　　　②　　　　　③
in Buddhism.　　7
④

8．My cousin usually spends his leisure time to read detective stories.　　8
　　　①　　　②　　　　　③　　　　　④

9．When we went to Thailand, it is exciting to taste some exotic local food.　　9
　　　①　　②　　　　　　　③　　　④

10．Because the heavy rain, the sport event at school was postponed.　　10
　　　①　　②　　　　　　　③　　　④

B. 各文 (11. ～ 20.) について，日本語の内容に合うように，①～⑤の語句を並べかえ空所を補いなさい。解答は (11) ～ (20) に入れる語句の番号のみを答えなさい。ただし，文頭に使用すべき語も小文字で示してあります。

11. 明海大学に来るのにどのくらい時間がかかりますか。 $\boxed{11}$

(   )(   )(11)(   )(   ) to come to Meikai University?

① take   ② does   ③ it   ④ how   ⑤ long

12. 祖母はいつも私を助けてくれる一番の人だ。 $\boxed{12}$

Grandmother is always (   )(   )(12)(   )(   ).

① best   ② me   ③ person   ④ the   ⑤ to help

13. このTシャツはとてもすてきですが，他の色はありますか。 $\boxed{13}$

This T-shirt is quite nice, but do (   )(   )(13)(   )(   )?

① a different color   ② have   ③ in   ④ it   ⑤ you

14. 小学校のときはピアノを弾いたものだが，今はしない。 $\boxed{14}$

I (   )(14)(   )(   )(   ) in elementary school, but not anymore.

① I was   ② the piano   ③ to play   ④ used   ⑤ when

15. 両親は私に，試験でよい成績をとってほしいと思っている。 $\boxed{15}$

My parents (   )(15)(   )(   )(   ) the exam.

① do well   ② in   ③ me   ④ to   ⑤ want

16. 何が起ころうとも，父はユーモアのセンスを失わない。 $\boxed{16}$

(   )(16)(   ), (   )(   ) loses his sense of humor.

① happens   ② my father   ③ never   ④ no matter   ⑤ what

17. その事故で 10 人以上が怪我をした。 | 17 |

(17)( )( )( )( ) in the accident.

① more ② nine ③ people ④ than ⑤ were injured

18. 消防署の人達は，私達に家庭用の消火器の使い方を実演してみせてくれた。

| 18 |

The fire department ( )( )(18)( )( ) home fire extinguishers.

① a practical demonstration ② gave ③ how to use ④ on

⑤ us

19. ドイツでは 2022 年までに，すべての原子力発電所が閉鎖されます。 | 19 |

In Germany, all ( )( )(19)( )( ) 2022.

① be ② by ③ shut down ④ the nuclear power plants

⑤ will

20. ジョーンズ先生は水曜日のいつ研究室にいらっしゃるかご存じですか。

| 20 |

Do you ( )( )( )(20)( ) on Wednesday?

① in his office ② is ③ know ④ Prof. Jones ⑤ when

C. 各文（21.～30.）を読み，（ ）に入る最も適切な語句を①～④から一つ選びなさい。

21. Mike is not the ( ) of person to tell a lie. | 21 |

① race ② item ③ help ④ sort

22. I bought a nice cup ( ) in the store at the ABC mall. | 22 |

① in detail ② at stake ③ on sale ④ by nature

23. Jessica made a quick decision to put her idea (   ).　　　23

① into trouble　② to shame　③ into practice　④ to death

24. Please come and join us tomorrow if it is (   ) for you.　　24

① convenient　② strange　③ lucky　④ peculiar

25. All we have to do now is to (   ) to finish this project in time.　25

① pass away　② get nowhere　③ throw away　④ pull together

26. I'm careful to eat fewer calories than my body uses. I'm on (   ).　26

① board　② a diet　③ duty　④ the air

27. The family which moved here from abroad is on good (   ) with the neighbors.　　27

① relatives　② accounts　③ terms　④ conditions

28. Careful attention should be (   ) to even minor errors in your writing.　28

① dismissed　② paid　③ ignored　④ taken

29. In this emergency situation, you should get in (   ) with someone you can trust.　29

① access　② trouble　③ loss　④ touch

30. Our teeth not only bite and chew food but they also help us to pronounce words (   ).　　30

① wrongly　② meaninglessly　③ properly　④ awkwardly

D. 英文を読み，下の問い（31.～35.）の答えとして最も適切なものを①～④から一つ選びなさい。

The idea of "sportsmanship" is very important. A true sportsman not only takes part in sport and follows the rules of the game, but also plays with honesty and fairness. Someone who has become very skillful with a bat or ball, but has not learned to treat other people on the field — the opponents, and the referees — with respect, is not worthy of the term "sportsman", and does not understand the idea of sportsmanship.

In sports, if a player commits a foul, he and his team are penalized. This is fair, because we should be punished if we do not play to the rules. In many sports, however, the referee cannot see a player breaking the rules. This is where sportsmanship becomes important. Golf is a good example of a sport where fair play and trust are particularly important. Players often have the opportunity to move their ball when no one else is watching, but 'true' golfers never do this — they respect the values of sportsmanship.

One reason sportsmanship is valuable is that its principles are important in real life — life away from the sporting field. In our daily life, too, we must always be fair in our dealings with others. Fairness, honesty, modesty — these are the qualities that a player needs in "the game of life" if he is to be happy and successful. We should treat everyone fairly and we should never lie to people. Like the golfer, we should never try to cheat others. And like the boxer, we should never take unfair advantage of the weakness of our opponent, and never hit "below the belt".

True sportsmanship also means that we obey the leader. In many sports, the players have to obey their captain and accept her decisions even when they are in disagreement with her. They must have, or try to have, the fullest confidence in her. In life too, we must usually accept the decisions of our superiors even if we do not agree with them. Respect for authority is an essential part of sportsmanship, and of life.

Team spirit is another important element of sportsmanship. When playing sports, the various players must cooperate with one another if they wish to win a match. Without such cooperation, success is impossible. Similarly, in whatever area of life one may be, we must help and be helped by our family, friends and work colleagues if we want a successful life. In cooperation lies strength.

Finally, the spirit of sportsmanship demands cheerfulness even when we fail to win the game. When two players play a tennis match, the loser always congratulates his opponent and shakes hands with him. This is real sportsmanship, and a wonderful life lesson.

Fair play, respect for discipline, recognition of the need for teamwork, and cheerfulness even in defeat — these are important things in sport and in life.

31.　To have true sportsmanship, you should ⸻⸻⸻⸻⸻ | 31 |

　　① be an expert at a game such as tennis.

　　② show sporting values in your life.

　　③ follow the leader without thinking.

　　④ play a number of different sports.

32.　The writer uses golf as an example because ⸻⸻⸻ | 32 |

　　① golf is known to be a very honest game.

　　② golfers sometimes move their ball when no one is watching.

　　③ he cannot think of other examples.

　　④ his favorite sport is golf.

33. According to the writer, sportsmanship involves　　　　　33

    ① always leading others with fairness.

    ② trying hard to reach the top.

    ③ being sure to try many things, not just sport.

    ④ sometimes accepting a different opinion.

34. Which statement would the writer probably *not* agree with?　　　　　34

    ① Cooperation is less important than winning.

    ② We should show a happy face even when we lose.

    ③ A true sportsman never cheats.

    ④ Success in sport usually involves teamwork.

35. The best heading for this essay is　　　　　35

    ① "True Sportsmanship Also Means That We Obey the Leader".

    ② "Golf and Tennis — The Best Sports".

    ③ "The Meaning of Sportsmanship".

    ④ "Team Spirit — Why We Need It".

E. 英文を読み，36 から 40 に入る文を①～⑥より選びなさい。同じ文を二度以上使ってはいけません。

One day, I was studying at home. Suddenly there was a loud noise. I came out of my house to find out what had happened in the neighborhood.

36 A nearby house had caught fire! People from the neighboring areas were rushing towards the house. They were pouring buckets of water to put out the fire. Many people were throwing sand and dust over the fire. A few people were trying to control it by throwing blankets on it. But the fire was raging. It was a horrible sight.

| 37 | Some people living in the house were on the third floor. The fire had started on the first floor. Soon, it spread to the second floor. The residents of the house who were trapped on the third floor were crying for help. The flames were rushing towards them. Their lives were in danger. Some of the people in the house dared to rush out through the terrible flames. They got minor burn injuries. But those who were on the third floor had no way to escape alive. They were just crying for help. The people outside had no way to help the victims to come out. Then someone in the crowd contacted the fire station.

| 38 | People gave a sigh of relief, because despite their best efforts they had not been able to put out the fire. The fire fighters fought bravely against the fierce flames. Water pipes were laid to extinguish the fire. A staircase was set to the window of the third floor. One brave fire fighter climbed the ladder, lifted each person through the window, and brought them down to safety one by one. By doing so he himself was injured. The moment he brought down the last resident, he fell unconscious. The fireman and the rescued people were immediately rushed to the hospital.

| 39 | Furniture, valuable things and other belongings worth lots of money were burnt to ashes. The whole house presented a very sad picture. The kitchen, the dining room, and the drawing room were badly affected.

| 40 | The residents were rescued with timely help and assistance by the fire fighters who put their lives at risk saving them. Later, when an investigation was made, it was found that a problem with a gas pipe had led to the outbreak of the fire. The government offered free medical treatment for the victims.

① The fire had caused terrible damage.

② When I saw it, I could not stop screaming.

③ Meanwhile the fire fighters had arrived.

④ No life was lost.

⑤ I was sleeping on the first floor.

⑥ This house was a three-story building.

数　学

問題　　26年度

1　次の各問に答えよ。

(1)　$(3x + 2y - 1)(3x - 2y + 1)$ を展開せよ。　1

① $9x^2 - 4y^2 - 1$　　　② $9x^2 + 6x - 4y^2 - 1$

③ $9x^2 - 4y^2 + 4y - 1$　　　④ $9x^2 - 12xy + 4y^2 - 1$

⑤ $9x^2 - 12xy + 6x + 4y^2 - 1$　　　⑥ $9x^2 - 12xy - 4y^2 + 4y - 1$

(2)　$x + y + z = xy + yz + zx = -1$ であるとき，$(x + 2y)^2 + (y + 2z)^2 + (z + 2x)^2$ の値を求めよ。　2

① 3　　② 5　　③ 7　　④ 9　　⑤ 11

⑥ 13　　⑦ 15　　⑧ 17　　⑨ 19

(3)　$(x^2 + x)^2 - 8(x^2 + x) + 12$ を因数分解せよ。　3

① $(x-1)^2(x-2)^2$　　　② $(x-2)^3(x-3)$

③ $(x-1)(x-2)(x+3)^2$　　　④ $(x-2)^2(x-3)(x+2)$

⑤ $(x-1)(x-2)(x+2)(x+3)$　　　⑥ $(x-2)(x-3)(x+3)(x+4)$

⑦ $(x-1)(x-2)(x+3)(x+4)$

(4) $\dfrac{2\sqrt{2}+\sqrt{3}}{\sqrt{6}-1}+\dfrac{\sqrt{6}+1}{\sqrt{3}+\sqrt{2}}$ を計算せよ。 $\boxed{4}$

① 1

② $3\sqrt{2}$

③ $2\sqrt{3}$

④ $3\sqrt{2}+2\sqrt{3}$

⑤ $2\sqrt{3}-3\sqrt{2}$

⑥ $2\sqrt{3}-3\sqrt{2}+\sqrt{6}$

⑦ $\dfrac{3\sqrt{2}+2\sqrt{3}}{5}$

⑧ $\dfrac{3\sqrt{2}-2\sqrt{3}}{5}$

⑨ $\dfrac{2\sqrt{3}-3\sqrt{2}+\sqrt{6}}{5}$

(5) 座標平面上の3点 $(0,\ 2)$, $(-1,\ 5)$, $(2,\ 8)$ を通る放物線をグラフとする 2次関数 $y=ax^2+bx+c$ を求めよ。ただし a, b, c は定数とする。 $\boxed{5}$

① $y=x^2-2x+2$

② $y=-x^2-4x+2$

③ $y=x^2+x+2$

④ $y=-x^2+5x+2$

⑤ $y=-2x^2-5x+2$

⑥ $y=\dfrac{1}{2}x^2-\dfrac{1}{2}x+2$

⑦ $y=2x^2-x+2$

⑧ $y=\dfrac{1}{2}x^2-\dfrac{5}{2}x+2$

(6) 前問(5)における2次関数のグラフの頂点の座標を求めよ。 $\boxed{6}$

① $(-2,\ -2)$

② $(-2,\ 6)$

③ $\left(\dfrac{1}{2},\ \dfrac{3}{2}\right)$

④ $\left(\dfrac{1}{2},\ \dfrac{5}{2}\right)$

⑤ $\left(\dfrac{1}{4},\ \dfrac{15}{8}\right)$

⑥ $\left(\dfrac{1}{4},\ \dfrac{31}{16}\right)$

⑦ $\left(\dfrac{5}{4},\ \dfrac{7}{16}\right)$

⑧ $\left(\dfrac{5}{4},\ -\dfrac{9}{8}\right)$

(7) 2つの2次不等式

$$2x^2 - 7x + 6 < 0 \quad \cdots\cdots(\text{ア})$$

$$x^2 + (-2a + 4)x + a^2 - 4a < 0 \quad \cdots\cdots(\text{イ})$$

について，(ア)をみたす全ての実数 x が(イ)をみたすとき，定数 a のとる値の範囲を求めよ。 $\boxed{7}$

①　$1 \leqq a \leqq \dfrac{3}{2}$　　　　　　②　$2 \leqq a \leqq \dfrac{11}{2}$

③　$\dfrac{3}{2} \leqq a \leqq 4$　　　　　　④　$a \leqq \dfrac{3}{2}$ または $2 \leqq a$

⑤　$a \leqq 1$ または $\dfrac{3}{2} \leqq a$　　⑥　$a \leqq 1$ または $\dfrac{11}{2} \leqq a$

⑦　$a \leqq 2$ または $\dfrac{11}{2} \leqq a$

(8) $-2 \leqq x \leqq 3$ のとき，関数

$$f(x) = -x + 2 + \sqrt{1 + 2x + x^2} + \sqrt{9 - 12x + 4x^2}$$

の最大値および最小値を求めよ。 $\boxed{8}$

①　最大値は8，最小値は2　　　②　最大値は10，最小値は2

③　最大値は8，最小値は3　　　④　最大値は10，最小値は3

⑤　最大値は11，最小値は3　　　⑥　最大値は12，最小値は3

⑦　最大値は11，最小値は8　　　⑧　最大値は12，最小値は8

(9) 2次方程式 $x^2 + (k-1)x - k - 12 = 0$ が $x = -2$ を解にもつとき，定数 k の値と他の解を求めよ。 $\boxed{9}$

①　$k = -2$，他の解は $x = 2$　　②　$k = 0$，他の解は $x = 2$

③　$k = -2$，他の解は $x = 5$　　④　$k = 0$，他の解は $x = 4$

⑤　$k = -5$，他の解は $x = 4$　　⑥　$k = 10$，他の解は $x = 5$

⑦　$k = -5$，他の解は $x = 7$　　⑧　$k = 10$，他の解は $x = 7$

(10)　2 次 関 数 $f(x) = \dfrac{2a}{3}x^2 - bx + \dfrac{c}{3}$ に つ い て，$f(-1) = -6$，$f(2) = 3$，$f(3) = 2$ であるとき，$f(5)$ の値を求めよ。ただし a, b, c は定数とする。$\boxed{10}$

① 　2 　　　　② 　4 　　　　③ 　28 　　　　④ 　42

⑤ 　-6 　　　⑥ 　-8 　　　⑦ 　-46 　　　⑧ 　-48

(11)　$90° \leqq x \leqq 180°$ とする。$\sin x = \dfrac{\sqrt{5}}{3}$ のとき，$\dfrac{\tan x}{3 + 2\tan x}\left(\dfrac{3}{\sin x} + \dfrac{2}{\cos x}\right)$ の値を求めよ。$\boxed{11}$

① 　1 　　　　② 　$\dfrac{1}{3}$ 　　　　③ 　$\dfrac{3}{2}$ 　　　　④ 　$\dfrac{\sqrt{2}}{3}$

⑤ 　-1 　　　⑥ 　$-\dfrac{1}{3}$ 　　　⑦ 　$-\dfrac{3}{2}$ 　　　⑧ 　$-\dfrac{\sqrt{2}}{3}$

(12)　1 年生 8 人，2 年生 3 人の合わせて 11 人の学生の中から 5 人を選ぶとき，2 年生を少なくとも 1 人含む選び方は何通りあるか。$\boxed{12}$

① 　56 　　　② 　275 　　　③ 　331 　　　④ 　406 　　　⑤ 　462

⑥ 　518 　　　⑦ 　591 　　　⑧ 　610

(13)　$\left(x^5 + \dfrac{2}{x^2}\right)^8$ の展開式における x^{12} の項の係数を求めよ。$\boxed{13}$

① 　64 　　　② 　128 　　　③ 　192 　　　④ 　256 　　　⑤ 　320

⑥ 　512 　　　⑦ 　960 　　　⑧ 　1120

$\boxed{2}$ 実数 x に関する 2 つの条件

$$p : x < -4 \text{ または } 4 < x$$
$$q : x^2 - 4 > 0$$

を考える。次の各問に答えよ。

(1) 命題「$p \Longrightarrow q$」の逆を述べよ。 $\boxed{14}$

　① $(x < -4 \text{ または } 4 < x) \Longrightarrow x^2 - 4 \leqq 0$

　② $-4 \leqq x \leqq 4 \Longrightarrow x^2 - 4 > 0$

　③ $x^2 - 4 > 0 \Longrightarrow (x < -4 \text{ または } 4 < x)$

　④ $-4 \leqq x \leqq 4 \Longrightarrow x^2 - 4 \leqq 0$

　⑤ $x^2 - 4 \leqq 0 \Longrightarrow (x < -4 \text{ または } 4 < x)$

　⑥ $x^2 - 4 \leqq 0 \Longrightarrow -4 \leqq x \leqq 4$

(2) 命題「$p \Longrightarrow q$」の逆の真偽を述べよ。 $\boxed{15}$

　① 真　　② 偽

(3) 命題「$p \Longrightarrow q$」の裏を述べよ。 $\boxed{16}$

　① $(x < -4 \text{ または } 4 < x) \Longrightarrow x^2 - 4 \leqq 0$

　② $-4 \leqq x \leqq 4 \Longrightarrow x^2 - 4 > 0$

　③ $x^2 - 4 > 0 \Longrightarrow (x < -4 \text{ または } 4 < x)$

　④ $-4 \leqq x \leqq 4 \Longrightarrow x^2 - 4 \leqq 0$

　⑤ $x^2 - 4 \leqq 0 \Longrightarrow (x < -4 \text{ または } 4 < x)$

　⑥ $x^2 - 4 \leqq 0 \Longrightarrow -4 \leqq x \leqq 4$

(4) 命題「$p \Longrightarrow q$」の裏の真偽を述べよ。 $\boxed{17}$

　① 真　　② 偽

(5) 命題「$p \Longrightarrow q$」の対偶を述べよ。 $\boxed{18}$

  ① $(x < -4 \text{ または } 4 < x) \Longrightarrow x^2 - 4 \leqq 0$

  ② $-4 \leqq x \leqq 4 \Longrightarrow x^2 - 4 > 0$

  ③ $x^2 - 4 > 0 \Longrightarrow (x < -4 \text{ または } 4 < x)$

  ④ $-4 \leqq x \leqq 4 \Longrightarrow x^2 - 4 \leqq 0$

  ⑤ $x^2 - 4 \leqq 0 \Longrightarrow (x < -4 \text{ または } 4 < x)$

  ⑥ $x^2 - 4 \leqq 0 \Longrightarrow -4 \leqq x \leqq 4$

(6) 命題「$p \Longrightarrow q$」の対偶の真偽を述べよ。 $\boxed{19}$

  ① 真   ② 偽

明海大学（歯）26 年度 （16）

3 　1 辺の長さが 8 の正四面体 ABCD において，辺 BC 上に BP ＝ 5 となる点 P を
とり，辺 CD 上に CQ ＝ 6 となる点 Q をとる。次の各問に答えよ。

(1)　辺 AP の長さを求めよ。 20

① 7 　　　　② 9 　　　　③ 11 　　　　④ $4\sqrt{3}$

⑤ $\sqrt{13}$ 　　　⑥ $2\sqrt{13}$ 　　⑦ $4\sqrt{7}$ 　　⑧ $\sqrt{35}$

(2)　辺 AQ の長さを求めよ。 21

① 6 　　　　② 8 　　　　③ 10 　　　　④ $2\sqrt{13}$

⑤ $2\sqrt{14}$ 　　⑥ $3\sqrt{14}$ 　　⑦ $3\sqrt{15}$ 　　⑧ $\sqrt{30}$

(3)　辺 PQ の長さを求めよ。 22

① 4 　　　　② 5 　　　　③ 6 　　　　④ $3\sqrt{2}$

⑤ $2\sqrt{3}$ 　　　⑥ $3\sqrt{3}$ 　　　⑦ $3\sqrt{6}$ 　　　⑧ $6\sqrt{6}$

(4)　$\sin\angle APQ$ の値を求めよ。 23

① $3\sqrt{3}$ 　　　② $7\sqrt{6}$ 　　　③ $\dfrac{\sqrt{13}}{6}$ 　　　④ $\dfrac{4\sqrt{3}}{7}$

⑤ $\dfrac{3\sqrt{39}}{7}$ 　　⑥ $\dfrac{\sqrt{39}}{21}$ 　　⑦ $\dfrac{\sqrt{393}}{21}$ 　　⑧ $\dfrac{\sqrt{786}}{42}$

(5)　三角形 APQ の面積を求めよ。 24

① 65 　　　② $\dfrac{189}{2}$ 　　　③ $3\sqrt{39}$ 　　　④ $\dfrac{\sqrt{39}}{4}$

⑤ $\dfrac{3\sqrt{131}}{2}$ 　　⑥ $\dfrac{3\sqrt{131}}{4}$ 　　⑦ $\dfrac{\sqrt{262}}{7}$ 　　⑧ $\dfrac{2\sqrt{262}}{21}$

物理

問題　　26年度

1 次の［Ⅰ］，［Ⅱ］における各問いに答えよ。ただし，［Ⅰ］の解答欄に記入する数値計算の答えは，3桁目を四捨五入し，2桁の数字で位取りは指数で示せ。例えば，(1)の答えが0.123〔m/s²〕のときは1.2×10⁻¹であるから，マークシートの解答番号の1に①，2に②，3に⊖，4に①をマークする。答えが56.7〔m/s²〕のときは5.7×10⁺¹であるから，解答番号の1に⑤，2に⑦，3に✱，4に①をマークする。答えが1.24〔m/s²〕のときは1.2×10⁰であるから，解答番号の1に①，2に②，3に⓪，4に⓪をマークする。答えが0〔m/s²〕のときは解答番号の1に⓪，2に⓪，3に⓪，4に⓪と，すべての解答番号に⓪をマークする。

　［Ⅱ］の解答欄に記入する答えは，各問いの解答番号に対して最も適する答えを一つずつ解答群から選びその番号をマークせよ。

［Ⅰ］
　右図のように，軽くてなめらかに回る滑車を軽くて伸びない糸で天井につるした。この滑車に軽くて伸びない糸をかけ，糸の両端に質量1.0〔kg〕の物体Aと質量3.0〔kg〕の物体Bをつけて静かに手をはなした。重力加速度を9.8〔m/s²〕として以下の各問いに答えよ。

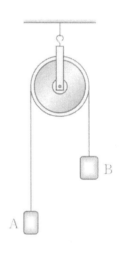

(1) 物体Aが上昇する加速度の大きさは

　　　　$\boxed{1\,.\,2} \times 10^{\boxed{3\,4}}$ 〔m/s²〕である。

(2) 天井が滑車をつるす力の大きさは

　　　　$\boxed{5\,.\,6} \times 10^{\boxed{7\,8}}$ 〔N〕である。

(3) 手をはなしてから物体Bが1.0〔m〕落下する間に，重力が2つの物体にした仕事は

$\boxed{9 \cdot 10} \times 10^{\boxed{11\,12}}$ 〔J〕である。

[Ⅱ]

　右図のように，ばね定数 k のつるまきばねを鉛直に立てて下端を固定し，上端に質量 m の物体をとりつけると，つり合いの位置で静止した。ばねは鉛直方向のみに伸縮するものとし，空気の抵抗は無視できるものとする。重力加速度の大きさを g として以下の各問いに答えよ。

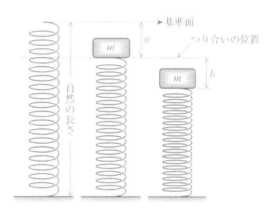

(4) 物体がつり合いの位置にあるとき，ばねが自然の長さから縮んだ長さ a は $\boxed{13}$ である。

① $\dfrac{1}{2}mg$ 　② mg 　③ $2mg$ 　④ $4mg$ 　⑤ $\dfrac{1}{2k}mg$

⑥ $\dfrac{1}{k}mg$ 　⑦ $\dfrac{2}{k}mg$ 　⑧ $\dfrac{4}{k}mg$ 　⑨ kmg 　⓪ $2kmg$

(5) つり合いの位置から物体をさらに b だけ手で押し下げ，それから静かに手を
はなした。物体がつり合いの位置を通過するときの速さは　14　である。

① $a\sqrt{\dfrac{g}{m}}$　　　　② $b\sqrt{\dfrac{g}{m}}$　　　　③ $(a+b)\sqrt{\dfrac{g}{m}}$

④ $a\sqrt{\dfrac{k}{m}}$　　　　⑤ $b\sqrt{\dfrac{k}{m}}$　　　　⑥ $(a+b)\sqrt{\dfrac{k}{m}}$

⑦ $a\sqrt{\dfrac{gk}{m}}$　　　　⑧ $b\sqrt{\dfrac{gk}{m}}$　　　　⑨ $(a+b)\sqrt{\dfrac{gk}{m}}$

⓪ $(a+b)\sqrt{\dfrac{m}{k}}$

このあと物体はつり合いの位置を通過し，ばねの伸びは最大となった。この
最大の伸びの大きさは，つり合いの位置から　15　である。

① a　　　　② b　　　　③ $a+b$　　　　④ $a-b$

⑤ $\dfrac{1}{2}(a+b)$　　⑥ $\dfrac{1}{2}(a-b)$　　⑦ $\dfrac{1}{2}\sqrt{a^2+b^2}$　　⑧ $\dfrac{1}{2}\sqrt{a^2-b^2}$

⑨ $\dfrac{1}{4}\sqrt{a^2+b^2}$　　⓪ $\dfrac{1}{4}\sqrt{a^2-b^2}$

2   右図は，x 軸上を互いに逆向きに同じ速さ20〔cm/s〕，振幅2.0〔cm〕，波長4.0〔cm〕で進む2つの正弦波の媒質における変位を表している。実線は右向き，破線は左向きに進む波を表し，両者は重なり合い定常波をつくっている。図の時刻を $t=0$〔s〕として以下の各問いに答えよ。

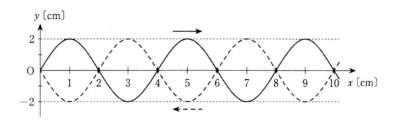

　解答欄に記入する答えは，各問いの解答番号に対して最も適する答えを一つずつ解答群から選びその番号をマークせよ。また，各問いの解答では同じ番号をくり返し選んでもよいこととする。

(1) それぞれの正弦波は1周期の間に　16　〔cm〕進む。

① 1.0　　② 2.0　　③ 3.0　　④ 4.0　　⑤ 5.0

⑥ 6.0　　⑦ 7.0　　⑧ 8.0　　⑨ 9.0　　⓪ 10

(2) x 軸上5.0〔cm〕の媒質において，時刻 $t=0.10$〔s〕における変位は　17　〔cm〕である。また，x 軸上6.0〔cm〕の媒質において，時刻 $t=0.15$〔s〕における変位は　18　〔cm〕である。

① 0　　② 0.71　　③ 1.4　　④ 2.0　　⑤ 4.0

⑥ −0.71　　⑦ −1.4　　⑧ −2.0　　⑨ −4.0　　⓪ −8.0

(3) 図の x 軸上における定常波の節は $\boxed{19}$ 〔cm〕のところであり，定常波の腹は $\boxed{20}$ 〔cm〕のところである。

 ① 0， 1.0， 2.0， 3.0， 4.0， 5.0

 ② 6.0， 7.0， 8.0， 9.0， 10

 ③ 0， 2.0， 4.0， 6.0， 8.0， 10

 ④ 1.0， 3.0， 5.0， 7.0， 9.0

 ⑤ 0， 1.0， 2.0， 3.0， 4.0， 5.0， 6.0， 7.0， 8.0， 9.0， 10

(4) 定常波の振動数 f は $\boxed{21}$ 〔Hz〕である。

 ① 0.20 ② 0.50 ③ 1.0 ④ 2.0 ⑤ 2.5

 ⑥ 3.0 ⑦ 4.0 ⑧ 5.0 ⑨ 10 ⓪ 20

3 次の〔Ⅰ〕,〔Ⅱ〕における各問いに答えよ。〔Ⅰ〕の解答欄に記入する数値計算の答えは, 1 〔Ⅰ〕の解答方法にならって, 3桁目を四捨五入し, 2桁の数字で位取りは指数で示せ。〔Ⅱ〕の解答欄に記入する答えは, 各問いの解答番号に対して最も適する答えを一つずつ解答群から選びその番号をマークせよ。また, 各問いの解答では同じ番号をくり返し選んでもよいこととする。

〔Ⅰ〕

右図のように, なめらかに動く軽いピストンで連結されたシリンダーA, Bが水平面に固定されている。ピストンおよびシリンダーは断熱材でつくられていて, ピストンを連結する棒は軽く, 伸び縮みしない。各シリンダーの中には

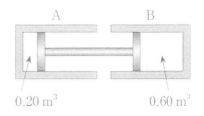

温度 300〔K〕の理想気体が入っていて, シリンダーAの気体の体積は 0.20〔m³〕, シリンダーBの気体の体積は 0.60〔m³〕であった。シリンダーBの温度を一定に保ったまま, シリンダーAの温度を上昇させたところ, シリンダーA, Bの気体の体積が等しくなった。以下の各問いに答えよ。

(1) シリンダーAの気体の圧力は, 温度を上昇させる前の

  $\boxed{22\ 23}$ × 10^$\boxed{24\ 25}$ 倍である。

(2) シリンダーAの気体の温度は

  $\boxed{26\ 27}$ × 10^$\boxed{28\ 29}$ 〔K〕である。

[Ⅱ]

発電所で交流発電された電気エネルギーは，送電線によって遠方に送られる。下図のように，ADの発電所から往復で$2r$〔Ω〕の電気抵抗をもつ送電線を用いて，BCの家庭の電気器具に電力を送電する場合について，発電所での送電電圧をV〔V〕，送電電流をI〔A〕として以下の各問いに答えよ。

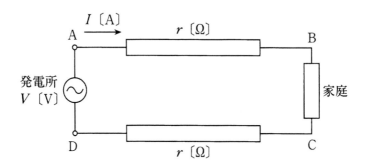

(3) ADの発電所で発電された電力Pは　30　〔W〕である。

① V　　② I　　③ VI　　④ r^2I　　⑤ $2r^2I$

⑥ $4r^2I$　　⑦ $\dfrac{r}{V^2}$　　⑧ $\dfrac{2r}{V^2}$　　⑨ $\dfrac{V^2}{r}$　　⓪ $\dfrac{V^2}{2r}$

(4) 送電線の抵抗にかかる電圧V'は　31　〔V〕である。

① V　　② VI　　③ rI　　④ $2rI$　　⑤ $4r^2I$

(5) 送電線の抵抗でジュール熱となって失われる電力P'は最終的に　32　〔W〕と表すことができる。この式から，決まった電力Pをある抵抗値$2r$の送電線で送電する場合，　33　が大きいほど損失が少ないことがわかる。

① $V'I$　　② rI^2　　③ $2rI^2$　　④ $\dfrac{rP^2}{V^2}$　　⑤ $\dfrac{2rP^2}{V^2}$

⑥ r　　⑦ V　　⑧ I　　⑨ P　　⓪ rP

4 次の［Ⅰ］,［Ⅱ］における各問いに答えよ。［Ⅰ］,［Ⅱ］の解答欄に記入する数値計算の答えは，1 ［Ⅰ］の解答方法にならって，3桁目を四捨五入し，2桁の数字で位取りは指数で示せ。ただし，［Ⅱ］の(4)が正のときは解答番号の55に㊤，負のときは解答番号の55に㊀をマークする。また，［Ⅰ］の(3)の解答欄に記入する答えは，各問いの解答番号に対して最も適する答えを一つずつ解答群から選びその番号をマークせよ。

［Ⅰ］

右図は均質な金属導線の両端に加えた電圧 V と導線に流れる電流 I との関係を表している。金属導線の断面積は 0.80×10^{-7}〔m^2〕，長さ 0.96〔m〕であり，温度による低抗率の変化は無視できるものとして以下の各問いに答えよ。

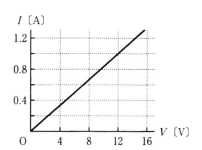

(1) 導線の抵抗は

$\boxed{34 \; 35} \times 10^{\boxed{36\;37}}$ 〔Ω〕である。

(2) 導線の抵抗率の値は

$\boxed{38 \; 39} \times 10^{\boxed{40\;41}}$ である。

(3) 導線の抵抗率の単位は $\boxed{42}$ である。

① Ω   ② Ω・m   ③ $\dfrac{Ω}{m}$ ④ $\dfrac{m}{Ω}$ ⑤ Ω・m^2

[Ⅱ]

右図に示す回路において，V_1 は起電力が 12 [V]，V_2 は起電力が 19 [V] の電池であり，それぞれ内部抵抗がともに 0.50 [Ω] である。R_1，R_2，R_3 は電気抵抗値が 1.5 [Ω]，4.0 [Ω]，5.5 [Ω] の抵抗であり，P点はGで接地されているものとする。以下の各問いに答えよ。

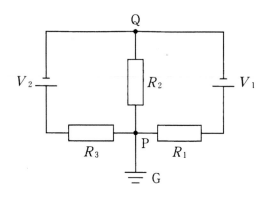

(1) R_1 を流れる電流は

$\boxed{1.0} \times 10^{\boxed{00}}$ [A] である。

(2) R_2 を流れる電流は

$\boxed{2.5} \times 10^{\boxed{00}}$ [A] である。

(3) R_3 を流れる電流は

$\boxed{1.5} \times 10^{\boxed{00}}$ [A] である。

(4) Q点の電位は

$\boxed{+}\ \boxed{1.0} \times 10^{\boxed{01}}$ [V] である。

化 学

問題

26年度

必要があれば，原子量は次の値を用いなさい。

H = 1.0   C = 12.0   O = 16.0

$\boxed{1}$　下の文章は単分子膜によるアボガドロ数の測定について述べたものである。問1～問9に答えなさい。

　水に不溶な高級脂肪酸であるステアリン酸 $C_{17}H_{35}COOH$ は棒状の分子であり，一方の末端に親水性のカルボキシル基を有し，他の部分は疎水性のアルキル基である。このような分子を a)ベンゼンやシクロヘキサンなどの溶媒に溶かし，水面に滴下してしばらくすると，分子がアルキル基を上にして一分子ずつ直立してすき間なく並び単分子膜ができる。ステアリン酸の断面積がわかっていれば，単分子膜の面積を測定することにより，そこに存在する分子の数がわかり，アボガドロ数 N_A を求めることができる。そこで次のような実験操作を行った。

　　1．ステアリン酸 0.0301 g をシクロヘキサンに溶かし 100 mL とした。

　　2．内側の一辺が 15.0 cm の立方体の容器に適当な量の水を入れ，上記の溶液を1滴ずつゆっくりと滴下した。容器の水面全体が単分子膜でおおわれたとき，滴下した溶液の総量は 0.167 mL であった。

　　3．文献でステアリン酸の断面積を調べたところ 2.20×10^{-15} cm^2 であった。

　1と2およびステアリン酸の分子量から，この単分子膜を形成しているステアリン酸の物質量1.$\boxed{a}$$\boxed{b}$$\times 10^{\boxed{c}}$ mol が算出できる。

　2と3から単分子膜を形成している分子の数は1.$\boxed{d}$$\boxed{e}$$\times 10^{\boxed{f}}$ 個が算出できる。

　この実験で求められたアボガドロ数は$\boxed{g}$.$\boxed{h}$$\times 10^{23}$ /mol である。

問1 　a　に該当する数字を下の①～⓪の中から一つ選び，その番号を解答欄に
マークしなさい。　1

① 1　　　　② 2　　　　③ 3　　　　④ 4　　　　⑤ 5

⑥ 6　　　　⑦ 7　　　　⑧ 8　　　　⑨ 9　　　　⓪ 0

問2 　b　に該当する数字を下の①～⓪の中から一つ選び，その番号を解答欄に
マークしなさい。　2

① 1　　　　② 2　　　　③ 3　　　　④ 4　　　　⑤ 5

⑥ 6　　　　⑦ 7　　　　⑧ 8　　　　⑨ 9　　　　⓪ 0

問3 　c　に該当する数字を下の①～⓪の中から一つ選び，その番号を解答欄に
マークしなさい。　3

① －2　　　② －3　　　③ －4　　　④ －5　　　⑤ －6

⑥ －7　　　⑦ －8　　　⑧ －9　　　⑨ －10　　　⓪ －11

問4 　d　に該当する数字を下の①～⓪の中から一つ選び，その番号を解答欄に
マークしなさい。　4

① 1　　　　② 2　　　　③ 3　　　　④ 4　　　　⑤ 5

⑥ 6　　　　⑦ 7　　　　⑧ 8　　　　⑨ 9　　　　⓪ 0

問5 　e　に該当する数字を下の①～⓪の中から一つ選び，その番号を解答欄に
マークしなさい。　5

① 1　　　　② 2　　　　③ 3　　　　④ 4　　　　⑤ 5

⑥ 6　　　　⑦ 7　　　　⑧ 8　　　　⑨ 9　　　　⓪ 0

問6 　f　に該当する数字を下の①～⓪の中から一つ選び，その番号を解答欄に
マークしなさい。　6

① 14　　　② 15　　　③ 16　　　④ 17　　　⑤ 18

⑥ 19　　　⑦ 20　　　⑧ 21　　　⑨ 22　　　⓪ 23

問7 　g　に該当する数字を下の①～⓪の中から一つ選び，その番号を解答欄に
　　マークしなさい。　7

　　　① 1　　　② 2　　　③ 3　　　④ 4　　　⑤ 5
　　　⑥ 6　　　⑦ 7　　　⑧ 8　　　⑨ 9　　　⓪ 0

問8 　h　に該当する数字を下の①～⓪の中から一つ選び，その番号を解答欄に
　　マークしなさい。　8

　　　① 1　　　② 2　　　③ 3　　　④ 4　　　⑤ 5
　　　⑥ 6　　　⑦ 7　　　⑧ 8　　　⑨ 9　　　⓪ 0

問9 　上の説明文の下線部 a) で示す溶媒を用いる理由として最もふさわしいもの
　　を下の①～⑨から一つ選び，その番号を解答欄にマークしなさい。　9

　　　① ステアリン酸を良く溶かすから。
　　　② 水に溶けやすいから。
　　　③ 比重が大きく，溶媒だけが沈んでくれるから。
　　　④ 溶媒も単分子膜を作るから。
　　　⑤ 常温でも蒸発しやすいから。
　　　⑥ 燃えやすいから。
　　　⑦ ステアリン酸と良く反応するから。
　　　⑧ 水の上にレンズ状に丸く広がるから。
　　　⑨ ステアリン酸分子をきれいに並べる働きをするから。

2 反応熱にはいろいろな種類がある。問10〜問14 に答えなさい。

$$CH_3OH(液) + \frac{3}{2}O_2(気) = CO_2(気) + 2H_2O(液) + Q1$$

$$HCl\, aq + NaOH\, aq = NaCl\, aq + H_2O(液) + Q2$$

$$Na(固) + \frac{1}{2}Cl_2(気) = NaCl(固) + Q3$$

$$H_2SO_4(液) + aq = H_2SO_4\, aq + Q4$$

$$CO_2(固) = CO_2(気) + Q5$$

問10　Q1 の反応熱は問14 の下の選択肢①〜⑨のどれにあたるか。一つ選び，その番号を解答欄にマークしなさい。 10

問11　Q2 の反応熱は問14 の下の選択肢①〜⑨のどれにあたるか。一つ選び，その番号を解答欄にマークしなさい。 11

問12　Q3 の反応熱は問14 の下の選択肢①〜⑨のどれにあたるか。一つ選び，その番号を解答欄にマークしなさい。 12

問13　Q4 の反応熱は問14 の下の選択肢①〜⑨のどれにあたるか。一つ選び，その番号を解答欄にマークしなさい。 13

問14　Q5 の反応熱は下の選択肢①〜⑨のどれにあたるか。一つ選び，その番号を解答欄にマークしなさい。 14

問10〜問14 の選択肢

① 蒸発熱	② 分解熱	③ 燃焼熱	④ 中和熱	⑤ 溶解熱
⑥ 重合熱	⑦ 生成熱	⑧ 昇華熱	⑨ 融解熱	

3 下の反応経路図はベンゼンからフェノールを合成するいくつかの経路を示したものである。問15～問27に答えなさい。

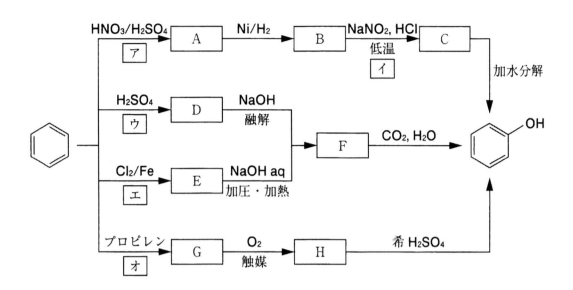

問15 A に入る構造式を問22の下の選択肢①～⓪から一つ選び，その番号を解答欄にマークしなさい。 15

問16 B に入る構造式を問22の下の選択肢①～⓪から一つ選び，その番号を解答欄にマークしなさい。 16

問17 C に入る構造式を問22の下の選択肢①～⓪から一つ選び，その番号を解答欄にマークしなさい。 17

問18 D に入る構造式を問22の下の選択肢①～⓪から一つ選び，その番号を解答欄にマークしなさい。 18

問19 E に入る構造式を問22の下の選択肢①～⓪から一つ選び，その番号を解答欄にマークしなさい。 19

問20 F に入る構造式を問22の下の選択肢①～⓪から一つ選び，その番号を解答欄にマークしなさい。 20

明海大学（歯）26 年度　(31)

問21　$\boxed{\text{G}}$　に入る構造式を問22 の下の選択肢①～⓪から一つ選び，その番号を解答欄にマークしなさい。　$\boxed{21}$

問22　$\boxed{\text{H}}$　に入る構造式を下の選択肢①～⓪から一つ選び，その番号を解答欄にマークしなさい。　$\boxed{22}$

問15～問22 の選択肢

①　C_6H_5-Cl

②　$C_6H_5-NO_2$

③　C_6H_5-COOH

④　C_6H_5-ONa

⑤　$C_6H_5-CH(CH_3)_2$

⑥　$C_6H_5-NH_2$

⑦　$C_6H_5-CH_3$

⑧　$C_6H_5-N_2^+Cl^-$

⑨　$C_6H_5-C(CH_3)_2-OOH$

⓪　$C_6H_5-SO_3H$

問23　$\boxed{\text{ア}}$　に入る反応名を問27 の下の選択肢①～⑨から一つ選び，その番号を解答欄にマークしなさい。　$\boxed{23}$

問24　$\boxed{\text{イ}}$　に入る反応名を問27 の下の選択肢①～⑨から一つ選び，その番号を解答欄にマークしなさい。　$\boxed{24}$

問25　$\boxed{\text{ウ}}$　に入る反応名を問27 の下の選択肢①～⑨から一つ選び，その番号を解答欄にマークしなさい。　$\boxed{25}$

問26　$\boxed{\text{エ}}$　に入る反応名を問27 の下の選択肢①～⑨から一つ選び，その番号を解答欄にマークしなさい。　$\boxed{26}$

問27 　オ　 に入る反応名を下の選択肢①〜⑨から一つ選び，その番号を解答欄
　　にマークしなさい。 27

問23〜問27 の選択肢

① エステル化	② アミド化	③ 塩素化	④ アルキル化
⑤ スルホン化	⑥ ニトロ化	⑦ メチル化	⑧ ジアゾ化
⑨ アセチル化			

4 次の問28～問34 の各文章には下線部①～⓪のうち三箇所に**誤り**がある。その三箇所の番号を解答欄にマークしなさい。

問28 四塩化炭素の構造において炭素と１つの塩素の結合距離は，他の３つの塩素との結合距離と $_{①}$同じである。そのような構造の場合 Cl-C-Cl の結合の角度は全て同じで $_{②}$104.5° になる。これは全原子が一番離れる位置に配置されるためである。$_{③}$エチレン，$_{④}$アンモニアは同様な理由で $_{⑤}$すべての元素が一平面にのり，その結合角度は $_{⑥}$120° になる。$_{⑦}CO_2$，$_{⑧}O_3$，$_{⑨}H_2O$ の構造をこれと同じように考えると，これらの化合物の結合角度は 180° になるはずであるが，実際には $_{⓪}$直線分子ではないので，これらについては別の理論を考えなければならない。　28

問29 アルカンの分子式は一般式 $_{①}C_nH_{2n+2}$ で表される。このような一連の化合物を $_{②}$同素体という。$_{③}n = 4$ 以上のアルカンには，炭素原子のつながり方の違いによる $_{④}$構造異性体が存在する。たとえば，炭素数５のアルカン，$_{⑤}$ヘプタンには異性体が $_{⑥}$２つ存在する。$_{④}$構造異性体とは，$_{⑦}$分子式は同じであるが $_{⑧}$性質が異なるものをいう。$_{④}$構造異性体は，このほかに，$_{⑨}$不飽和結合や官能基の位置の違いや $_{⓪}$官能基の種類の違いによっても生じる。　29

問30 $_{①}$乳酸，$_{②}$フマル酸，$_{③}$リンゴ酸，$_{④}$アラニンなどは，その構造式中の１つの炭素原子が $_{⑤}$４種類の異なった原子や原子団と結合している。この炭素原子を不斉炭素原子という。このような分子は，実像分子と鏡像分子が，$_{⑥}$互いに重ね合わせることができない２種類の異性体が存在する。このような異性体を $_{⑦}$幾何異性体といい，$_{⑧}$融点・密度や $_{⑨}$ふつうの化学反応性は同じであるが，$_{⓪}$燃焼熱だけが異なる。　30

問31 塩は酸から生じる $_{①}$陰イオンと塩基から生じる $_{②}$陽イオンからなり，$_{③}$正塩，酸性塩，塩基性塩に分類することができる。硫酸アンモニウムは $_{④}$酸性塩であり，水に溶かしたとき $_{⑤}$酸性を示す。また，同様に炭酸水素ナトリウムは $_{⑥}$塩基性塩であり，水に溶かしたとき $_{⑦}$塩基性を示す。$_{③}$正塩の水溶液は $_{⑧}$塩化ナトリウムや $_{⑨}$硫酸ナトリウムのように必ず $_{⓪}$中性を示す。　31

問32 酸化還元反応において，相手を酸化する物質を酸化剤といい，相手を還元する物質を還元剤という。①酸化剤自身は②還元されやすく，相手に電子を③与える性質をもつ。また④還元剤自身は⑤酸化されやすく，⑥相手から電子を奪う性質をもつ。⑦シュウ酸は酸化剤であり，⑧硫酸鉄(Ⅱ)は還元剤である。⑨二酸化硫黄や⓪過酸化水素は反応する試薬により，両方の作用がある。

　　　32

問33 合金は2種類以上の純金属を高温で融解させてつくられる。青銅，黄銅，白銅は銅を主元素とし，青銅は①スズを，黄銅は②亜鉛を，白銅は③銀を添加元素としている。またステンレス鋼は主元素④鉄に⑤クロム，⑥ニッケルを，ジュラルミンは主元素⑦アルミニウムに⑧銅，⑨カドミウムなどを添加している。無鉛はんだの主成分は⓪亜鉛である。　　33

問34 電池から電流を取り出すことを①放電という。②マンガン乾電池や③アルカリマンガン乾電池などは放電し続けると起電力が低下し，回復することができない。このような電池を一次電池といい，④酸化銀電池，⑤ニッケル水素電池，⑥リチウム電池，⑦リチウムイオン電池などがある。それに対し，放電後，外部から逆向きの電流を流すことにより，起電力を回復させることができる電池がある。このような電池を二次電池といい，二次電池には，⑧鉛蓄電池，⑨空気電池，⓪ニッケルカドミウム電池などがある。　　34

5 下の図は鉄イオンの反応相関図である。問35～問45に答えなさい。

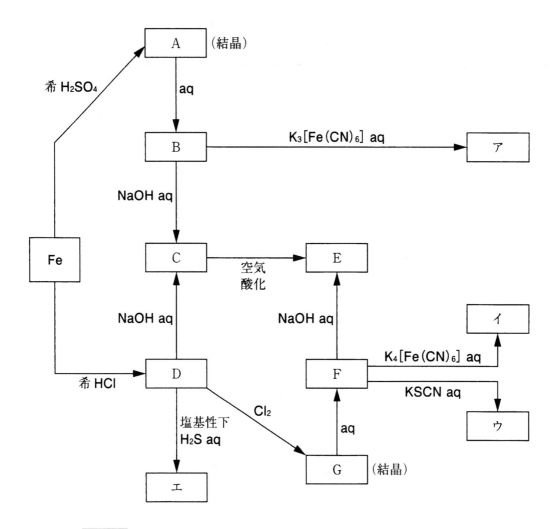

問35 A に該当する物質を問41の下の選択肢①～⓪から一つ選び、その番号を解答欄にマークしなさい。 35

問36 B に該当するイオンを問41の下の選択肢①～⓪から一つ選び、その番号を解答欄にマークしなさい。 36

問37 C に該当する物質を問41の下の選択肢①～⓪から一つ選び、その番号を解答欄にマークしなさい。 37

問38 D に該当するイオンを問41の下の選択肢①～⓪から一つ選び、その番号を解答欄にマークしなさい。 38

問39 | E | に該当する物質を問41の下の選択肢①～⓪から一つ選び，その番号を解答欄にマークしなさい。 | 39 |

問40 | F | に該当するイオンを問41の下の選択肢①～⓪から一つ選び，その番号を解答欄にマークしなさい。 | 40 |

問41 | G | に該当する物質を下の選択肢①～⓪から一つ選び，その番号を解答欄にマークしなさい。 | 41 |

問35～問41の選択肢（重複して選択してもよい）

① Fe^{2+}	② Fe^{3+}	③ $Fe(OH)_2$	④ $Fe(OH)_3$
⑤ $FeSO_4 \cdot 7H_2O$	⑥ $FeCl_3 \cdot 6H_2O$	⑦ $FeCl_2 \cdot 6H_2O$	⑧ Fe_2O_3
⑨ $FeCl_3$	⓪ Fe_3O_4		

問42 | ア | に該当する状態を問45の下の選択肢①～⓪から一つ選び，その番号を解答欄にマークしなさい。 | 42 |

問43 | イ | に該当する状態を問45の下の選択肢①～⓪から一つ選び，その番号を解答欄にマークしなさい。 | 43 |

問44 | ウ | に該当する状態を問45の下の選択肢①～⓪から一つ選び，その番号を解答欄にマークしなさい。 | 44 |

問45 | エ | に該当する状態を下の選択肢①～⓪から一つ選び，その番号を解答欄にマークしなさい。 | 45 |

問42～問45の選択肢（重複して選択してもよい）

① 黒色溶液	② 褐色溶液	③ 青白色溶液	④ 濃青色溶液
⑤ 血赤色溶液	⑥ 黒色沈殿	⑦ 褐色沈殿	⑧ 青白色沈殿
⑨ 濃青色沈殿	⓪ 血赤色沈殿		

6 次の化合物①〜④の混合物のエーテル溶液を下図のような操作で分離した。問46〜問49に答えなさい。

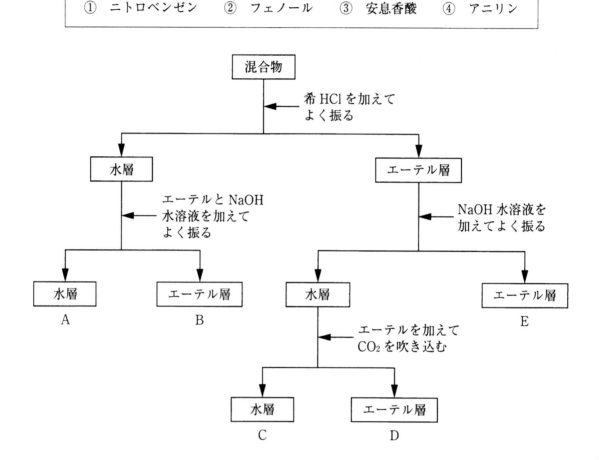

問46 Bのエーテル層に溶けている化合物は何か。その番号を解答欄にマークしなさい。 46

問47 Cの水層に溶けている化合物は何か。その番号を解答欄にマークしなさい。 47

問48 Dのエーテル層に溶けている化合物は何か。その番号を解答欄にマークしなさい。 48

問49 Eのエーテル層に溶けている化合物は何か。その番号を解答欄にマークしなさい。 49

生 物

問題　26年度

1　次の文章を読んで，下の問い（問1～4）に答えよ。

　　ある被子植物Pの花の色は，2組の対立遺伝子Aとa，およびBとbによって決定される。花は，赤色，黄色，白色，桃色の4色のいずれかになる。遺伝子Aは，赤い色素合成にかかわっているが，劣性の対立遺伝子aは，その機能を失っている。ただし，遺伝子Aは，対立遺伝子aに対して不完全優性を示す。遺伝子Bは，黄色い色素合成にかかわっているが，劣性の対立遺伝子bは，その機能を失っている。遺伝子Bは，対立遺伝子bに対して完全優性である。また，遺伝子Bは，遺伝子Aの働きを抑制するが，劣性の対立遺伝子bには抑制作用がない。遺伝子Bを1つでも持つ個体の花色は黄色になる。色素を合成できない場合には，花色は白くなる。被子植物Pでは，2組の対立遺伝子A，aとB，bは，異なる染色体にある。この植物Pを用いて実験Ⅰ～Ⅲを行った。

　　次に，被子植物Pに近縁な被子植物Qを用いて実験Ⅳを行った。被子植物Qは，花の色の決定に関して，被子植物Pと同じ働きをする2組の対立遺伝子Aとaおよび Bとbを持つが，それらは同じ染色体上に存在する。

実験Ⅰ　黄色花の個体と桃色花の個体を交配して，次世代に4色の花が咲いた。花色の比率は，赤色：黄色：白色：桃色＝ 1 ： 2 ： 3 ： 4 となった。

実験Ⅱ　実験Ⅰの交配で得られた黄色花の個体を用いて多くの交配を行った。得られた次世代の花色は，2色から4色と交配によって異なった。2色の花色個体が出来た交配のうち，花色が 5 であるものは，遺伝子型が異なる交配の組合せであったと考えられる。

実験Ⅲ　遺伝子Aと遺伝子Bのホモ接合体（AABB）の個体と，劣性の対立遺伝子のホモ接合体（aabb）の個体を交配した。次世代は，全て黄色の花が咲いた。この黄色花の個体を自家受精して得られた花色の比率は，赤色：黄色：白色：桃色＝ 6 ： 7 ： 8 ： 9 ： 10 ： 11 ： 12 ： 13 となった。

明海大学（歯）26年度 （39）

実験Ⅳ　被子植物Qを用いて，AABBとaabbの交配によってヘテロ接合体
（AaBb）を得た。このヘテロ接合体と，劣性の対立遺伝子のホモ接合体
（aabb）の個体を交配したところ，次世代に咲いた花のうち20％が桃色の
花色となった。また，このヘテロ接合体を自家受精して得られた花色の比
率は，赤色 ： 黄色 ： 白色 ： 桃色 ＝ [14 : 15] ： [16 : 17] ：
[18 : 19] ： [20 : 21] となった。

問1　上の文章中の [1] ～ [4] に入る適切な数値を，解答欄にマークせ
よ。

問2　上の文章中の [5] に入る適切な組合せを，次の①～⑥のうちから1つ
選べ。

　　　① 赤色と黄色　　② 赤色と白色　　③ 赤色と桃色

　　　④ 黄色と白色　　⑤ 黄色と桃色　　⑥ 白色と桃色

問3　上の文章中の [6] ～ [13] に入る適切な数値を，解答欄にマークせ
よ。ただし，答えが1ケタの場合には，2ケタの解答欄（ [6] ， [8] ，
[10] ， [12] ）には，＊をマークせよ。

問4　上の文章中の [14] ～ [21] に入る適切な数値を，解答欄にマークせ
よ。ただし，答えが1ケタの場合には，2ケタの解答欄（ [14] ， [16] ，
[18] ， [20] ）には，＊をマークせよ。

2 次の文章を読んで，下の問い（問1～3）に答えよ。

　　ヒトの体液の浸透圧を調節する中枢は，| 22 |である。血液の浸透圧が高くなると，| 22 |にある神経分泌細胞で| 23 |が合成され，| 23 |は| 24 |によって| 25 |まで輸送された後，そこから分泌されて標的器官まで運ばれる。その結果，腎臓での| 26 |の再吸収が促進される。反対に血液の浸透圧が下がると，| 22 |の神経分泌細胞が| 27 |を合成し，| 27 |は| 28 |によって| 29 |まで輸送される。これにより，| 29 |で| 30 |が合成，分泌されて標的器官まで運ばれる。その標的器官である| 31 |では| 32 |が合成，分泌され，その結果，腎臓での| 33 |の再吸収が促進される。

問1　上の文章中の| 22 |，| 24 |，| 25 |，| 28 |，| 29 |，| 31 |に入る適切な語を，次の①～＊のうちからそれぞれ1つずつ選べ。ただし，同じ数字の解答欄には，同じ答えが入るものとする。

　　① 血流　　　　② 甲状腺　　　③ 細胞体　　　④ 軸索
　　⑤ 視床　　　　⑥ 視床下部　　⑦ 脳下垂体後葉　⑧ 脳下垂体前葉
　　⑨ 副甲状腺　　⓪ 副腎髄質　　⊖ 副腎皮質　　＊ すい臓

問2　上の文章中の| 23 |，| 27 |，| 30 |，| 32 |に入る適切な語を，次の①～⊖のうちからそれぞれ1つずつ選べ。ただし，同じ数字の解答欄には，同じ答えが入るものとする。

　　① アドレナリン　　　　② インスリン　　　　③ グルカゴン
　　④ 鉱質コルチコイド　　⑤ 甲状腺刺激ホルモン
　　⑥ 甲状腺ホルモン　　　⑦ 糖質コルチコイド　⑧ バソプレシン
　　⑨ パラトルモン　　　　⓪ 副腎皮質刺激ホルモン　⊖ 放出ホルモン

問3　上の文章中の 26 と 33 に入る適切な語を，次の①～⑧のうちからそれぞれ1つずつ選べ。

① アミノ酸　　　② カリウム　　　③ カルシウム

④ グリコーゲン　⑤ グルコース　　⑥ タンパク質

⑦ ナトリウム　　⑧ 水

3 次の文章を読んで，下の問い（問1～5）に答えよ。

ヒトの神経系は，中枢神経系と末梢神経系とに大別される。中枢神経系は，さらに，延髄，間脳，小脳，脊髄，大脳，中脳に分けられる。生命の維持にとって重要な部位である 34 をまとめて脳幹と呼ぶ。

問1 上の文章中の 34 に入る適切な組合せを，次の①～⑧のうちから1つ選べ。

① 延髄，間脳   ② 延髄，脊髄   ③ 脊髄，中脳

④ 延髄，間脳，脊髄   ⑤ 間脳，脊髄，中脳   ⑥ 延髄，間脳，中脳

⑦ 脊髄，大脳   ⑧ 延髄，間脳，小脳，脊髄，大脳，中脳

問2 次の①～④のうちから，中脳の働きではないものを1つ選べ。ただし，該当するものがない場合には，✳をマークせよ。 35

① 体の平衡を保つ中枢

② 眼球運動の中枢

③ 姿勢を保つ中枢

④ 瞳孔の大きさを調節する中枢

問3 次の①～⑤のうちから，間脳の働きではないものを1つ選べ。ただし，該当するものがない場合には，✳をマークせよ。 36

① 感覚神経の中継

② 血糖量を調節する中枢

③ 自律神経の中枢

④ 内臓の働きを調節する中枢

⑤ 内分泌系の中枢

問4 次の①〜⑥のうちから，延髄の働きではないものを1つ選べ。ただし，該当するものがない場合には，＊をマークせよ。 37

① 血管の収縮を調節する中枢
② 呼吸運動を調節する中枢
③ 心臓の拍動を調節する中枢
④ せきの中枢
⑤ 体温を調節する中枢
⑥ 唾液分泌を調節する中枢

問5 大脳には，細胞体が集まった領域があり，大脳皮質と呼ばれる。次の①〜⑤のうちから，大脳皮質の働きではないものを1つ選べ。ただし，該当するものがない場合には，＊をマークせよ。 38

① 感覚の中枢
② 記憶の中枢
③ 思考の中枢
④ 随意運動の中枢
⑤ 本能に基づく行動の中枢

英語

解答　26年度

A　[解答]

1.④　2.②　3.③　4.④　5.②
6.②　7.③　8.③　9.②　10.①

[出題者が求めたポイント]

1.④→ to buy 「～するために」という意味の副詞句。
2.②→ me　前置詞 for の後なので目的格。
3.③→ quickly　動詞 decide を修飾するので、形容詞ではなく副詞。
4.④→ as the same A as B：Bと同じA
5.②→ comments　comment は可算名詞。
6.②→ in　be interested in ～：～に興味がある
7.③→ who　which の先行詞は＜物＞、who の先行詞は＜人＞
8.③→ reading　spend ＋ 時間・金 ＋ Ving：(時間・金)をVすることに費やす
9.②→ was　前半の went と時制を一致させる。
10.①→ Because of　because は接続詞なので文、because of は前置詞句なので語句が続く。

B　[解答]

11.②　12.③　13.④　14.③　15.③
16.⑤　17.①　18.①　19.①　20.②

[出題者が求めたポイント]

11. How long <u>does</u> it take (to come to Meikai University ?)
12. (Grandmother is always) the best <u>person</u> to help me.
13. (This T-shirt is quite nice, but do) you have <u>it</u> in a different color ?
14. (I) used <u>to play</u> the piano when I was (in elementary school, but not anymore.)
15. (Ma parents) want <u>me</u> to do well in (the exam.)
16. No matter <u>what</u> happens, my father never (loses his sense of humor.)
17. <u>More</u> than nine people were injured (in the accident.)
18. (The fire department) gave us a <u>practical demonstration</u> on how to use (home fire extinguishers.)
19. (In Germany, all) the nuclear power plants will <u>be</u> shut down by (2022.)
20. (Do you) know when Prof. Jones <u>is</u> in his office (on Wednesday ?)

C　[解答]

21.④　22.③　23.③　24.①　25.④
26.②　27.③　28.②　29.④　30.③

[出題者が求めたポイント]

21. the sort of ～：～な種類の(= the kind [type] of ～)
22. 私はよいコップを「①詳細に②危険にさらされて③セールで、バーゲンで④生まれつき」買った。
23. put the idea into practice ：考えを実行に移す
24. あなたにとって「①都合がよい②奇妙③幸運④特有」ならば。
25. 「①亡くなって②どこにも到達せずに③投げ捨てて④力を合わせて」このプロジェクトを終わらせる。
26. ①搭乗中だ②ダイエット中だ③任務中だ④放送中だ
27. be on good terms with ～：～と良好な間柄だ
28. pay attention「注意を払う」の受動態。
29. get in touch with ～：～と連絡を取る
30. 単語を「①間違って②無意味に③適切に④不器用に」発音するのに役立つ。

D　[解答]

31.②　32.①　33.④　34.①　35.③

[出題者が求めたポイント]

31. ①an expert, ③without thinking, ④a number of が不適。
32. 第2段落第5文参照。
33. 第4段落第2文参照。
34. 第5段落で cooperation「協力」が強調されていることから①は考えられない。
35. ①は Also 以下が heading「表題」としては狭すぎる。

[全訳]

「スポーツマンシップ」という概念は非常に重要である。真のスポーツマンは、スポーツに参加して、ゲームのルールに従うだけでなく、正直かつ公正に競技を行う。バットやボールの使い方が非常にうまいが、競技場にいる他の人々(対戦相手や審判)に敬意をもって接することのできない人は、「スポーツマン」の名に値せず、スポーツマンシップの概念を理解していない。

スポーツで、選手が反則をした場合、選手やチームに罰が与えられる。これは公平である。なぜならば、我々はルールにのっとって競技しないならば、罰されるべきだからだ。しかし、多くのスポーツでは、審判は選手がルールを破っている瞬間を見ることができない。ここでスポーツマンシップが重要になってくるのだ。ゴルフは、フェアプレイや信頼が特に重要であるスポーツの好例である。選手は自分以外の誰も見ていない時に、自分のボールを動かせるチャンスがあることが多い。しかし、「真の」ゴルフ選手は決してそういうことはしない。彼らはスポーツマンシップという価値観を尊重しているのだ。

スポーツマンシップが尊い理由の1つは、この原則が実生活、すなわちスポーツの競技場を離れた生活で重要だからだ。我々は日常生活においてもまた、他人との関係において常に公平である必要がある。公平さ・正直さ・謙虚さ、これらは、選手が満足し成功したいなら

ば、「人生というゲーム」で必要とする資質である。我々はすべての人に公平に接するべきであり、人に対して決して嘘をつくべきでない。ゴルフ選手の場合と同様に、我々も決して他人を欺こうとすべきではない。そして、ボクサーの場合と同様に、我々は対戦相手の弱みにつけこんで、「汚い手を使う」べきでは決してない。

　また、真のスポーツマンシップは、リーダーに従うということも意味している。多くのスポーツにおいて、選手はキャプテンの言うことを聞いて、その決定を受け入れなくてはならない。たとえ自分と意見が異なる時でも、である。選手はキャプテンに全幅の信頼を置く必要が、あるいは、置こうとする必要がある。人生においても、我々は普通、上司の決定を受け入れなくてはならない。たとえ自分と意見が異なる時でも、である。権威を尊重することは、スポーツマンシップの、そして人生の、重要な部分なのだ。

　スポーツマンシップのもう1つの重要な要素は、チーム精神である。スポーツをしている時、試合に勝ちたいと望むならば、さまざまな選手がお互いに協力する必要がある。そういった協力がなくては、成功は不可能である。同様に、人生のどんな局面にいる場合でも、我々は人生で成功したいならば、家族・友人・同僚たちを助け、また彼らに助けられる必要がある。協力の中に強さがあるのだ。

　最後に、スポーツマンシップの精神は、陽気さを要求する。たとえ試合に勝てない時でも、である。2人の選手がテニスの試合を戦った時、敗れた選手は必ず対戦相手を祝福して、握手をする。これが本物のスポーツマンシップであり、人生の素晴らしい教訓なのだ。

　フェアプレイ、規律の尊重、チームワークの必要性の認識、敗れても陽気であること、これらがスポーツでも人生でも重要なことなのだ。

E　[解答]
36. ②　37. ⑥　38. ③　39. ①　40. ④
[出題者が求めたポイント]
　段落冒頭の文はトピックセンテンスで、その段落の要約文が入る。2文目以降でその具体例が書かれるので、2文目とのつながりがあるものをそれぞれ選べばよい。
[全訳]
　ある日、家で勉強していると、急に大きな物音がした。私は近所で何が起きたのかを知るために、家の外に出た。
　36. ②私はそれを見て、思わず叫んでしまった。近所の家に火がついていたのだ！ 近所の人たちが燃えている家へ突進していた。彼らは消火するためにバケツの水をかけていた。砂やゴミを火の上に投げかけている人もたくさんいたし、毛布を上にかけて火を抑えようとしている人も数名いた。しかし、火はすさまじい勢いで、身の毛もよだつ光景だった。
　37. ⑥その家は3階建てで、住民の中には3階にいる人もいた。火は1階から出火して、すぐ2階に広がった。

3階に閉じ込められた人たちは、助けを求めて叫んでいた。炎が彼らに向かって突進しており、彼らの生命が危機に瀕していた。住民の中には、すさまじい炎の中から大胆にも脱出を試みて、軽いやけどを負った人たちもいた。しかし、3階の人たちには、生きて脱出する方法がなかった。彼らには助けを求めて叫ぶことしかできなかった。外にいる人たちにも、彼らを脱出させる方法はなかった。その時、群衆の中の誰かが消防署に連絡したのだ。
　38. ③しばらくして、消防士たちが到着した。人々は安堵の溜め息をついた。彼らは今までできる限りの努力をしてきたが、消火できずにいたからだ。消防士たちは燃え盛る炎に勇敢に立ち向かった。消火のために送水管が設置され、3階の窓に階段が設置された。勇敢な消防士の1人が梯子をのぼり、1人ずつ窓の外へと持ち上げ、順番に地上へと安全に降ろしていった。そうすることによって、消防士自身も怪我を負った。最後の住民を下に下ろした瞬間、彼は意識を失った。消防士と救出された人々は、ただちに病院へと搬送された。
　39. ①火事は多大な被害をもたらした。家具や、さまざまな貴重品、高額の価値のある所持品が燃えて灰になった。家全体がとても物悲しい様相を呈していた。台所、居間、客間の被害はひどいものだった。
　40. ④死者は出なかった。住民たちは絶妙なタイミングの援助によって救出された。彼らを生命をかけて救った消防士たちのおかげである。その後、調査がなされ、ガス管に問題があって、発火に至ったことが判明した。自治体は被災者たちの治療を無料で行った。

明海大学（歯）26 年度 （46）

数　学

解答　26年度

1 〔解答〕

1	2	3	4	5	6	7	8	9	10	11	12	13
3	5	5	2	7	5	2	6	3	5	7	4	8

〔出題者が求めたポイント〕

(1)（数学 I・式の計算）
　$y-1$ を1つの因数とする。

(2)（数学 I・式の計算）
　$x^2+y^2+z^2=x+y+z()^2-2(xy+yz+zx)$

(3)（数学 I・式の計算）
　$x^2+(a+b)x+ab=(x+a)(x+b)$

(4)（数学 I・平方根）
　分母を，$(a+b)(a-b)=a^2-b^2$ を利用して，有理化する。

(5)（数学 I・2次関数）
　x, y に代入して連立方程式を解く。

(6)（数学 I・2次関数）
　(5)の解を，x について平方完成する。

(7)（数学 I・2次不等式）
　（ア）の解が $x_1<x<x_2$
　（イ）の解が $f(a)<x<g(a)$ のとき，
　$f(a)\leqq x_1$, $x_2\leqq g(a)$

(8)（数学 I・関数）
　$\sqrt{(x+a)^2}=|x+a|$

　$-2\leqq x<-1$, $-1\leqq x<\dfrac{3}{2}$, $\dfrac{3}{2}\leqq x\leqq 3$ に分けて，
　1次関数で表わす。
　端点の座標を求めてグラフを描く。

(9)（数学 I・2次方程式）
　$x=-2$ を代入して，k を求め，2次方程式を解く。

(10)（数学 I・2次関数）
　各点の座標を代入して，連立方程式で a, b, c を求め，$f(5)$ を求める。

(11)（数学 I・三角比）
　$\cos x=-\sqrt{1-\sin^2 x}$, $\tan x=\dfrac{\sin x}{\cos x}$
　$\cos x$, $\tan x$ を求めて，代入する。

(12)（数学A・場合の数）
　n 人から r 人を選ぶのは，${}_nC_r$（通り）
　全体から5人選ぶ場合の数から，1年生から5人選ぶ場合の数を引く。

(13)（数学A・二項定理）
　x^5 の項を k, x^{-2} の項を ℓ として，k, ℓ を求める。
　係数は，${}_8C_k\cdot 1^k\cdot 2^\ell$

〔解答のプロセス〕

(1)　$\{3x+(2y-1)\}\{3x-(2y-1)\}$
　　　$=9x^2-(2y-1)^2=9x^2-4y^2+4y-1$　　③

(2)　$x^2+y^2+z^2=(x+y+z)^2-2(xy+yz+zx)$
　　　　　　　　$=(-1)^2-2(-1)=3$
　　$(x+2y)^2+(y+2z)^2+(z+2x)^2$

　　　$=x^2+4xy+4y^2+y^2+4yz+4z^2+z^2+4zx+4x^2$
　　　$=5(x^2+y^2+z^2)+4(xy+yz+zx)$
　　　$=5\cdot 3+4\cdot(-1)=11$　⑤

(3)　$(x^2+x-2)(x^2+x-6)$
　　　$=(x-1)(x+2)(x-2)(x+3)$　⑤

(4)　$\dfrac{2\sqrt{2}+\sqrt{3}}{\sqrt{6}-1}=\dfrac{(2\sqrt{2}+\sqrt{3})(\sqrt{6}+1)}{(\sqrt{6}-1)(\sqrt{6}+1)}$

　　　　　　　　$=\dfrac{4\sqrt{3}+2\sqrt{2}+3\sqrt{2}+\sqrt{3}}{5}=\sqrt{3}+\sqrt{2}$

　　$\dfrac{\sqrt{6}+1}{\sqrt{3}+\sqrt{2}}=\dfrac{(\sqrt{6}+1)(\sqrt{3}-\sqrt{2})}{(\sqrt{3}+\sqrt{2})(\sqrt{3}-\sqrt{2})}$
　　　$=3\sqrt{2}-2\sqrt{3}+\sqrt{3}-\sqrt{2}=2\sqrt{2}-\sqrt{3}$
　　$\sqrt{3}+\sqrt{2}+2\sqrt{2}-\sqrt{3}=3\sqrt{2}$　②

(5)　$c=2$, $a-b+c=5$, $4a+2b+c=8$
　　$a=b+3$ より $4(b+3)+2b+2=8$
　　$6b=-6$ より $b=-1$, $a=2$
　　従って，$y=2x^2-x+2$　⑦

(6)　$y=2\left(x-\dfrac{1}{4}\right)^2+\dfrac{15}{8}$，頂点は $\left(\dfrac{1}{4}, \dfrac{15}{8}\right)$　⑤

(7)（ア）は，$(2x-3)(x-2)<0$ より
　　　　　$\dfrac{3}{2}<x<2$
　（イ）は，$(x-a)(x-a+4)<0$
　　　　　$a-4<x<a$
　よって，$a-4\leqq\dfrac{3}{2}$, $2\leqq a$
　従って，$2\leqq a\leqq\dfrac{11}{2}$　②

(8)　$f(x)=-x+2+|x+1|+|2x-3|$
　　$-2\leqq x<-1$ のとき，
　　$f(x)=-x+2-x-1-2x+3$
　　　　　$=-4x+4$
　　$f(-2)=12$
　　$-1\leqq x<\dfrac{3}{2}$ のとき，
　　$f(x)=-x+2+x+1-2x+3$
　　　　　$=-2x+6$
　　$f(1)=8$
　　$\dfrac{3}{2}\leqq x\leqq 3$ のとき，
　　$f(x)=-x+2+x+1+2x-3=2x$
　　$f\left(\dfrac{3}{2}\right)=3$, $f(3)=6$
　　最大値は12，最小値は3　⑥

(9)　$4-2(k-1)-k-12=0$　より　$k=-2$
　　$x^2-3x-10=0$ より $(x-5)(x+2)=0$
　　$k=-2$, 他の解は $x=5$　③

(10)　$\dfrac{2a}{3}+b+\dfrac{c}{3}=-6$ より　$2a+3b+c=-18$

$$\frac{8a}{3}-2b+\frac{c}{3}=3 \quad \text{より} \quad 8a-6b+c=9$$

$$\frac{18a}{3}-3b+\frac{c}{3}=2 \quad \text{より} \quad 18a-9b+c=6$$

$$6a-9b=27, \quad 10a-3b=-3$$

$$a=-\frac{3}{2}, \quad b=-4, \quad =-3$$

$$f(x)=-x^2+4x-1$$

$$f(5)=-25+20-1=-6 \quad ⑤$$

(11) $\cos x=-\sqrt{1-\dfrac{5}{9}}=-\dfrac{2}{3}, \quad \tan x=-\dfrac{\sqrt{5}}{2}$

$$\frac{-\dfrac{\sqrt{5}}{2}}{3-\sqrt{5}}\left\{3\left(\frac{3}{\sqrt{5}}\right)+2\left(-\frac{3}{2}\right)\right\}$$

$$=-\frac{\sqrt{5}}{2(3-\sqrt{5})}\left(\frac{9}{\sqrt{5}}-3\right)$$

$$=-\frac{3}{2(3-\sqrt{5})}(3-\sqrt{5})=-\frac{3}{2} \quad ⑦$$

(12) 全体から5人を選ぶ, ${}_{11}C_5=462$

　　1年生から5人を選ぶ, ${}_{8}C_5=56$

　　従って, $462-56=406$　④

(13) (x^5) の項をk, (x^{-2}) の項をℓとする。

　　$k+\ell=8, 5k-2\ell=12$　より

　　$k=4, \ \ell=4$

　　係数は, ${}_{8}C_4 \cdot 1^4 \cdot 2^4 = 70 \times 16 = 1120$　⑧

2 〔解答〕

14	15	16	17	18	19
3	2	4	2	6	1

〔出題者が求めたポイント〕(数学A・命題と論証)

　命題 $p \Rightarrow q$ に対し, $q \Rightarrow p$ を逆, $\vec{p} \Rightarrow \vec{q}$ を裏,
　$\vec{q} \Rightarrow \vec{p}$ を対偶という。

〔解答のプロセス〕

(1) $g:x^2-4>0 \Rightarrow p:x<-4$ または $4<x$　③

(2) 偽, 反例 $x=3$　②

(3) $\vec{p}:-4\leqq x\leqq 4 \Rightarrow \vec{q}:x^2-4\leqq 0$　④

(4) 偽, 反例 $x=3$　②

(5) $\vec{q}:x^2-4\leqq 0 \Rightarrow -4\leqq x\leqq 4$　⑥

　　真　①

　　$x^2-4\leqq 0$ より $(x+2)(x-2)\leqq 0$

　　よって, $-2\leqq x\leqq 2$ のすべてのxは,
　　$-4\leqq x\leqq 4$ の範囲内である。

3 〔解答〕

20	21	22	23	24
1	4	6	7	5

〔出題者が求めたポイント〕(数学Ⅰ・三角関数)

(1) $AP^2=AB^2+BP^2-2AB\cdot BP\cos \angle ABP$

(2) $AQ^2=AC^2+CQ^2-2AC\cdot CQ\cos \angle ACQ$

(3) $PQ^2=CP^2+CQ^2-2CP\cdot CQ\cos \angle PCQ$

　　$\angle ABP, \angle ACQ, \angle PCQ$はすべて$60°$

(4) $\cos \angle APQ=\dfrac{AP^2+PQ^2-AQ^2}{2AP\cdot PQ}$

　　$\sin^2 \angle APQ=1-\cos^2 \angle APQ$

(5) $\triangle APQ$の面積は, $\dfrac{1}{2}AP\cdot PQ\sin \angle APQ$

〔解答のプロセス〕

(1) $AP^2=64+25-2\cdot 8\cdot 5\cdot \left(\dfrac{1}{2}\right)=49$

　　$AP=7$　①

(2) $AQ^2=64+36-2\cdot 8\cdot 6\cdot \left(\dfrac{1}{2}\right)=52$

　　$AQ=\sqrt{52}=2\sqrt{13}$　④

(3) $CP=8-5=3$

　　$PQ^2=9+36-2\cdot 3\cdot 6\cdot \left(\dfrac{1}{2}\right)=27$

　　$PQ=3\sqrt{3}$　⑥

(4) $\cos \angle APQ=\dfrac{49+27-52}{2\cdot 7\cdot 3\sqrt{3}}=\dfrac{4}{7\sqrt{3}}=\dfrac{4\sqrt{3}}{21}$

　　$\sin \angle APQ=\sqrt{1-\dfrac{48}{441}}=\dfrac{\sqrt{393}}{21}$　⑦

(5) $\triangle APQ$の面積は,

　　$\dfrac{1}{2}7\cdot 3\sqrt{3}\cdot \dfrac{\sqrt{393}}{21}=\dfrac{3\sqrt{131}}{2}$　⑤

物　理

解答　　　26年度

1 〔解答〕

1	4	2	9	3	0	4	0	5	2
6	9	7	*	8	1	9	2	10	0
11	*	12	1	13	6	14	5	15	2

〔出題者が求めたポイント〕

〔Ⅱ〕つり合いの位置を自然長としてばねの伸長を考えると計算がしやすい。

〔解答のプロセス〕

〔Ⅰ〕

(1)運動方程式　A：$T-g=a$　　B：$3g-T=3a$

$$a=\frac{1}{2}g=4.9$$

(2)(1)より$T=14.7$　$\therefore 2T=29.4$　　2.9×10^1J

(3)$3.0\times9.8\times1.0-1.0\times9.8\times1.0=19.6$　2.0×10^1J

〔Ⅱ〕

(4)$mg=ka$　$\therefore a=\dfrac{mg}{k}$

(5)力学的エネルギー保存より

$$\frac{1}{2}k(a+b)^2-mg(a+b)=\frac{1}{2}ka^2-mga+\frac{1}{2}mv^2$$

$a=\dfrac{mg}{k}$ を代入して　$v=b\sqrt{\dfrac{k}{m}}$

〔別解〕つり合いの位置を自然長としてエネルギー保存を考える。

$$\frac{1}{2}kb^2=\frac{1}{2}mv^2\qquad v=b\sqrt{\frac{k}{m}}$$

(6)つり合いの位置を中心として振幅bの単振動をする。
　　力学的エネルギー保存より求めても良い。

$$\frac{1}{2}k(a+b)^2-mg(a+b)=\frac{1}{2}k(a-x)^2-mg(a-x)$$
$$x=b$$

2 〔解答〕

16	4	17	1	18	9	19	4	20	3	21	8

〔出題者が求めたポイント〕

定常波の腹、節の位置に関する知識

〔解答のプロセス〕

(1)波は1周期に1波長進む

(2)$x=5.0$cmでは定常波の節ができる。

$x=6.0$cmでは定常波の腹ができる。

$$T=\frac{\lambda}{v}=\frac{4.0}{20}=0.2s$$だから図から$\dfrac{3}{4}$周期後である。

変位は$-2.0\times2=-4.0$cm

(4)$f=\dfrac{1}{T}=5.0$

3 〔解答〕

22	1	23	5	24	0	25	0	26	9	27	4
28	*	29	2	30	3	31	4	32	5	33	7

〔出題者が求めたポイント〕

連結されたピストンABの体積の和は$0.80m^3$である。

〔解答のプロセス〕

〔Ⅰ〕

(1)A、Bの圧力は常に等しい。

Bについて　$P\times0.6=P'\times0.4$　　$\therefore \dfrac{P'}{P}=1.5$

(2)$\dfrac{P\times0.2}{300}=\dfrac{1.5P\times0.4}{T}$　　$\therefore T=900$

〔Ⅱ〕

(3)$P=VI$

(4)$V=2rI$

(5)$P'=2rI^2=\dfrac{2rP^2}{V^2}$

4 〔解答〕

34	1	35	2	36	*	37	1	38	1	39	0
40	-	41	6	42	2	43	1	44	0	45	0
46	0	47	*	48	5	49	0	50	0	51	1
52	5	53	0	54	0	55	-	56	1	57	0
58	*	59	1								

〔出題者が求めたポイント〕

抵抗率の式とキルヒホッフの法則

〔解答のプロセス〕

〔Ⅰ〕

(1)$R=\dfrac{V}{I}=\dfrac{12}{1.0}=12$

(2)$R=\rho\dfrac{\ell}{S}$ より

$$\rho=\frac{RS}{\ell}=\frac{12\times0.8\times10^{-7}}{0.96}=1.0\times10^{-6}$$

〔Ⅱ〕

(1)R_1を左向きに流れる電流をI_1、R_3を右向きに流れる電流をI_3とする。

キルヒホッフの法則より

$12=2.0I_1+4.0(I_1+I_3)$

$19=6.0I_2+4.0(I_1+I_3)$

$\therefore I_1=1.0$　$I_3=1.5$

(2)$I_2=I_1+I_3=2.5$

(4)R_2にかかる電圧は、$4.0\times2.5=10$

Qは$10v$のPより低電位だから$-10v$である。

明海大学（歯）26年度　（49）

化　学

解答　26年度

---

① **[解答]**

問1.⑦　問2.⑦　問3.⑥　問4.⓪　問5.②　問6.④
問7.⑤　問8.⑧　問.⑤

[出題者が求めたポイント]　単分子膜によるアボガドロ数の測定、物質量

[解答の手順]

(1)単分子膜を形成しているステアリン酸の物質量
　0.167 mL中のステアリン酸の質量は，

$$\frac{0.167}{100} \times 0.0301 = 5.026 \times 10^{-5}\,\text{g}$$

　ステアリン酸の分子量は，284　だから
　ステアリン酸の物質量は，

$$\frac{5.026 \times 10^{-5}}{284} = 1.769 \times 10^{-7} \fallingdotseq 1.77 \times 10^{-7}\,\text{mol}$$

(2)単分子膜を形成している分子の数は，

$$x \times 2.20 \times 10^{-15} = 15.0 \times 15.0 = 2.25 \times 10^{2}$$
$$\therefore x = 1.022 \times 10^{17} \fallingdotseq 1.02 \times 10^{17}\,\text{個}$$

(3)アボガドロ数は，

$$1.769 \times 10^{-7} \times N_A = 1.02 \times 10^{17}$$
$$\therefore N_A = 5.76 \times 10^{23} \fallingdotseq 5.8 \times 10^{23}\,/\text{mol}$$

問9.　溶媒が蒸発してなくなることにより単分子膜が形成される。

---

② **[解答]**

問10.③　問11.④　問12.⑦　問13.⑤　問14.⑧

[出題者が求めたポイント]　反応熱の種類

[解答の手順]

　反応熱の種類は，定義をきちんと理解し，具体的な熱化学方程式で確認する必要がある。

問10.　メタノール1 molを燃焼したとき発生する熱量がQ1 kJ/molである。Q1がメタノールの燃焼熱。
　燃焼熱は常に発熱である。

問11.　酸，塩基の水溶液が中和して，水1 molを生成するときに発生する熱量を中和熱という。

$$H^+_{aq} + OH^-_{aq} = H_2O\,(液) + 56.5\,\text{kJ}$$

問12.　単体から塩化ナトリウムを生成する反応で，塩化ナトリウム(固)の生成熱である。
　生成熱は，その物質の成分元素の単体から生成するときの反応熱である。

$$(ex.)\ H_2\,(気) + \frac{1}{2} O_2\,(気) = H_2O\,(気) + 242\,\text{kJ}$$

　水蒸気の生成熱
　水素の燃焼熱ということもできる。

問13.　硫酸(液)の溶解熱である。濃硫酸を水に入れたとき発生する熱量を希釈熱という。

問14.　この現象を昇華という。Q5は昇華熱である。

---

③ **[解答]**

問15.②　問16.⑥　問17.⑧　問18.⓪　問19.①
問20.④　問21.⑤　問22.⑨　問23.⑥　問24.⑧

問25.⑤　問26.③　問27.④

[出題者が求めたポイント]　ベンゼンからのフェノール合成法，反応名

[解答の手順]

問15, 問23.

$$\text{〈ベンゼン〉} + HNO_3 \rightarrow \text{〈}NO_2\text{〉} + H_2O$$
（ニトロベンゼン）

・濃硫酸は触媒
・ニトロ化反応は置換反応の1つ

問16.

$$\text{〈}NO_2\text{〉} + 6(H) \rightarrow \text{〈}NH_2\text{〉} + 2H_2O$$

・還元反応
・Niは触媒

問17, 問24.

$$\text{〈}NH_2\text{〉} + NaNO_2 + 2HCl$$
$$\rightarrow \text{〈}\overset{+}{N}_2Cl^-\text{〉} + NaCl + 2H_2O$$
（塩化ベンゼンジアゾニウム）

・ジアゾ化反応
・5℃以下の低温で行う。ジアゾニウム塩が不安定で分解してしまうため。

問18, 問25.

$$\text{〈ベンゼン〉} + H_2SO_4 \rightarrow \text{〈}SO_3H\text{〉} + H_2O$$
（ベンゼンスルホン酸）

・スルホン化
置換反応の1つ

問19, 問26.

$$\text{〈ベンゼン〉} + Cl_2 \rightarrow \text{〈}Cl\text{〉} + HCl$$

・塩素化
置換反応の1つ
・Feは触媒

問20.

$$\text{〈}SO_3Na\text{〉} + 2NaOH$$
$$\rightarrow \text{〈}ONa\text{〉} + Na_2SO_3 + H_2O$$

ベンゼンスルホン酸ナトリウムのアルカリ融解法という。ナトリウムフェノキシドを生成。

問21, 問27.

$$\text{〈ベンゼン〉} + CH_3-CH=CH_2 \rightarrow \text{〈}CH(CH_3)_2\text{〉}$$
（クメン）

・アルキル化

問22.

$$\text{〈}CH(CH_3)_2\text{〉} + O_2 \xrightarrow{触媒} \text{〈}C(CH_3)_2-OOH\text{〉}$$
（クメンヒドロペルオキシド）

・酸化
・過酸化物が生成

$$\text{〈}C(CH_3)_2-OOH\text{〉} \xrightarrow{H^+} \text{〈}OH\text{〉} + CH_3COCH_3$$
（フェノール）（アセトン）

・酸により分解

---

④ **[解答]**

問28.②,④,⑦　問29.②,⑤,⑥　問30.②,⑦,⓪
問31.④,⑥,⓪　問32.③,⑥,⑦　問33.③,⑨,⓪
問34.⑤,⑦,⑨

[出題者が求めたポイント]　正誤問題，分子の構造，構造異性体，光学異性体，塩の性質，酸化剤と還元剤，合金，電池の分類

[解答の手順]

問28. 正四面体構造では，Cl–C–Cl の結合の角度は，109.5度である。アンモニアは，すべての元素が一平面にのらない。

問29. 同じ一般式でまとめられる化合物を同族体という。炭素数5のアルカンはペンタン(ヘプタンは C_7H_{16})で異性体は3つ存在する。

問30. フマル酸とマレイン酸は幾何異性体の関係にある。不斉炭素原子があると光学異性体が存在する。これらの異性体は，光学的性質が異なっている。

問31. 硫酸アンモニウム$(NH_4)_2SO_4$は，正塩である。$NaHCO_3$は酸性塩であるが，水溶液は弱塩基性を示す。
正塩の水溶液は，必ずしも中性を示さない。
(例) Na_2CO_3　塩基性を示す。
　　 NH_4Cl　　酸性を示す。

問32. 酸化剤は相手から電子を奪うので自らは還元される。還元剤は相手に電子を与えるので自らは酸化される。シュウ酸は還元剤として作用する。
$$(COOH)_2 \rightarrow 2CO_2 + 2H^+ + 2e^-$$

問33. 白銅は Cu に Ni を添加してつくる。ジュラルミンは Al に Cu, Mg, Mn などを添加している。はんだには Pb を用いないものもあり，主成分は Zn ではない。

問34. ニッケル水素電池，リチウムイオン電池は二次電池である。空気電池は一次電池である。

---

5 **[解答]**

問35.⑤　問36.①　問37.③　問38.①　問39.④
問40.②　問41.⑥　問42.⑨　問43.⑨　問44.⑤
問45.⑥

[出題者が求めたポイント] 鉄イオンの反応，鉄の化合物，検出反応

[解答の手順]

問35. $Fe + H_2SO_4 \rightarrow FeSO_4 + H_2$
水溶液から，硫酸鉄(II)七水和物が得られる。

問36. $FeSO_4 \rightarrow Fe^{2+} + SO_4^{2-}$　鉄(II)イオンが溶けている。

問37. $Fe^{2+} + 2OH^- \rightarrow Fe(OH)_2$　水酸化鉄(II)

問38. $Fe + 2HCl \rightarrow FeCl_2 + H_2$
$FeCl_2 \rightarrow Fe^{2+} + 2Cl^-$

問39. $Fe^{2+} \rightarrow Fe^{3+} + e^-$　O_2 により酸化される。
$4Fe(OH)_2 + O_2 + 2H_2O \rightarrow 4Fe(OH)_3$

問40. $FeCl_3 \rightarrow Fe^{3+} + 3Cl^-$　鉄(III)イオンが溶けている。

問41. $2FeCl_2 + Cl_2 \rightarrow 2FeCl_3$
水溶液から，塩化鉄(III)六水和物が得られる。

問42. Fe^{2+} の検出反応
$K_3[Fe(CN)_6]$aq　ヘキサシアノ鉄(III)酸カリウムとの反応

問43. Fe^{3+} の検出反応
$K_4[Fe(CN)_6]$aq　ヘキサシアノ鉄(II)酸カリウムとの反応

問44. Fe^{3+} の検出反応　沈殿でなく溶液として呈色

問45. $Fe^{2+} + S^{2-} \rightarrow FeS$　硫化鉄(II)は黒色

---

6 **[解答]**

問46.④　問47.③　問48.②　問49.①

[出題者が求めたポイント] 芳香族化合物の分離

[解答の手順]

化合物の構造式：

①　◯–NO_2　②　◯–OH　③　◯–$COOH$　④　◯–NH_2

官能基の性質を理解しておくことが必要である。

(1) $-OH$, $-COOH$；ともに酸性を示し，NaOH aqと反応し水によく溶ける。

(2) $-NH_2$；塩基性を示し，HCl aqと反応し，水によく溶ける。

(3) 水溶液から遊離し，エーテルに溶かすには，
　$-ONa + HCl \rightarrow -OH + NaCl$
　$-ONa + CO_2 + H_2O \rightarrow -OH + NaHCO_3$ 〉どちらも遊離
　$-COONa + HCl \rightarrow -COOH + NaCl$ (CO_2 では遊離しない)
　$-NH_3Cl + NaOH \rightarrow -NH_2 + NaCl + H_2O$

生　物

解　答

26年度

1 [解答]
問1　1.①　2.④　3.①　4.②
問2　5.⑤
問3　6.＊　7.①　8.①　9.②　10.＊　11.①　12.＊
　　　13.②
問4　14.＊　15.④　16.⑦　17.⑤　18.＊　19.⑨
　　　20.①　21.②

[出題者が求めたポイント]
各表現型の遺伝子型を問題文より正確に読み解くことが大切である。
赤色：AAbb、桃色：Aabb、白色：aabb、黄色：○○B○（○は限定されない）である。

問1
　まずは親の遺伝子型を考える。桃色花の遺伝子型はAabbである。
　次に黄色花の遺伝子型であるが、表現型が黄色であることから、遺伝子Bを持っている。また、子の表現型に黄色以外の個体があることから、遺伝子bを持っている。さらに、子の表現型に赤色花があることから、遺伝子Aを、白色花があることから遺伝子aを持っていることがわかるので、この黄色花の遺伝子型はAaBbである。
　以上のことから、【黄色花AaBb】と【桃色花Aabb】の交配によって生じる、子の表現型の分離比を考えればよい。
　【桃色花Aabb】と【黄色花AaBb】の交配の結果は表のようになる。

	AB	Ab	aB	ab
Ab	AABb	AAbb	AaBb	Aabb
ab	AaBb	Aabb	aaBb	aabb

　　…黄色花
　　…赤色花
　　…桃色花
　　…白色花

問2
　実験Ⅰで得られた子のうち、黄色花の個体の遺伝子型は、AABb、AaBb、aaBbの3パターン。
　このうち、次世代が2色になり、遺伝子型が異なる交配の組み合わせは、AABbとaaBbの組み合わせのみ。

問3
　Bが一つでも含まれると黄色になること。遺伝子Aは不完全優性であることに注意する。

問4
　問題文より、交配によって生じた植物Qのヘテロ接合体の遺伝子A.a.B.bは、図のように連鎖している。
　完全連鎖であれば、この個体とaabbとの交配ではAaBbとaabbのみ子に現われるはずである。しかし、

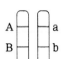

問題文には、20％が桃色【Aabb】で得られたとあるので、このAaBbの個体が作る配偶子の分離比はAB：Ab：aB：ab＝3：2：2：3となる。
　したがって、植物QのAaBb同士による交配の結果は、下の表のようになる。

	3AB	2Ab	2aB	3ab
3AB	9AABB	6AABb	6AaBB	9AaBb
2Ab	6AABb	4AAbb	4AaBb	6Aabb
2aB	6AaBB	4AaBb	4aaBB	6aaBb
3ab	9AaBb	6Aabb	6aaBb	9aabb

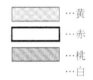
　　…黄
　　…赤
　　…桃
　　…白

2 [解答]
問1　22.⑥　24.④　25.⑦　28.①　29.⑧　31.⊖
問2　23.⑧　27.⊖　30.⓪　32.④
問3　26.⑧　33.⑦

[出題者が求めたポイント]
　バソプレシンは、腎臓での水の再吸収を促進させ、浸透圧を低下させる。
　鉱質コルチコイドは、副腎皮質から分泌され、腎臓でのNa⁺の再吸収を促進させ、その結果浸透圧が上がる。
　バソプレシン、鉱質コルチコイドが分泌されるまでの過程は以下の通りである。
　バソプレシンは、視床下部の神経分泌細胞の細胞体で作られる。その後、神経分泌細胞の軸索を介して脳下垂体後葉へ運ばれ、血液中に分泌される。
　鉱質コルチコイドは、視床下部で作られる放出ホルモンが血液を介して脳下垂体前葉に運ばれ作用し、脳下垂体前葉は副腎皮質刺激ホルモンを分泌する。副腎皮質刺激ホルモンは副腎皮質に作用し、副腎皮質から鉱質コルチコイドが分泌される。

問1　間脳視床下部と脳下垂体の関係を正確に理解しておく必要がある。
　　間脳視床下部―脳下垂体後葉間は、神経分泌細胞の軸索を介してホルモンを運ぶ。間脳視床下部―脳下垂体前葉間は、血液を介してホルモンを運ぶ。
問2　各種ホルモンの働き、標的器官、内分泌腺を正確に覚えておく必要がある。
問3　バソプレシンは腎臓での水の再吸収を促進させる。鉱質コルチコイドは、腎臓でのNa⁺の再吸収の促進と、K⁺の排出を促進させる。

③ [解答]
問1 34.⑥
問2 35.①
問3 36.⊛
問4 37.⑤
問5 38.⊛

[出題者が求めたポイント]
　ヒトの神経系は、中枢神経系と末梢神経系からなる集中神経系である。
　中枢神経系は、脳(大脳・中脳・間脳・小脳・延髄)と脊髄からなり、末梢神経系は運動神経・感覚神経からなる体性神経系、交感神経・副交感神経からなる自律神経系からなる。
問1　脳幹は脳のうち、大脳と小脳を除いたものをいう。脊髄は脳の一部ではない。
問2　体の平衡を保つ中枢は小脳。
問3　すべて間脳の働きである。
問4　体温を調節する中枢は間脳の視床下部。
問5　全て大脳皮質の働きである。①〜④は新皮質、⑤のみ辺縁皮質。

平成25年度

問 題 と 解 答

英 語

問題　　25年度

A. 各文（1.〜10.）の下線部①〜④には，不適切な表現が一つあります。それを
選び，番号で答えなさい。

1. We need to contact an expert on racial discrimination and get some advices.
① ② ③ ④

1

2. Mary was surprised that Kenji is real fluent in both English and French.　2
① ② ③ ④

3. He doesn't think that the computer we are using is worth repair.　3
① ② ③ ④

4. A previous appointment with my professor prevented me at going to the party.
① ② ③ ④

4

5. It is often said that passive smoking is harm to your health.　5
① ② ③ ④

6. The teacher returned the notebooks whom she had collected from the students.
① ② ③ ④

6

7. If I had a lot of money, I will buy a castle in a foreign country.　7
① ② ③ ④

8. There is no clear link between aid also economic growth.　8
① ② ③ ④

9. The staff members finished the job more soon than I had expected.　9
① ② ③ ④

10. Many plants in Japan are different from that in tropical rain forests.　10
① ② ③ ④

B. 各文（11. ～ 20.）について，日本語の内容に合うように，①～⑤の語句を並べかえ空所を補いなさい。解答は（ 11 ）～（ 20 ）に入れる語句の番号のみを答えなさい。ただし，文頭に使用すべき語も小文字で示してあります。

11. その小説は家族の絆の大切さを教えてくれた。　　　　　　　　　　 11

The novel （　　　）（　　　）（ 11 ）（　　　）（　　　）.

① taught　　② family ties　　③ the importance　　④ me　　⑤ of

12. ある調査によると，10%の子どもしか遊び時間に自然を楽しんでいない。

　　　　　　　　　　　　　　　　　　　　　　　　　　　　 12

A study （　　　）（ 12 ）（　　　）（　　　）（　　　） their playtime enjoying nature.

① only 10%　　② spend　　③ shows　　④ of children　　⑤ that

13. 私達が何時に到着するかご存じですか。　　　　　　　　　　 13

Do you （　　　）（ 13 ）（　　　）（　　　）（　　　） to arrive?

① supposed　　② know　　③ are　　④ we　　⑤ what time

14. 彼女は付けっぱなしになっていた明かりをすべて消した。　　　　　 14

She （　　　）（　　　）（　　　） the lights which had been （　　　）（ 14 ）.

① on　　② off　　③ all　　④ turned　　⑤ left

15. 市立図書館が計画した読み聞かせプログラムは，子ども達の間で評判がよい。

　　　　　　　　　　　　　　　　　　　　　　　　　　　　 15

（　　　）（　　　）（ 15 ）（　　　）（　　　） popular among children.

① the city library　　② the story-telling program　　③ planned

④ is　　⑤ by

16. お互いに支え合うかぎり，困難を克服することができる。　　　　　　16

(　　)(　　)(　　)(16)(　　　), we can get through every difficulty.

① each other　　② stand by　　③ as long　　④ we　　⑤ as

17. オープンキャンパスで会った学生達はみな，自分たちの大学を誇りに思っていた。　　　　　　17

(　　)(　　)(17)(　　)(　　) proud of their university.

① I　　② all the students　　③ during open campus day　　④ met

⑤ were

18. その英語の本は難しそうだったが，読んでみるとやさしかった。　　　　　　18

The English book (　　)(　　), but (　　)(　　)(18) to read.

① I found　　② looked　　③ difficult　　④ easy　　⑤ it

19. 高校の先生のことばに励まされ，大学で勉強しようと決心した。　　　　　　19

I (　　)(　　)(19)(　　)(　　　), and I decided to study at college.

① my high school teacher's　　② was　　③ by　　④ encouraged

⑤ words

20. プレゼントをもらったらすぐに礼状を出すことにしている。　　　　　　20

I (　　)(　　)(20)(　　)(　　) right after I receive a gift.

① to write　　② make　　③ a thank-you note　　④ a rule　　⑤ it

C. 各文（21. ～ 30.）を読み，（　　　）に入る最も適切な語句を①～④から一つ選びなさい。

21. I am not good at reading between the (　　　).　　　　　　　21
　① minds　　　② secrets　　　③ hearts　　　④ lines

22. Because of the (　　　) - effects of the cold remedy, I am very sleepy.　22
　① main　　　② upper　　　③ side　　　④ inner

23. Mr. Kawpong has a wide (　　　) of interests in his scholarly field.　23
　① measure　　② range　　　③ place　　　④ room

24. Mother Teresa (　　　) her entire life to helping poor and sick people.　24
　① devoted　　② promoted　　③ obliged　　④ preserved

25. You can find a coffee shop at the corner of the street. You can't (　　　) it.
　　　　　　　　　　　　　　　　　　　　　　　　　　　　　25
　① miss　　　② mistake　　③ lose　　　④ fail

26. We have to go up the stairs this afternoon because the elevator is under
　(　　　).　　　　　　　　　　　　　　　　　　　　　　　26
　① discussion　② pressure　　③ lights　　④ inspection

27. Mike is (　　　) with cleanliness and washes his hands many times a day.
　　　　　　　　　　　　　　　　　　　　　　　　　　　　　27
　① gained　　② obsessed　　③ accessed　　④ declared

28. I could (   ) sleep last night because I was taking care of my sick daughter.

28

① nearly   ② hard   ③ hardly   ④ near

29. I always feel (   ) eating orange melon ice cream when I travel in Hokkaido.

29

① up to   ② out   ③ around   ④ like

30. I have not finished analyzing the data. (   ), I must write up the paper in a few days.

30

① For example   ② Nevertheless   ③ Fairly   ④ In contrast

D. 次の英文を読み，下の問い（31.～35.）の答えとして最も適切なものを，①～④から一つ選びなさい。

Everyone loves presents. Or do they? Before living in Japan, I probably would have answered, "Yes!" to this question, but now all I can say is, "I'm not sure."

I've often sensed a gap between my gift-giving habits and Japanese customs. Once I baked cookies for the staff at my local sports club as a way of giving something back to those who had always warmly welcomed me. But the moment I gave the gift, I sensed something was wrong. Instead of smiling as I expected, the young women at the front desk became uncomfortable. After that, they were never as friendly as before. I knew I had broken a Japanese social rule, but I had no idea which one.

Perhaps the problem was that gift exchange in Japan is taken more seriously than in the US. Japanese business etiquette says that after receiving a gift, you should always give another one back in return. So by giving a gift, however small, to the gym staff, I put them in an awkward position because they didn't have one to quickly return to me.

I'm not sure my interpretation is correct, but another experience makes me think it could be. Recently, I made cookies for some of my new female coworkers to show my appreciation to them for helping me adjust to my local environment. My gift in this case was received with genuine smiles, so I felt good. The next time I went to work, though, they had a nice department store gift waiting for me in response. I certainly appreciated their thoughtfulness but felt as if my own gift had been misunderstood.

I've also tried out some Japanese gift-giving customs myself — but with limited success. I was thrilled the first time someone knocked on my door, introduced himself as my new neighbor, and handed me a simple, practical gift. In the US, it's usually the other way around: some people welcome new neighbors by taking them something like home-baked cookies. But I wanted to try the Japanese way. So the next time I moved, I introduced myself to my new neighbor, and handed her a small store-bought gift. She seemed nice, we exchanged a few words, and I went home happy. Imagine my surprise when she and her family moved out the next week without saying goodbye!

Even if I wanted to follow all Japanese gift exchange customs, it would be impossible. There are too many of them and some are too different from my own cultural expectations. Getting presents at a Japanese wedding is fun, but I always feel guilty when a gift comes in the mail after I go to a funeral or visit someone in the hospital. It seems like I should be the one giving gifts in such cases, and in the US, I would be. I'd likely receive a thank-you card for the wedding gift I gave or for the flowers I sent to a funeral or took to the hospital, but I'd never receive a gift in return.

Now I know that some Japanese choose not to follow all the "cultural rules," and therefore it's OK for foreigners in Japan to do the same. Still, I enjoy the challenge of learning about a different culture, and sometimes even doing things correctly!

明海大学（歯）25 年度 （7）

31. The main idea of this passage is that the author ... 31

  ① has never tried Japanese gift-giving customs and doesn't want to.

  ② was able to successfully follow all the cultural rules for gift-giving in Japan.

  ③ discovered that gift giving customs in Japan and America are different.

  ④ strongly feels some Japanese gift-giving customs should be changed.

32. What sort of gap did the author sense when she gave homemade cookies to her sports club staff? 32

  ① The author thought cookies were a nice gift, but they felt gifts to them should be fancy ones.

  ② The author hoped to see them smile, but they gave her gifts in return.

  ③ While the author thought they would be pleased, they seemed the opposite.

  ④ The author felt it impossible to follow Japanese gift exchange customs, but others didn't.

33. What did the author think was the reason for the response of those who received her cookies? 33

  ① They thought the author had broken some kind of social rule in her country.

  ② They took her gift-giving much more seriously than she thought they would.

  ③ They took the author's gift as a response to the kindness they had shown to her.

  ④ They thought the author's gift was a perfectly normal thing to give.

34. When Japanese people move to a new home, they may present their new neighbors with a small gift, but in the US, Americans ... 34

  ① may instead welcome the newcomer with a gift.

  ② usually give their new neighbor a store-bought gift.

  ③ often give their new neighbor an expensive gift.

  ④ are too independent to give gifts to new neighbors.

35. The type of response the author never expects after visiting someone in the hospital is ...

35

① a return gift.

② a thank-you card.

③ a genuine smile.

④ a telephone call.

E. 次の英文を読み， 36 から 40 に入る文を①～⑥より選びなさい。同じ文を二度以上使ってはいけません。

I started to hate mathematics back in the third grade because I didn't want to memorize the multiplication tables. Unlike learning how to read, studying math seemed to have no purpose other than to give me terrible headaches. Since then, I have struggled with math for a number of reasons.

36 Having ordered us to stand in rows, side by side, this woman in black would shout problems at us: "Forty-eight divided by three? . . . Nine times twelve? . . . Three times eight divided by two?" The students who called out the correct answers fastest would win; those of us who answered wrongly or not at all would have to sit down. Of course, I always lost. Not only did mathematics seem useless, it also became forever associated in my mind with speed, competition and failure.

37 Negative numbers, for example. You either have *some* or *none*, I thought. How can you have *less* than none? I thought it was stupid. Patiently, my older brother would try to talk me through the steps when helping me with my homework. But it was no good, I couldn't understand.

38 With mathematics, of course, that means death. My teachers would punish me by making me stay after school to do — what else? — more math problems. In

anger and frustration, I broke pencils and tore paper as I filled page after page with utterly meaningless calculations. Not surprisingly, I came to associate math with nothing more nor less than pain and punishment.

39 Sometimes I need to do simple math for something at work. This always gives me a stomach ache. The problem is not that I can't do the sums — I can. The problem is just that it *is* math!

40 The other day, I saw a book called *Mathematics for People Who Hate Math*, and I bought it! Even though parts of it seem to have been written in a foreign language, I've actually been enjoying the book. I can finally see that, in architecture and engineering, in physics and electronics, even in art and music, mathematics *does* have a purpose and a meaning. Like the letters of the alphabet, numerical signs *can* tell stories and reveal secrets about the world. I have to admit: I am starting to like math.

①　Of course, I know that mathematics can be useful and fun.

②　Recently, however, a strange thing has happened.

③　My problems started when Sister Celine forced us to do horrible counting contests.

④　Though I left school many years ago, math still has a way of making me feel sick.

⑤　As I grew older, math became more difficult and strange.

⑥　Later, I started to increase my difficulties in high school by skipping homework.

数　学

問題　25年度

数学の解答は、すべて、選択肢から正解を選ぶ形式である。マークシートの決められた場所に、正解の番号をマークせよ。もし正解がないときは＊をマークせよ。

1 次の各問に答えよ。

(1) $xyz = 1$ のとき、$\dfrac{x}{xy + x + 1} + \dfrac{y}{yz + y + 1} + \dfrac{z}{zx + z + 1}$ の値を求めよ。**1**

    ① 1　　　② 2　　　③ 3　　　④ 4　　　⑤ 5

    ⑥ 6　　　⑦ 7　　　⑧ 8　　　⑨ 9

(2) $x = \dfrac{2a}{a^2 + 1}$ のとき、$Y = \sqrt{1 + x} - \sqrt{1 - x}$ を計算する。とくに、$a > 4$ として、Y を求めよ。**2**

    ① $\dfrac{\sqrt{a^2 + 1}}{a^2 + 1}$　　　② $\dfrac{2\sqrt{a^2 + 1}}{a^2 + 1}$　　　③ $\dfrac{3\sqrt{a^2 + 1}}{a^2 + 1}$

    ④ $\dfrac{4\sqrt{a^2 + 1}}{a^2 + 1}$　　　⑤ $\dfrac{\sqrt{a^2 + 1}}{2(a^2 + 1)}$　　　⑥ $\dfrac{\sqrt{a^2 + 1}}{3(a^2 + 1)}$

    ⑦ $\dfrac{\sqrt{a^2 + 1}}{4(a^2 + 1)}$

(3) 前問において、$Y = \dfrac{-2\sqrt{a^2 + 1}}{a^2 + 1}$ となるような a の範囲を求めよ。**3**

    ① $a < -1$　　　② $a \leqq -1$　　　③ $a < -2$　　　④ $a \leqq -2$

    ⑤ $a < -3$　　　⑥ $a \leqq -3$　　　⑦ $a < -4$　　　⑧ $a \leqq -4$

(4) $x^2yz + xyw + yz - xy^2 - xz^2 - zw$ を因数分解せよ。**4**

    ① $(xy + z)(xz + y + w)$　　　② $(xy - z)(xz - y + w)$

    ③ $(xy + z)(xz - y + w)$　　　④ $(xy - z)(xz + y + w)$

    ⑤ $(xy + w)(xw + y + z)$　　　⑥ $(xy - w)(xw - y + z)$

    ⑦ $(xy + w)(xw - y + z)$　　　⑧ $(xy - w)(xw + y + z)$

明海大学（歯）25 年度　(11)

(5)　1 次関数 $y = f(x)$ で、$f(f(x)) = x$、$f(3) = -2$ をみたすものを求めよ。
$\boxed{5}$

① $y = -3x + 7$　　② $y = -2x + 4$　　③ $y = -x + 1$

④ $y = x - 5$　　⑤ $y = 2x - 8$　　⑥ $y = 3x - 11$

(6)　頂点が $(-1,\ 2)$ で点 $(1,\ 6)$ を通る 2 次関数を求めよ。$\boxed{6}$

① $y = x^2 + x + 4$　　② $y = x^2 + 2x + 3$　　③ $y = x^2 + 3x + 2$

④ $y = x^2 - x + 6$　　⑤ $y = x^2 - 2x + 7$　　⑥ $y = x^2 - 3x + 8$

(7)　x 軸の正の部分で x 軸に接し、2 点 $(1,\ 1)$、$(4,\ 4)$ を通る 2 次関数を求めよ。
$\boxed{7}$

① $y = x^2 - x + 1$　　② $y = x^2 - 2x + 2$　　③ $y = x^2 - 3x + 3$

④ $y = x^2 - 4x + 4$　　⑤ $y = x^2 + x - 1$　　⑥ $y = x^2 + 2x - 2$

⑦ $y = x^2 + 3x - 3$　　⑧ $y = x^2 + 4x - 4$

(8)　連立方程式 $\begin{cases} 2x + 5y = ax \\ 3x + 4y = ay \end{cases}$ が $x = 0$、$y = 0$ 以外の解を持つように自然数 a を定めよ。$\boxed{8}$

① 1　　② 2　　③ 3　　④ 4　　⑤ 5

⑥ 6　　⑦ 7　　⑧ 8　　⑨ 9

(9)　x の 2 次方程式 $x^2 - (a-1)x + a = 0$ の 2 つの解の比が $2 : 3$ となるように自然数 a を定めよ。$\boxed{9}$

① 1　　② 2　　③ 3　　④ 4　　⑤ 5

⑥ 6　　⑦ 7　　⑧ 8　　⑨ 9

(10) $\sin^2\theta + 2\sin\theta - 1 = 0$ のとき、$\sin^3\theta - \cos^2\theta + 5$ の値を求めよ。 $\boxed{10}$

  ① $\sqrt{2}$ ② $2\sqrt{2}$ ③ $3\sqrt{2}$ ④ $\sqrt{3}$ ⑤ $2\sqrt{3}$

  ⑥ $3\sqrt{3}$ ⑦ $\sqrt{5}$ ⑧ $2\sqrt{5}$ ⑨ $3\sqrt{5}$

(11) 三角形 ABC において、$\sin A + \sin B = \sin C(\cos A + \cos B)$ が成立するとき、この三角形はどのような三角形か。 $\boxed{11}$

  ① $\angle A = 90°$ の直角三角形   ② $\angle B = 90°$ の直角三角形

  ③ $\angle C = 90°$ の直角三角形   ④   正三角形

  ⑤   AB = BC の 2 等辺三角形   ⑥   BC = CA の 2 等辺三角形

  ⑦   CA = AB の 2 等辺三角形

2 MEIKAIの6文字を一列に並べることにする。このとき次の各問に答えよ。

(1) 6文字全部を並べて文字列を作る。文字列は何個出来るか。 **12**

    ① 120   ② 140   ③ 180   ④ 240   ⑤ 260
    ⑥ 280   ⑦ 340   ⑧ 360   ⑨ 380

(2) 前問の文字列の中で、Iが離れているものは何個あるか。 **13**

    ① 120   ② 140   ③ 180   ④ 240   ⑤ 260
    ⑥ 280   ⑦ 340   ⑧ 360   ⑨ 380

(3) 6文字から5文字を取り出し、それを並べて文字列を作る。文字列は何個出来るか。 **14**

    ① 120   ② 140   ③ 180   ④ 240   ⑤ 260
    ⑥ 280   ⑦ 340   ⑧ 360   ⑨ 380

3 5以上の自然数 n を5で割った余りを $F(n)$ で表すことにする。例えば、$F(12) = 2$、$F(34) = 4$ である。この $F(n)$ について、次の各問に答えよ。

(1) $F(n) = 1$ のとき $F(n^2)$ を求めよ。 $\boxed{15}$

    ① 1   ② 2   ③ 3   ④ 4

(2) $F(n) = 1$ のとき $F(n^3)$ を求めよ。 $\boxed{16}$

    ① 1   ② 2   ③ 3   ④ 4

(3) $F(n) = 1$ のとき $F(n^4)$ を求めよ。 $\boxed{17}$

    ① 1   ② 2   ③ 3   ④ 4

(4) $F(n) = 2$ のとき $F(n^2)$ を求めよ。 $\boxed{18}$

    ① 1   ② 2   ③ 3   ④ 4

(5) $F(n) = 2$ のとき $F(n^3)$ を求めよ。 $\boxed{19}$

    ① 1   ② 2   ③ 3   ④ 4

(6) $F(n) = 2$ のとき $F(n^4)$ を求めよ。 $\boxed{20}$

    ① 1   ② 2   ③ 3   ④ 4

(7) $F(n) = 3$ のとき $F(n^2)$ を求めよ。 $\boxed{21}$

    ① 1   ② 2   ③ 3   ④ 4

(8) $F(n) = 3$ のとき $F(n^3)$ を求めよ。 $\boxed{22}$

      ① 1   ② 2   ③ 3   ④ 4

(9) $F(n) = 3$ のとき $F(n^4)$ を求めよ。 $\boxed{23}$

      ① 1   ② 2   ③ 3   ④ 4

(10) $F(n) = 4$ のとき $F(n^2)$ を求めよ。 $\boxed{24}$

      ① 1   ② 2   ③ 3   ④ 4

(11) $F(n) = 4$ のとき $F(n^3)$ を求めよ。 $\boxed{25}$

      ① 1   ② 2   ③ 3   ④ 4

(12) $F(n) = 4$ のとき $F(n^4)$ を求めよ。 $\boxed{26}$

      ① 1   ② 2   ③ 3   ④ 4

(13) $F(61^4 + 72^4 + 83^4 + 94^4)$ を求めよ。 $\boxed{27}$

      ① 1   ② 2   ③ 3   ④ 4

物　理

問題　25年度

1　次の［Ⅰ］，［Ⅱ］における各問いに答えよ。ただし，［Ⅰ］の解答欄に記入する数値計算の答えは，3桁目を四捨五入し，2桁の数字で位取りは指数で示せ。例えば，(1)の答えが0.123〔m/s²〕のときは$+1.2\times10^{-1}$であるから，マークシートの解答番号の1に✲，2に①，3に②，4に⊖，5に①をマークする。答えが-56.7〔m/s²〕のときは$-5.7\times10^{+1}$であるから，解答番号の1に⊖，2に⑤，3に⑦，4に✲，5に①をマークする。答えが1.24〔m/s²〕のときは$+1.2\times10^{0}$であるから，解答番号の1に✲，2に①，3に②，4に⓪，5に⓪をマークする。答えが0〔m/s²〕のときは解答番号の1に⓪，2に⓪，3に⓪，4に⓪，5に⓪と，すべての解答番号に⓪をマークする。(2)の最初の問いの答えも(1)と同様に正のときは解答番号の6に✲，負のときは解答番号の6に⊖をマークする。

　［Ⅱ］の解答欄に記入する答えは，各問いの解答番号に対して最も適する答えを一つずつ解答群から選びその番号をマークせよ。また，各問いの解答では同じ番号をくり返し選んでもよいこととする。

［Ⅰ］

　右図は，x軸の原点Oを時刻$t=0$〔s〕で出発してx軸上を移動する物体の$v\text{-}t$グラフである。以下の各問いに答えよ。

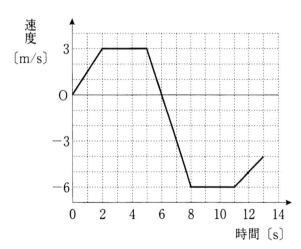

(1) 5.0～8.0秒間の加速度は

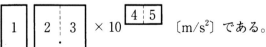

〔m/s²〕である。

(2) 原点Oを出発してから 13〔s〕後における物体の x 軸上の位置は

$\boxed{6}\boxed{7}.\boxed{8} \times 10^{\boxed{9}\boxed{10}}$ 〔m〕である。

また，物体が x 軸上の正の向きに最も遠く離れた位置は

$\boxed{11}.\boxed{12} \times 10^{\boxed{13}\boxed{14}}$ 〔m〕である。

[Ⅱ]

右図のように，質量 m の物体が，あらい水平面上の点Oを速度 v_0 で通過し，距離 L だけすべって点Pで静止した。水平面と物体との間の動摩擦係数を μ'，重力加速度の大きさを g として以下の各問いに答えよ。

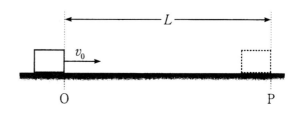

(3) 物体が点Oから点Pまで移動する間に動摩擦力がした仕事の大きさは $\boxed{15}$ である。

① $\mu'\dfrac{1}{2}mgL$ ② $\mu'mgL$ ③ $\mu'2mgL$ ④ $\mu'3mgL$

⑤ $\mu'4mgL$ ⑥ $-\mu'\dfrac{1}{2}mgL$ ⑦ $-\mu'mgL$ ⑧ $-\mu'2mgL$

⑨ $-\mu'3mgL$ ⓪ $-\mu'4mgL$

(4) 物体が点Pに達するまでの時間は　16　である。

また，物体が静止するまでの距離 L は　17　である。

① $\dfrac{v_0}{2\mu' g}$　　② $\dfrac{v_0}{\mu' g}$　　③ $\dfrac{2v_0}{\mu' g}$　　④ $\dfrac{3v_0}{\mu' g}$　　⑤ $\dfrac{4v_0}{\mu' g}$

⑥ $\dfrac{v_0^2}{2\mu' g}$　　⑦ $\dfrac{v_0^2}{\mu' g}$　　⑧ $\dfrac{2v_0^2}{\mu' g}$　　⑨ $\dfrac{3v_0^2}{\mu' g}$　　⓪ $\dfrac{4v_0^2}{\mu' g}$

2 右図において，実線は $t = 0$〔s〕における x 軸の正の向きに進む波形を表し，破線は $t = 0.20$〔s〕後の波形を表す。以下の各問いに答えよ。

解答欄に記入する答えは，各問いの解答番号に対して最も適する答えを一つずつ解答群から選びその番号をマークせよ。

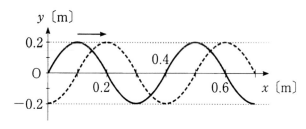

(1) この波の速さ v は 〔18〕 〔m/s〕である。

① 0.10　② 0.15　③ 0.20　④ 0.30　⑤ 0.35
⑥ 0.40　⑦ 0.45　⑧ 0.50　⑨ 0.55　⓪ 0.60

(2) この波の振動数 f は 〔19〕 〔Hz〕である。

① 0.25　② 0.50　③ 0.75　④ 1.00　⑤ 1.25
⑥ 1.50　⑦ 1.75　⑧ 2.00　⑨ 2.25　⓪ 2.50

(3) $t = 0$〔s〕，$x = 3.5$〔m〕における変位は 〔20〕 〔m〕である。

① 0　② 0.05　③ 0.10　④ 0.15　⑤ 0.20
⑥ −0.05　⑦ −0.10　⑧ −0.15　⑨ −0.20　⓪ −0.30

(4) $t = 0.60$〔s〕での波形の原点Oにおける変位は 〔21〕 〔m〕である。

① 0　② 0.05　③ 0.10　④ 0.15　⑤ 0.20
⑥ −0.05　⑦ −0.10　⑧ −0.15　⑨ −0.20　⓪ −0.30

3 次の［Ⅰ］，［Ⅱ］における各問いに答えよ。解答欄に記入する答えは，各問いの解答番号に対して最も適する答えを一つずつ解答群から選びその番号をマークせよ。また，各問いの解答では同じ番号をくり返し選んでもよい。

［Ⅰ］

右図のように，一定量の理想気体を状態Aから出発して，A→B→C→Aと変化させた。状態Aは，圧力$4P$〔Pa〕，体積V〔m³〕，温度T〔K〕として以下の各問いに答えよ。

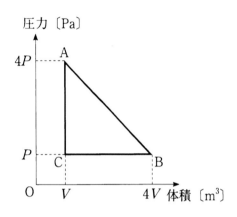

(1) 状態Cの温度は | 22 | 〔K〕である。

① T ② $2T$ ③ $3T$ ④ $4T$ ⑤ $5T$

⑥ $\dfrac{T}{2}$ ⑦ $\dfrac{T}{3}$ ⑧ $\dfrac{T}{4}$ ⑨ $\dfrac{T}{5}$ ⓪ $\dfrac{T}{8}$

(2) A→B→C→Aの過程で，気体が外部にした仕事は | 23 | 〔J〕である。

① PV ② $2PV$ ③ $3PV$ ④ $4PV$ ⑤ $5PV$

⑥ $\dfrac{PV}{2}$ ⑦ $\dfrac{3PV}{2}$ ⑧ $\dfrac{5PV}{2}$ ⑨ $\dfrac{7PV}{2}$ ⓪ $\dfrac{9PV}{2}$

[Ⅱ]

以下の各問いに答えよ。

(3) 可視光は，波長の短い　24　色から波長の長い　25　色までの電磁
波で，その波長領域は最短で　26　〔nm〕，最長で　27　〔nm〕である。

① 赤　　　　② 緑　　　　③ 紫　　　　④ 100　　　⑤ 200

⑥ 300　　　⑦ 400　　　⑧ 600　　　⑨ 800　　　⓪ 1000

(4)　28　は，変動する電界と磁界が波動となって空間を伝搬する電磁波を
理論的に予言した。その後，　29　によって実験的に電磁波の発生が確か
められた。

① マルコーニ　　② ヘルツ　　　③ マクスウェル　④ トムソン

⑤ フレミング

(5) 電波とは，波長が　30　〔mm〕以上の電磁波である。携帯電話で使用さ
れている電波の名称は　31　である。

① 0.01　　　② 0.1　　　③ 1.0　　　④ 10　　　⑤ 100

⑥ SHF　　　⑦ UHF　　　⑧ VHF　　　⑨ HF　　　⓪ MF

4 次の［Ⅰ］,［Ⅱ］における各問いに答えよ。［Ⅰ］,［Ⅱ］の解答欄に記入する数値計算の答えは，**1**［Ⅰ］の解答方法にならって，3 桁目を四捨五入し，2 桁の数字で位取りは指数で示せ。また，［Ⅰ］の(4)の解答欄に記入する答えは，各問いの解答番号に対して最も適する答えを一つずつ解答群から選びその番号をマークせよ。

［Ⅰ］

右図は電球 2 個を直列に接続した交流回路である。L_1，L_2 はそれぞれ 100〔W〕，60〔W〕の AC100〔V〕用タングステン電球であり，以下の各問いに答えよ。

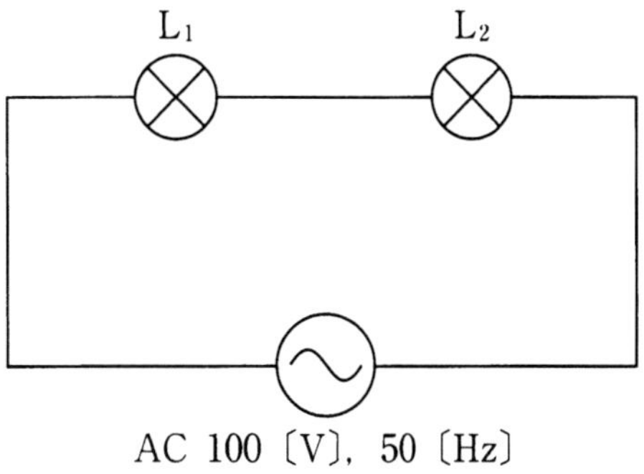

(1) 回路に流れる電流は

$\boxed{32}.\boxed{33} \times 10^{\boxed{34}\boxed{35}}$〔A〕である。

(2) L_1 の消費電力は

$\boxed{36}.\boxed{37} \times 10^{\boxed{38}\boxed{39}}$〔W〕である。

(3) L_1 の消費電力は L_2 の

$\boxed{40}.\boxed{41} \times 10^{\boxed{42}\boxed{43}}$ 倍である。

(4) したがって，L_1 は L_2 と $\boxed{44}$ 点灯する。

① 比較して明るく　② 比較して暗く　③ 同じ明るさで

[Ⅱ]

右図に示す回路において，R_1 は 18〔Ω〕，R_2 は 20〔Ω〕，R_3 は 30〔Ω〕である。電池の内部抵抗は無視できるものとして以下の各問いに答えよ。

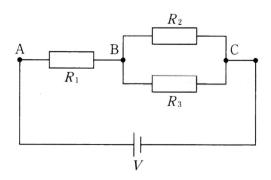

(5) AC 間の合成抵抗は

$\boxed{3.0} \times 10^{\boxed{01}}$ 〔Ω〕である。

(6) R_1 の両端 AB 間の電圧が 54〔V〕のとき，電源電圧 V は

$\boxed{9.0} \times 10^{\boxed{01}}$ 〔V〕である。

(7) R_2 を流れる電流は

$\boxed{1.8} \times 10^{\boxed{00}}$ 〔A〕である。

化 学

問題　25年度

必要があれば，原子量は次の値を用いなさい。

H = 1.0　　C = 12　　N = 14　　O = 16

1　次の問1〜問10の各問に該当する項目をすべて選び，その番号を解答欄にマークしなさい。

問1　原子番号と必ず同じ数値になるもの　　1

① 原子量　　　② 質量数　　　③ 原子核に含まれる中性子の数

④ 中性の原子に含まれる電子の数　　⑤ イオンに含まれる電子の数

問2　以下に示した化合物のうち，その化合物の色が黄色のもの　　2

① $AgCl$　　② Ag_2O　　③ AgI　　④ $BaCrO_4$　　⑤ Ag_2CrO_4

問3　次の化合物またはイオンの，下線の原子の酸化数が +6 のもの　　3

① $\underline{Fe}_2O_3$　　② $H_3\underline{P}O_4$　　③ $K_2\underline{Cr}_2O_7$　　④ $\underline{N}H_4{}^+$　　⑤ $\underline{S}O_4{}^{2-}$

問4　以下に示した分子のうち，三重結合をもつもの　　4

① フッ素分子　　　② 窒素分子　　　③ 酸素分子

④ 二酸化炭素　　　⑤ アセチレン

問5　以下の組み合わせのうち，同素体の関係にあるもの　　5

① 一酸化炭素と二酸化炭素　　② 酸素とオゾン

③ 水と水蒸気　　　　　　　　④ 塩素と塩化水素

⑤ グラファイトとフラーレン

問6 以下に示した化合物のうち，イオン結合をしているもの　6

① 塩化カリウム　　② 塩化水素　　③ 塩化ビニル

④ 塩化鉄　　⑤ 四塩化炭素

問7 以下に示した反応のうち，一酸化窒素が発生するもの　7

① 銅と濃硝酸　　② 銅と濃硫酸　　③ 銅と希硝酸

④ 銅と希硫酸　　⑤ 亜鉛と希硫酸

問8 以下に示した化合物のうち，水溶液が塩基性を示すもの　8

① CH_3COONa　　② $NaHSO_4$　　③ Na_2SO_4

④ $NaHCO_3$　　⑤ NH_4Cl

問9 以下に示した化合物のうち，ヨードホルム反応を起こし，かつ，フェーリング液を還元するもの　9

① $HCHO$　　② CH_3CH_2OH　　③ CH_3CHO

④ $CH_3CH(OH)CH_3$　　⑤ CH_3CH_2CHO

問10 以下に示した化合物のうち，幾何異性体が存在するもの　10

① 1, 1-ジクロロエチレン　　② 1, 2-ジクロロエチレン

③ 2-メチル-1-ブテン　　④ 2-メチル-2 ブテン

⑤ 2-ペンテン

2 炭素，水素，酸素からなる化合物Aがある。これに酢酸を作用させるとAのエステルBが生成した。このエステルの 3.48 mg を通常の方法で元素分析をしたところ，元素分析用塩化カルシウムの質量は 3.24 mg 増加した。またソーダ石灰の質量は 7.92 mg 増加した。このエステルの分子量は 110 ～ 118 の間にある。

エステルBの分子式は，$C_{\boxed{a}}H_{\boxed{b}}O_{\boxed{c}}$ である。

問11　$\boxed{a}$ に当てはまる数字を問16 の下の選択肢から一つ選び，その番号を解答欄にマークしなさい。$\boxed{11}$

問12　$\boxed{b}$ に当てはまる数字を問16 の下の選択肢から一つ選び，その番号を解答欄にマークしなさい。$\boxed{12}$

問13　$\boxed{c}$ に当てはまる数字を問16 の下の選択肢から一つ選び，その番号を解答欄にマークしなさい。$\boxed{13}$

化合物Aの分子式は，$C_{\boxed{d}}H_{\boxed{e}}O_{\boxed{f}}$ である。

問14　$\boxed{d}$ に当てはまる数字を問16 の下の選択肢から一つ選び，その番号を解答欄にマークしなさい。$\boxed{14}$

問15　$\boxed{e}$ に当てはまる数字を問16 の下の選択肢から一つ選び，その番号を解答欄にマークしなさい。$\boxed{15}$

問16　$\boxed{f}$ に当てはまる数字を下の選択肢から一つ選び，その番号を解答欄にマークしなさい。$\boxed{16}$

問11～問16 に対する選択肢

① 1	② 2	③ 3	④ 4	⑤ 5	⑥ 6
⑦ 7	⑧ 8	⑨ 9	⓪ 10	⊖ 11	⊛ 12

3　下の表は電池の構成を示したものである。問17～問28に当てはまるものを以下の選択肢から選びその番号を解答欄にマークしなさい。ただし，電解質は2つ選ぶものがある。

電池の名称	電池の構成		
	負極活物質	電解質	正極活物質
ダニエル電池	問17	問18	問19
ボルタ電池	問20	問21	問22
酸化銀電池	問23	問24	問25
空気電池	問26	問27	問28

問17～問28に対する選択肢

① H_2	② O_2	③ Cu	④ Zn	⑤ ZnO	⑥ $CuSO_4$
⑦ H_2SO_4	⑧ $ZnSO_4$	⑨ Ag_2O	⓪ $ZnCl_2$	− KOH	✳ NH_4Cl

4 下図は銅イオンの反応相関図である。問29〜問38に答えなさい。

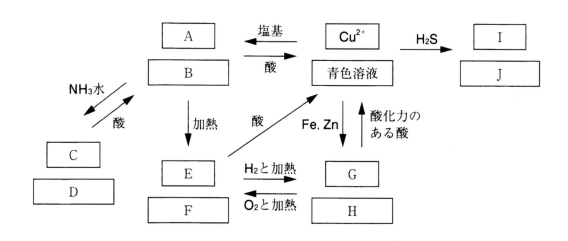

問29 A に該当する物質名を問38の下の選択肢から選び，解答欄にマークしなさい。 29

問30 B に該当するAの状態を問38の下の選択肢から選び，解答欄にマークしなさい。 30

問31 C に該当する物質名を問38の下の選択肢から選び，解答欄にマークしなさい。 31

問32 D に該当するCの状態を問38の下の選択肢から選び，解答欄にマークしなさい。 32

問33 E に該当する物質名を問38の下の選択肢から選び，解答欄にマークしなさい。 33

問34 F に該当するEの状態を問38の下の選択肢から選び，解答欄にマークしなさい。 34

問35 G に該当する物質名を問38の下の選択肢から選び，解答欄にマークしなさい。 35

問36 　H　 に該当するGの状態を問38 の下の選択肢から選び，解答欄にマークしなさい。 36

問37 　I　 に該当する物質名を問38 の下の選択肢から選び，解答欄にマークしなさい。 37

問38 　J　 に該当するIの状態を下の選択肢から選び，解答欄にマークしなさい。 38

問29～問38 に対する選択肢

物質名の選択肢

① 銅	② 酸化銅（Ⅱ）	③ 硫化銅（Ⅱ）
④ 水酸化銅（Ⅱ）	⑤ テトラアンミン銅（Ⅱ）イオン	
⑥ 酸化銅（Ⅰ）	⑦ 硫酸銅（Ⅱ）	⑧ チオ硫酸ナトリウム
⑨ テトラヒドロキソアルミン酸イオン		
⓪ テトラヒドロキソアルミン酸ナトリウム		

状態の選択肢

① 深青色溶液	② 青白色沈殿	③ 黒色固体	④ 褐色固体
⑤ 黒色沈殿	⑥ 深青色固体	⑦ 青白色溶液	⑧ 黒色溶液
⑨ 褐色溶液	⓪ 深青色沈殿		

5 下図はベンゼンを出発物質としたフェノールの合成経路を示している。スルホン化反応と中和反応の収率は，それぞれ70％と80％であった。なおフェノールの遊離反応の収率は100％であった。ベンゼン30gから得られたフェノールは（ a ×10＋ b ）gであった。ただし，収率とは，反応式から計算した生成物の量に対する，実験で得られた生成物の量の割合をいう。

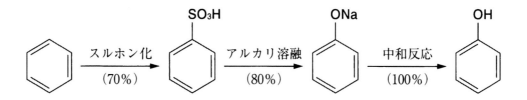

問39　 a に該当する数字を下の選択肢から選び，解答欄にマークしなさい。
　　　39

問40　 b に該当する数字を下の選択肢から選び，解答欄にマークしなさい。
　　　40

問39〜問40に対する選択肢

① 1	② 2	③ 3	④ 4	⑤ 5
⑥ 6	⑦ 7	⑧ 8	⑨ 9	⓪ 0

明海大学（歯）25 年度　(31)

6　以下はアニリンの合成と，その反応経路図である。問41〜問51 に答えなさい。

問41　Aの反応試薬を次ページの選択肢から選び，その番号を解答欄にマークしなさい。　41

問42　Bの反応試薬を次ページの選択肢から選び，その番号を解答欄にマークしなさい。　42

問43　Cの反応試薬を次ページの選択肢から選び，その番号を解答欄にマークしなさい。　43

問44　Dの反応試薬を次ページの選択肢から選び，その番号を解答欄にマークしなさい。　44

問45　Eの反応試薬を次ページの選択肢から選び，その番号を解答欄にマークしなさい。　45

問46　Fの反応試薬を次ページの選択肢から選び，その番号を解答欄にマークしなさい。　46

問41〜問46 に対する選択肢

①	フェノール	②	過マンガン酸カリウム
③	水酸化ナトリウム	④	亜硝酸と塩酸
⑤	塩酸	⑥	ニッケルと水素
⑦	無水酢酸	⑧	ナトリウムフェノキシド
⑨	酢酸	⓪	塩素

問47 　1の化合物名を問51 の下の選択肢から選び，その番号を解答欄にマークしなさい。 47

問48 　2の化合物名を問51 の下の選択肢から選び，その番号を解答欄にマークしなさい。 48

問49 　3の化合物名を問51 の下の選択肢から選び，その番号を解答欄にマークしなさい。 49

問50 　4の化合物名を問51 の下の選択肢から選び，その番号を解答欄にマークしなさい。 50

問51 　5の化合物名を下の選択肢から選び，その番号を解答欄にマークしなさい。 51

問47〜問51 に対する選択肢

①	アニリンブラック	②	クメンヒドロペルオキシド
③	p-ヒドロキシアゾベンゼン	④	ニトロベンゼン
⑤	アセチルサリチル酸	⑥	塩化ベンゼンジアゾニウム
⑦	メチルオレンジ	⑧	アセトアミド
⑨	アセトアニリド	⓪	塩酸アニリン

生　物

問題　25年度

1　ヒトの遺伝病に関する次の文章A，Bを読んで，下の問い（問1〜5）に答えよ。

A　遺伝病を引き起こす遺伝子について，その遺伝子がどの染色体にあるのか，優性遺伝子か劣性遺伝子かについて不明な場合は，その遺伝病についての家族の発症状況がそれらを推論する重要な手がかりになる。

問1　家族（1）〜（7）の遺伝病の発症状況から，それぞれの遺伝病をもたらす遺伝子について推論できることを，下の①〜⑧のうちからそれぞれ1つずつ選べ。ただし，同じ選択肢を何度選んでもよい。また，家族構成は全て，両親と息子，娘1人ずつの計4人であり，それぞれの遺伝病は単一の遺伝子によって生ずるものとする。

（1）　両親ともに発症していないが，息子のみ発症している場合。　　1

（2）　両親ともに発症していないが，娘のみ発症している場合。　　2

（3）　両親ともに発症していないが，息子と娘両方とも発症している場合。　　3

（4）　両親ともに発症しているが，息子と娘両方とも発症していない場合。　　4

（5）　両親と娘は発症しているが，息子は発症していない場合。　　5

（6）　父親と娘が発症している場合。　　6

（7）　父親のみが発症している場合。　　7

　　①　常染色体上の優性遺伝子

　　②　常染色体上の劣性遺伝子

　　③　X染色体上の優性遺伝子

　　④　X染色体上の劣性遺伝子

　　⑤　常染色体上の優性遺伝子あるいはX染色体上の優性遺伝子

　　⑥　常染色体上の劣性遺伝子あるいはX染色体上の劣性遺伝子

　　⑦　常染色体上の優性遺伝子あるいは劣性遺伝子，あるいはX染色体上の劣性遺伝子

　　⑧　この情報だけでは，可能性をしぼることができない。

B 下図は，ある遺伝病の発症を調べた家系図である。その遺伝病は，X染色体上にある単一の劣性遺伝子によって生じるものとする。

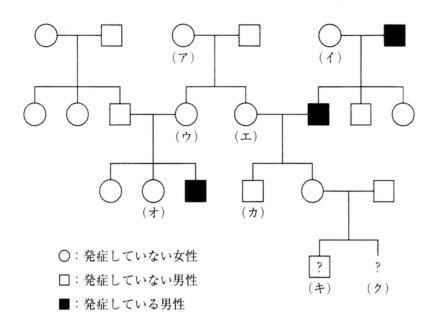

○：発症していない女性
□：発症していない男性
■：発症している男性

問2 家系図の（ア）〜（エ）の女性は，その劣性遺伝子をもっているか。下の①〜③のうちから，それぞれ1つずつ選べ。ただし，同じ語を何度選んでもよい。

(ア) [8] (イ) [9] (ウ) [10] (エ) [11]

① もっている   ② もっていない   ③ わからない

問3 家系図の（キ）は，発症しているかどうかわからない男性を示している。この男性がその遺伝病を発症する割合は [12] [13] ％である。解答欄に適切な数値をマークせよ。ただし，答えが1ケタの場合には，2ケタ目の解答欄（ [12] ）には✽をマークせよ。

問4 家系図の（ク）はこれから出産予定であるが，生まれてきた子供が，その劣性遺伝子をもった女の子になる割合は [14] [15] ％である。解答欄に適切な数値をマークせよ。ただし，答えが1ケタの場合には，2ケタ目の解答欄（ [14] ）には✽をマークせよ。また，男女の出生比率は1：1とする。

問5　家系図の（オ）と（カ）が結婚して子供が生まれたとすると，その子供がこの劣性遺伝子をもっている割合は　16　:　17　％である。解答欄に適切な数値をマークせよ。ただし，答えが1ケタの場合には，2ケタ目の解答欄（　16　）には✳をマークせよ。

2 心臓に関する次の文章を読んで，下の問い（問1～4）に答えよ。

　脊椎動物の体を構成するほとんどの細胞は，体液によって取り囲まれている。体液は，体を循環し，細胞の安定した活動を助ける役目を担っている。体液のひとつである血液を循環させるのは，心臓の拍動によるものであり，ヒトの心臓は心房と心室から構成されている。全身から戻ってきた血液が入るのは　18　で，全身へ血液を送り出すのは　19　である。肺へ血液を送り出すのは　20　，肺から血液が戻るのは　21　である。

　心臓は，血中の　22　濃度が増加すると，心臓拍動の中枢である　23　が刺激され，　24　が興奮し，神経末端から　25　が分泌されて，心臓の　26　にある洞房結節（ペースメーカー）を刺激する。洞房結節は，その刺激により，まず　27　，次に　28　を順に収縮させて，拍動を増加させる。

問1　上の文章中の　18　～　21　，　26　～　28　に入る適切な語を，次の①～⑥のうちからそれぞれ1つずつ選べ。ただし，同じ語を何度選んでもよい。

　　① 右心室　　② 右心房　　③ 左心室　　④ 左心房
　　⑤ 心室　　　⑥ 心房

問2　上の文章中の　22　～　25　に入る適切な語を，次の①～＊のうちからそれぞれ1つずつ選べ。

　　① アセチルコリン　② アドレナリン　③ 運動神経　④ 延髄
　　⑤ 感覚神経　　　　⑥ 交感神経　　　⑦ 酸素　　　⑧ 脊髄
　　⑨ 中脳　　　　　　⓪ 二酸化炭素　　⊖ ノルアドレナリン
　　＊ 副交感神経

問3　心室を1つしかもたない動物の組合せを，次の①〜⑨のうちから1つ選べ。
　　　29

　　　①　魚類　　　②　両生類　　　③　は虫類　　　④　鳥類

　　　⑤　哺乳類　　　⑥　魚類，両生類　　　⑦　魚類，両生類，は虫類

　　　⑧　魚類，両生類，は虫類，鳥類

　　　⑨　魚類，両生類，は虫類，鳥類，哺乳類

問4　心臓の筋肉に関する記述①〜⑤のうちから，適切なものを1つ選べ。ただし，
　　　該当するものがない場合には，解答欄には✳をマークせよ。　30

　　　①　紡錘形をした細胞から成る。
　　　②　多くの細胞が融合しているので，細長く多核になっている。
　　　③　横じまがあり，自分の意志で動かすことができる。
　　　④　横じまはなく，自分の意志で動かすことはできない。
　　　⑤　横じまはないが，急速に収縮することができる。

3 血液に関する次の文章A，Bを読んで，下の問い（問1～3）に答えよ。

A　哺乳類の血液は，体内の環境や機能を一定に保つように働いている。血液の液体成分である血しょうの主成分は水で，その中にさまざまな物質（有機物質，無機塩類，老廃物など）が含まれている。血管は全身にはりめぐらされ，血液は全身を循環して，細胞に必要な物質を供給し，不要な物質を受け取り，それらを処理する器官へ輸送する。また，血液中には，有形成分が含まれていて，それぞれ特有の形態や機能を有する。有形成分のうち数が最も少ないのは 31 ，最も小さいのは 32 ，種類が多いのは 33 である。赤血球は，酸素と結合しやすいヘモグロビンという 34 を多量に含んでいて，全身の細胞に酸素を供給する。

問1　上の文章中の 31 ～ 34 に入る適切な語を，次の①～⑦のうちからそれぞれ1つずつ選べ。ただし，同じ語を何度選んでもよい。

① 血小板　　② 酵素　　③ 脂質　　④ 赤血球
⑤ タンパク質　　⑥ 糖　　⑦ 白血球

問2　血管に関する記述①～⑥のうちから，適切なものを1つ選べ。 35

① 腎臓に入る血管は静脈である。
② 小腸から肝臓に入る血管は，動脈で栄養分に富んでいる。
③ 閉鎖血管系，開放血管系ともに毛細血管がある。
④ ミミズは，脊椎動物と同様に閉鎖血管系である。
⑤ 動脈，静脈ともに逆流を防ぐ弁がついている。
⑥ 腎臓に入る血管中の血液には，尿素が最も多く含まれる。

B 次のグラフは，ある哺乳類の血液の酸素解離曲線である。肺胞では酸素分圧が100mmHg，二酸化炭素分圧が40mmHg，そして組織では酸素分圧が40mmHg，二酸化炭素分圧が70mmHgであるとする。

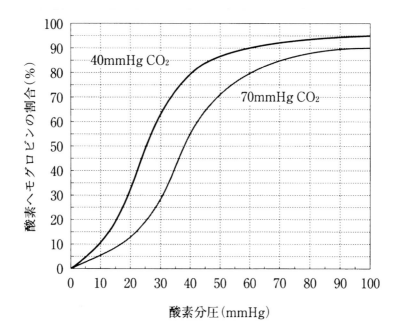

肺胞で酸素と結合したヘモグロビンのうち，組織で酸素を解離するヘモグロビンは，| 36 | 37 |％である。また，この哺乳類では，ヘモグロビン1gが1.4mlまでの酸素と結合できるとし，血液100mlあたり15gのヘモグロビンが含まれているとする。この時，肺胞では血液100ml中に酸素が| 38 | 39 |ml含まれていることになる。

問3 上の文章中の| 36 |～| 39 |に入る適切な数値をマークせよ。ただし，答えが1ケタならば，2ケタ目の解答欄（| 36 |，| 38 |）には✱をマークせよ。また，必要ならば小数第1位を四捨五入せよ。

英　語

解答　25年度

A　出題者が求めたポイント

1. advices→advice
2. real→really
3. repair→repairing
4. at→from
5. harm→harmful
6. whom→which [that]
7. will→would
8. also→and
9. more soon→sooner
10. that→those

[解答]
1. ④　2. ③　3. ④　4. ③　5. ④
6. ②　7. ②　8. ③　9. ③　10. ③

B　出題者が求めたポイント

11. (The novel) taught me the importance of family ties.
12. (A study) shows that only 10 % of children spend (their playtime enjoying nature.)
13. (Do you) know what time we are supposed (to arrive ?)
14. (She) turned off all (the lights which had been) left on.
15. The story-telling program planned by the city library is (popular among children.)
16. As long as we stand by each other(, we can get through every difficulty.)
17. All the students I met during open campus day were (proud of their university.)
18. (The English book) looked difficult(, but) I found it easy (to read.)
19. (I) was encouraged by my high school teacher's words(, and I decided to study at college.)
20. (I) make it a rule to write a thank-you note (right after I receive a gift.)

[解答]
11. ③　12. ⑤　13. ⑤　14. ①　15. ⑤
16. ②　17. ④　18. ④　19. ③　20. ④

C　出題者が求めたポイント

21. read between the lines ： 行間を読み取る
(直接書かれていない気持ちなどを読み取ること)
22. side-effect ： 副作用、cold remedy ： 風邪治療薬
23. a wide range of ～： 幅広い～、広範の～
24. devote [dedicate] one's entire life to Ving ： Vすることに一生を捧げる(devote [dedicate] A to B ： AにBを捧げる)
25. You can't miss it ： 見逃すはずないよ、必ず見つかるよ
26. under inspection ： (機械などが)点検中
27. be obsessed with ～： ～に取り憑かれている
(be obsessed with cleanliness ： 潔癖症である)
28. can [could] hardly V ： めったにVできない[なかった]
29. feel like Ving ： Vしたい気分である(= be in the mood to V)
30. ＜逆接＞の②が正解。＜対比＞の④ではない。

[解答]
21. ④　22. ③　23. ②　24. ①　25. ①
26. ④　27. ②　28. ③　29. ④　30. ②

D　出題者が求めたポイント

[全訳]

　みんなプレゼントが大好きである。でも、本当にそうなのだろうか？ 日本で暮らす前は、私はこの質問に多分「イエス！」と答えていただろうが、今は「自信がない」としか言えない。

　私は自分のプレゼントをあげる習慣と日本の習慣の間にギャップを感じることが多い。以前、私は地元のスポーツクラブのスタッフにクッキーを焼いていったことがある。いつも私を暖かく迎えてくれる人たちに何かお返しがしたかったからだ。しかし、私がこのプレゼントをあげた瞬間、私は何かが違うと感じた。受付の女性は、私が期待していたように笑ってくれるのではなく、気まずい感じになったのだ。その後、彼女たちは決して以前のように私にフレンドリーに接してはくれなかった。私は日本の社会的ルールを破ってしまったのだと感じたが、どのルールだったのかは分からなかった。

　ひょっとすると問題だったのは、プレゼント交換が日本ではアメリカ以上に深刻に受け取られてしまうことなのかもしれない。日本のビジネスの礼儀作法によれば、プレゼントをもらったら、その後、必ずお返しをあげなくてはならない。だから、どんなに小さなものであっても、ジムのスタッフにプレゼントをあげることによって、私は彼女たちを気まずい立場に追い込んでしまったのだ。彼女たちは私にすぐ返せるものがなかったのだから。

　この私の解釈が正しいのか自信はないが、もう1つの経験が正しいかもしれないと私に思わせてくれる。最近、私は女性の新しい同僚数人にクッキーを作った。私が地元の環境に適応するのを助けてくれたので、感謝の気持ちを彼女たちに表したかったからだ。今回、私のプレゼントは本物の笑顔で受け取ってもらえた。だから、私は気分が良かった。しかし、次に職場に行った時、彼女たちはデパートで買った立派なプレゼントをお返しに私にくれた。彼女たちがよく考えてくれたことには確かに感謝しているのだが、私は自分のプレゼントが誤解されたような気がした。

私は自分でも日本のプレゼント贈答の習慣を試してみたが、あまりうまくいっていない。初めて誰かが私のドアをノックし、新しく隣に越して来た者ですと自己紹介し、私にシンプルな実用品を手渡してきた時、私はワクワクした。アメリカでは、普通は逆なのだ。新しく隣に越して来た人を歓迎する時には、その人に自家製のクッキーなどを持って行くのだ。しかし、私は日本のやり方を試したかった。だから、次に私が引っ越した時には、新しく隣に越して来た者ですと自己紹介し、彼女に店で買った小物を手渡した。彼女は親切そうな人で、私たちは二言三言交わし、私は楽しい気持ちで家に帰った。翌週、彼女とその家族がさよならも言わずに引っ越して行った時の私の驚きを想像してほしい！

私は日本のプレゼント贈答のあらゆる習慣に従いたくても、不可能なのだろう。習慣の数が多すぎるし、私自身の文化的期待からして難しすぎるものも中にはある。日本の結婚式で引出物をもらうことは楽しいが、葬式や病院へ誰かのお見舞いに行った後で、贈り物が郵送されてくると、いつも罪深い気持ちになる。そういう場合には私が贈り物をあげるべきだと思われるし、アメリカだったら私は贈っているだろう。自分のあげた結婚祝いや、葬式に送ったり病院に持って行ったりしたお花に対してお礼の手紙をもらうことは多いが、お返しの贈り物は決して受け取らないだろう。

今では私も分かっているが、日本人の中にもすべての「文化的ルール」に従わないと決めている人はいるのだから、日本に住む外国人が同様にしてもかまわないのだ。それでも、私は異文化を学ぶこと(たまにはうまくいく！)の難しさを楽しんでいる。

[解答]
31. ③ 32. ③ 33. ② 34. ① 35. ①

E　出題者が求めたポイント

[全訳]

私が数学を嫌うようになったのは小学校3年生の時にさかのぼる。私は九九の表を覚えたくなかったのだ。読むことを学ぶのとは違って、数学を勉強することは、私にひどい頭痛を与える以外に何の目的も持たないように思えた。それ以来、私は数学で苦しんできた。それには数多くの理由があった。

36③私の苦しみは、シスターのセリーヌ先生が私たちにおぞましい計算コンテストをさせた時に始まった。私たちを一列に隣り合って並ばせて、この黒服の女は私たちに問題を叫ぶのだった。「48割る3は？ 9掛ける12は？ 3掛ける8割る2は？」正解を最も早く叫んだ生徒が勝者で、不正解や無回答の私たちは座らなくてはならなかった。もちろん、私はいつも負けた。数学は役に立たなく思えただけでなく、私の頭の中では永遠に速度・競争・失敗と結びつけられてもいた。

37⑤学年が上がるにつれて、数学はますます難解かつ奇妙になっていた。たとえば、負の数である。いくつか持っている、まったく持っていない、のどちらか

だと私は思っていた。どうやってゼロより少ないものを持てるというのだろうか？ バカみたいだと私は思った。兄は辛抱強く私の宿題を手伝いながら、私が数学の階段を上れるように話そうとしてくれたが無駄だった。私には理解できなかった。

38⑥その後、高校で宿題をサボって、私の苦しみは増え始めた。もちろん、数学に関しては、宿題をサボることは死を意味する。先生たちは私を放課後居残らせて、さらに多くの数学の問題をやらせることによって(他に何をやらせることがあろうか？)、私を罰した。怒りと苛立ちのうちに、私はまったく無意味な計算でページをどんどん埋めながら、鉛筆を折り、紙を破いていた。当然のことながら、私は「数学＝痛み＋罰」と考えるようになった。

39④私が学校を卒業してもうだいぶ経つが、数学は依然として私に吐き気を催させる。たまに仕事の何かで簡単な数学をする必要がある。私は必ず胃が痛くなる。問題なのは、私が足し算ができないということではない。それはできる。問題なのは、それが数学であるということに尽きるのだ。

40②しかし、最近、奇妙なことが起こった。先日『数学嫌いのための数学』という本を見かけて、私は買ってしまったのだ！ 本の一部は外国語で書かれているように思えたが、それでも私は実際にこの本を楽しんでいる。ようやく分かったのだが、建築、工業、物理、電子工学、さらには美術や音楽においても、数学には目的と意味が実際にあるのだ。アルファベットの文字と同様に、数学の記号も、世界に関する物語を語り、世界に関する秘密を明らかにすることができるのだ。私は認めなくてはなるまい。自分が数学が好きになり始めているのだ、と。

[解答]
36. ③ 37. ⑤ 38. ⑥ 39. ④ 40. ②

明海大学（歯）25 年度 （42）

数 学

解答　25年度

1 出題者が求めたポイント

(1)（数学 I・式の計算）

1つの文字を消去させる。

(2)（数学 I・式の計算）

xに代入して計算する。

$\sqrt{y^2}=|y|$, yの値から絶対値をはずす。

(3)（数学 I・式の計算）

$|y|=-y$となるのは，$y\leqq0$のとき

(4)（数学 I・因数分解）

xyの入っている項とそうでない項を分けて，共通因数でくくる。

(5)（数学 I・関数）

$f(x)=ax+b$として，$f(f(x))$を計算する。

$f(f(x))=a(ax+b)+b$

(6)（数学 I・2次関数）

頂点が(p, q)の2次関数は，$y=a(x-p)^2+q$

通る点を代入して，aを求める。

(7)（数学 I・2次関数）

$x=p$でx軸に接する2次関数は，$y=a(x-p)^2$

通る点を代入して，a, pを求める。

(8)（数学 I・2次方程式）

1つの式からyをa, xで表わし，他の式に代入する。

(9)（数学 II・2次方程式）

$x^2+px+q=0$の解をα, βとすると，

$\alpha+\beta=-p$, $\alpha\beta=q$

α, βをaで表わす。

(10)（数学 I・三角比）

$\sin\theta$についての2次方程式を解く。ただし，

$-1\leqq\sin\theta\leqq1$に注意する。

$\cos^2\theta=1-\sin^2\theta$

与式に解を代入する。

(11)（数学 I・三角比）

Rを△ABCの外接円の半径とし，

AB$=c$, BC$=a$, CA$=b$とする。

$\sin A=\dfrac{a}{2R}$, $\sin B=\dfrac{b}{2R}$, $\sin C=\dfrac{c}{2R}$

$\cos A=\dfrac{b^2+c^2-a^2}{2bc}$, $\cos B=\dfrac{a^2+c^2-b^2}{2ac}$

を代入する。

〔解答〕

(1)$z=\dfrac{1}{xy}$より

$\dfrac{y}{yz+y+1}=\dfrac{y}{y\dfrac{1}{xy}+y+1}=\dfrac{xy}{1+xy+x}$

$\dfrac{z}{zx+z+1}=\dfrac{\dfrac{1}{xy}}{\dfrac{1}{xy}x+\dfrac{1}{xy}+1}=\dfrac{1}{x+1+xy}$

よって，与式は，

$\dfrac{x}{xy+x+1}+\dfrac{xy}{xy+x+1}+\dfrac{1}{xy+x+1}=1$ ① (1)

(2) $Y=\sqrt{1+\dfrac{2a}{a^2+1}}-\sqrt{1-\dfrac{2a}{a^2+1}}$

$=\sqrt{\dfrac{(a+1)^2}{a^2+1}}-\sqrt{\dfrac{(a-1)^2}{a^2+1}}=\dfrac{|a+1|-|a-1|}{\sqrt{a^2+1}}$

$a>4$ より

$Y=\dfrac{a+1-a+1}{\sqrt{a^2+1}}=\dfrac{2\sqrt{a^2+1}}{a^2+1}$ ② (2)

(3) $Y=\dfrac{-2\sqrt{a^2+1}}{a^2+1}$となるときは，

$a+1\leqq0$, $a-1\leqq0$ 従って，$a\leqq-1$ ② (3)

(4) $x^2yz-xy^2+xyw-xz^2+yz-zw$

$=xy(xz-y+w)-z(xz-y+w)$

$=(xy-z)(xz-y+w)$ ② (4)

(5) $f(x)=ax+b$とすると，

$f(f(x))=a(ax+b)+b=a^2x+b(a+1)$

$a^2=1$ より $a=\pm1$, $b(a+1)=0$

$f(3)=3a+b$ より $3a+b=-2$

$a=-1$のとき，$b=1$, $b(a+1)=0$（適）

$a=1$のとき，$b=0$, $3a+b=3$（不適）

従って，$f(x)=-x+1$ ③ (5)

(6) $y=a(x+1)^2+2$とする。

$(1, 6)$を通るので，$4a+2=6$ ∴$a=1$

$y=(x+1)^2+2=x^2+2x+3$ ② (6)

(7) $x=p$で接するとして，$y=a(x-p)^2$

$(1, 1)$を通るので，$a(1-p)^2=1$

$(4, 4)$を通るので，$a(4-p)^2=4$

$\dfrac{(1-p)^2}{(4-p)^2}=\dfrac{1}{4}$ より $4(1-p)^2=(4-p)^2$

$3p^2-12=0$ より $3(p+2)(p-2)=0$

$p>0$ より $p=2$, $a=1$

$y=(x-2)^2=x^2-4x+4$ ④ (7)

(8) $2x+5y=ax$ より $y=\dfrac{a-2}{5}x$

$3x+\dfrac{4ax-8x}{5}=\dfrac{a^2x-2ax}{5}$

$(a^2-6a-7)x=0$ より $(a+1)(a-7)x=0$

$x\neq0$でaは自然数より $a=7$ ⑦ (8)

(9) $x^2-(a-1)x+a=0$ の解をα, βとすると，

$\alpha+\beta=a-1$, $\alpha\beta=a$, $\dfrac{\alpha}{\beta}=\dfrac{2}{3}$

$\alpha=\dfrac{2}{3}\beta$ より $\beta=\dfrac{3}{5}(a-1)$, $\alpha=\dfrac{2}{5}(a-1)$

よって、$\dfrac{3}{5}(a-1)\dfrac{2}{5}(a-1)=a$

$6(a-1)^2=25a$ より $6a^2-37a+6=0$

$(6a-1)(a-6)=0$

aは自然数なので、$a=6$ ⑥ (9)

(10) $\sin^2\theta+2\sin\theta-1=0$ より $\sin\theta=-1\pm\sqrt{2}$

$-1\le\sin\theta\le1$ より $\sin\theta=-1+\sqrt{2}$

$\sin^3\theta-\cos^2\theta+5=\sin^3\theta-1+\sin^2\theta+5$

$=\sin^3\theta+\sin^2\theta+4$

$=\left(-1+\sqrt{2}\right)^3+\left(-1+\sqrt{2}\right)^2+4$

$=-7+5\sqrt{2}+3-2\sqrt{2}+4=3\sqrt{2}$ ③ (10)

(11) △ABCの外接円の半径をR，AB$=c$，BC$=a$，CA$=b$とすると，

$\dfrac{a}{2\mathrm{R}}+\dfrac{b}{2\mathrm{R}}=\dfrac{c}{2\mathrm{R}}\left(\dfrac{b^2+c^2-a^2}{2bc}+\dfrac{a^2+c^2-b^2}{2ac}\right)$

$a+b=\dfrac{b^2+c^2-a^2}{2b}+\dfrac{a^2+c^2-b^2}{2a}$

$2a^2b+2ab^2=ab^2+ac^2-a^3+ba^2+bc^2-b^3$

$a^3+ab^2-ac^2+a^2b+b^3-bc^2=0$

$(a+b)(a^2+b^2-c^2)=0$

$a+b>0$ より $a^2+b^2=c^2$

従って，$\angle\mathrm{C}=90°$ の直角三角形 ③ (11)

2 出題者が求めたポイント（数学A・場合の数）

(1) 1〜6番目の中からⅠの位置を2つ選ぶ。
残り4つに4文字を並べる。

(2) ⅠⅠがつながっているものを数えて全体(1)から引く。
ⅠⅠを1文字として5文字並べる。

(3) 取り出す文字の中にⅠが2つ入るときと1つに分ける。
2つのときは，Ⅰの位置を選んで残り3つに4文字を並べる。1つのときは，5文字を並べる。

〔解答〕

(1) Ⅰの位置を選ぶ。${}_6\mathrm{C}_2=15$
残りに4文字を並べる。4！$=24$
従って，$15\times24=360$ ⑧ (12)

(2) ⅠⅠと1文字にして5文字を選べる。5！$=120$
Ⅰが離れているものは，全体からこれを引いたもの。
$360-120=240$ ④ (13)

(3) Ⅰを2つ選ぶとき，Ⅰ位置を選び，残り3ヶ所に4文字から並べる。${}_5\mathrm{C}_2\cdot{}_4\mathrm{P}_3=10\times24=240$
Ⅰが1つのとき，5文字を並べる。5！$=120$
$240+120=360$ ⑧ (14)

3 出題者が求めたポイント（数学Ⅰ・式の計算）

$n=5k+\ell$をとして，$(5k+\ell)^2$，$(5k+\ell)^3$，$(5k+\ell)^4$を計算して，n^2，n^3，n^4を5で割った余りはℓ^2，ℓ^3，ℓ^4を5で割った余りに等しいことを示す。ℓ^2，ℓ^3，ℓ^4を5で割った余りを計算していく。

〔解答〕

$n=5k+\ell$とする。$\ell=\mathrm{F}(n)$

$n^2=(5k+\ell)^2=5(5\ell^2+2k\ell)+\ell^2$

$5k^2+2k\ell=m_1$とする。

$n^3=5(5km_1+k\ell^2+m_1\ell)+\ell^3$

$5km_1+k\ell^2+m_1\ell=m_2$とする。

$n^4=5(5km_2+k\ell^3+m_2\ell^2)+\ell^4$

よって，n^2，n^3，n^4はℓ^2，ℓ^3，ℓ^4を5で割った余りに等しい。

(1) $\ell=1$，$\ell^2=1=0\times5+1$
従って，$\mathrm{F}(n^2)=1$ ① (15)

(2) $\ell=1$，$\ell^3=1=0\times5+1$
従って，$\mathrm{F}(n^3)=1$ ① (16)

(3) $\ell=1$，$\ell^4=1=0\times5+1$
従って，$\mathrm{F}(m^4)=1$ ① (17)

(4) $\ell=2$，$\ell^2=4=0\times5+4$
従って，$\mathrm{F}(n^2)=4$ ④ (18)

(5) $\ell=2$，$\ell^3=8=1\times5+3$
従って，$\mathrm{F}(n^3)=3$ ③ (19)

(6) $\ell=2$，$\ell^4=16=3\times5+1$
従って，$\mathrm{F}(n^4)=1$ ① (20)

(7) $\ell=3$，$\ell^2=9=1\times5+4$
従って，$\mathrm{F}(n^2)=4$ ④ (21)

(8) $\ell=3$，$\ell^3=27=5\times5+2$
従って，$\mathrm{F}(n^3)=2$ ② (22)

(9) $\ell=3$，$\ell^4=81=16\times5+1$
従って，$\mathrm{F}(n^4)=1$ ① (23)

(10) $\ell=4$，$\ell^2=16=3\times5+1$
従って，$\mathrm{F}(n^2)=1$ ① (24)

(11) $\ell=4$，$\ell^3=64=12\times5+4$
従って，$\mathrm{F}(n^3)=4$ ④ (25)

(12) $\ell=4$，$\ell^4=256=51\times5+1$
従って，$\mathrm{F}(n^4)=1$ ① (26)

(13) $61=12\times5+1$，(3)より $61^4=5p_1+1$
$72=14\times5+2$，(6)より $72^4=5p_2+1$
$83=16\times5+3$，(9)より $83^4=5p_3+1$
$94=18\times5+4$，(12)より $94^4=5p_4+1$
$61^4+72^4+83^4+94^4=5(p_1+p_2+p_3+p_4)+4$
$\mathrm{F}(61^4+72^4+83^4+94^4)=4$ ④ (27)

物　理

解答　　25年度

1 出題者が求めたポイント…等加速度運動

[Ⅰ](1) $v-t$グラフの傾きが加速度を表すから

$$\frac{-6-3}{3}=-3[m/s^2]$$

(2) $v-t$グラフとt軸で囲まれる面積が変位であるから、13秒後の位置は

[$v>0$の面積]−[$v<0$の面積]=−20.5≒−2.1×10[m]

最も離れるのは6秒後で13.5≒1.4×10[m]

[Ⅱ](3) 物体には運動と逆向きに動摩擦力が働くので、運動方程式は右向き正の加速度をaとして

$$ma=-\mu 'mg\quad\therefore a=-\mu 'g$$

摩擦力の仕事の大きさは

$$|-\mu 'mg\times L|=\mu 'mgL$$

(4) 静止するまでの時間tと距離Lは

$$0=v_0+at\quad\therefore t=\frac{v_0}{\mu 'g}$$

$$0^2-v_0^2=-2\mu 'gL\quad\therefore L=\frac{v_0^2}{2\mu 'g}$$

[解答]

1	2	3	4	5	6
−	3	0	0	0	−

7	8	9	10	11	12
2	1	*	1	1	4

13	14	15	16	17
*	1	②	②	⑥

2 出題者が求めたポイント…波動

(1) 0.20[s]で0.1[m]移動するので

$$v=\frac{0.1}{0.20}=0.50[m/s]$$

(2) 波長 $\lambda =0.4[m]$と$f=\dfrac{v}{\lambda}$ より

$$f=\frac{0.50}{0.4}=1.25[Hz]$$

(3) 3.5=8×0.4+0.3 より $x=0.3[m]$ の変位 −0.20[m]に等しい。

(4) $y=-0.2\sin 2\pi ft=-0.2\sin (2\pi\times 1.25\times 0.60)$
$=0.20[m]$

[解答]

18	19	20	21
⑧	⑤	⑨	⑤

3 出題者が求めたポイント…気体の法則・電磁波

[Ⅰ](1) ボイル・シャルルの法則より

$$\frac{4PV}{T}=\frac{PV}{T_C}\qquad\therefore T_C=\frac{1}{4}T$$

(2) 仕事はp-Vグラフの三角形の面積に対応するので

$$\frac{9}{2}PV$$

[Ⅱ](3) 可視光は短波長の紫から長波長の赤までである

(4) マックスウェルが電磁波を予言し、ヘルツが実験的に検証した

(5) 電波は赤外線より波長の長い電磁波をいう。最も波長が短いテラヘルツ波が1[mm]以下、ミリ波が1[mm]〜10[mm]である。携帯電話で使用される電磁波はUHF

[解答]

22	23	24	25	26	27	28	29	30	31
⑧	◎	③	①	⑦	⑨	③	②	③	⑦

4 出題者が求めたポイント…交流回路・直流回路

[Ⅰ](1) 電球L_1, L_2 の抵抗はそれぞれ

$$L_1:R_1=\frac{100}{1.0}=100[\Omega],\ L_2:R_2=\frac{100}{0.6}=167$$
$$=1.7\times 10^2[\Omega]$$

電流Iは $I=\dfrac{100}{R_1+R_2}=0.37=3.7\times 10^{-1}[A]$

(2) L_1の消費電力は$I^2R_1=1.4\times 10^1[W]$

(3) 消費電力の比は$\dfrac{R_1}{R_2}=\dfrac{100}{167}=6.0\times 10^{-1}$

(4) L_1の方が消費電力が小さいので暗い

[Ⅱ](5) BC間の合成抵抗は$R=\dfrac{20\times 30}{20+30}=12[\Omega]$となるので、AC間の合成抵抗は18+12=30=3.0×10^1[Ω]

(6) 抵抗と電圧は比例するので、BC間の電圧は

$$V_{BC}=\frac{54}{18}\times 12=36[V]$$となる。よって電源電圧は

$$V=V_{AB}+V_{BC}=54\times 36=90=9.0\times 10^1[V]$$

(7) $\dfrac{V_{BC}}{20}=1.8=1.8\times 10^0[A]$

[解答]

32	33	34	35	36	37	38	39	40	41	42	43	44	45	46	47
3	7	−	1	1	4	*	1	6	0	−	1	②	3	0	*

48	49	50	51	52	53	54	55	56
1	9	0	*	1	1	8	0	0

明海大学（歯）25年度 （45）

化　学

解答　25年度

1　出題者が求めたポイント……小問10題

問1.　原子の構造

④が正しい。原子番号＝陽子数，で中性の原子では，陽子数＝電子数，である。

問2.　化合物の色

①白　②灰黒　③黄　④淡黄　⑤赤褐

③と④が該当する。

問3.　酸化数

①＋3　②＋5　③＋6　④－3　⑤＋6

③はニクロム酸カリウム　Crの酸化数をxとすると，

$2x+(+1)\times2+(-2)\times7=0$，$x=+6$

問4.　三重結合

②$N\equiv N$　⑤$H-C\equiv C-H$

問5.　同素体

②O_2とO_3　⑤CとC_{60}（いろいろ存在する）

問6.　イオン結合

①KCl　④$FeCl_3$または$FeCl_2$

金属元素と非金属元素から成る。

問7.　一酸化窒素の発生

③$3Cu+8HNO_3\rightarrow3Cu(NO_3)_2+2NO+4H_2O$

問8.　水溶液の液性

①$CH_3COO^-+H_2O\rightarrow CH_3COOH+OH^-$

わずかに加水分解

④$HCO_3^-+H_2O\rightarrow H_2CO_3+OH^-$　わずかに加水分解

②と⑤は酸性を示す。

問9.　物質の同定

③CH_3CHO　アセトアルデヒド

$-CHO$　をもつので還元性がある。

$-\overset{O}{\underset{|}{C}}-CH_3$　をもつのでヨードホルム反応陽性である。

問10.　幾何異性体

②
$$\underset{H}{\overset{Cl}{\diagdown}}C=C\underset{H}{\overset{Cl}{\diagup}} \quad と \quad \underset{H}{\overset{Cl}{\diagdown}}C=C\underset{Cl}{\overset{H}{\diagup}}$$

⑤
$$\underset{H}{\overset{CH_3}{\diagdown}}C=C\underset{H}{\overset{C_2H_5}{\diagup}} \quad と \quad \underset{H}{\overset{CH_3}{\diagdown}}C=C\underset{C_2H_5}{\overset{H}{\diagup}}$$

[解答]

問1.④　問2.③，④　問3.③，⑤　問4.②，⑤
問5.②，⑤　問6.①，④　問7.③　問8.①，④
問9.③　問10.②，⑤

2　出題者が求めたポイント……元素分析，有機化合物の推定

エステルBの元素分析

ソーダ石灰の質量増加は，CO_2の吸収によるので，

$$C；7.92\times\frac{12.0}{44.0}=2.16\,mg$$

塩化カルシウムの質量増加は，H_2Oの吸収によるので，

$$H；3.24\times\frac{1.0\times2}{18.0}=0.36\,mg$$

$$O；3.84-(2.16+0.36)=0.96\,mg$$

原子数比は，

$$C：H：O=\frac{2.16}{12}：\frac{0.36}{1.0}：\frac{0.96}{16}$$
$$=0.18：0.36：0.06=3：6：1$$

∴組成式は，C_3H_6O（式量58）

$110<58n<118$　であるから，$n=2$

よって，分子式は，$C_6H_{12}O_2$

このBは酢酸エステルであるから，示性式は，

$CH_3COOC_4H_9$

したがって，AはC_4H_9OH，分子式は，$C_4H_{10}O$

[解答]

問11.⑥　問12.⊛　問13.②　問14.④　問15.⓪
問16.①

3　出題者が求めたポイント……電池

各電池を電池式で示す。

㋐ダニエル電池　　（－）$Zn\,|\,ZnSO_4aq\,\|\,CuSO_4aq\,|\,Cu$（＋）

㋑ボルタ電池　　　（－）$Zn\,|\,H_2SO_4aq\,|\,Cu$（＋）

㋒酸化銀電池　　　（－）$Zn\,|\,KOHaq\,|\,Ag_2O$（＋）

㋓空気電池　　　　（－）$Zn\,|\,KOHaq\,|\,O_2$（＋）

活物質は，電気エネルギーを得るために実際に反応した化学物質である。

負極；還元剤—負極活物質

正極；酸化剤—正極活物質

㋐～㋓

負極活物質はZnである。$Zn\rightarrow Zn^{2+}+2e^-$　と変化する。

正極活物質は，

㋐Cu^{2+}（$CuSO_4$）　$Cu^{2+}+2e^-\rightarrow Cu$

㋑H^+（H_2SO_4）　$2H^++2e^-\rightarrow H_2$

㋒Ag_2O　　　　　$Ag_2O+H_2O+2e^-\rightarrow2Ag+2OH^-$

㋓O_2　　　　　　$O_2+2H_2O+4e^-\rightarrow4OH^-$

[解答]

問17.④　問18.⑥，⑧　問19.⑥　問20.④　問21.⑦
問22.⑦　問23.④　問24.⊖　問25.⑨　問26.④
問27.⊖　問28.②

4　出題者が求めたポイント……銅イオンの反応

反応相関図の変化を示す。

・$Cu^{2+}+2OH^-\rightarrow Cu(OH)_2$　（A）

・$Cu(OH)_2+4NH_3\rightarrow[Cu(NH_3)_4]^{2+}+2OH^-$　（C）

・$Cu(OH)_2\rightarrow CuO+H_2O$　（E）

・$CuO+2H^+\rightarrow Cu^{2+}+H_2O$

・$CuO+H_2\rightarrow Cu+H_2O$　（G）

・$Cu+4HNO_3\rightarrow Cu(NO_3)_2+2H_2O+2NO_2$

・$Cu^{2+}+Zn\rightarrow Cu+Zn^{2+}$　（G）

・$2Cu+O_2\rightarrow2CuO$　（E）

明海大学（歯）25 年度 （46）

・$Cu^{2+} + H_2S \rightarrow CuS + 2H^+$ （I）

[解答]

問29.④　問30.②　問31.⑤　問32.①　問33.②

問34.③　問35.①　問36.④　問37.③　問38.⑤

5 **出題者が求めたポイント**……アルカリ溶融法によるフェノールの合成，化学反応の量的関係

$$\bigcirc \rightarrow \bigcirc-SO_3H$$
$78 : 158 = 30 : x$

理論値 x (g)　　　　　　　　$x = 60.8$ (g)

収率70%であるから，$60.8 \times 0.70 = 42.56 \fallingdotseq 42.6$ (g)

$$\bigcirc-SO_3H \longrightarrow \bigcirc-ONa$$
$158 : 116 = 42.6 : y$

理論値 y (g)　　　　　　　$y = 31.27 \fallingdotseq 31.3$ (g)

収率80%であるから，$31.3 \times 0.80 = 25.04 \fallingdotseq 25.0$ (g)

$$\bigcirc-ONa \longrightarrow \bigcirc-OH$$
$116 : 94 = 25.0 : z$

理論通り 100% の収率 z (g)　　$z = 20.2 \fallingdotseq 20$ (g)

[解答]

問39.②　問4.⓪

6 **出題者が求めたポイント**……アニリンとその誘導体

$\bigcirc-NO_2 \xrightarrow[\substack{H_2 \\ (\text{Ni は触媒})}]{A} \bigcirc-NH_2$　水素による還元

$\bigcirc-NH_2 \xrightarrow[(CH_3CO)_2O]{B} \bigcirc-NHCOCH_3$　アセチル化

$\bigcirc-NH_2 \xrightarrow[HCl]{C} \bigcirc-\overset{+}{N}H_3Cl^-$　塩酸によく溶ける

$\bigcirc-\overset{+}{N}H_3Cl^- \xrightarrow[NaOH]{D} \bigcirc-NH_2$　アニリンが遊離する

$\bigcirc-NH_2 \xrightarrow[\substack{NaNO_2 \\ \overset{+}{HCl}}]{E} \bigcirc-N_2Cl$　ジアゾ化

選択肢には HNO_2 (亜硝酸) として示されている

$\bigcirc-N_2Cl \xrightarrow[\underset{ONa}{\bigcirc}]{F} \bigcirc-N=N-\bigcirc-OH$　カップリング

[解答]

問41.⑥　問42.⑦　問43.⑤　問44.③　問45.④

問46.⑧　問47.④　問48.⑨　問49.⓪　問50.⑥

問51.③

生　物

解答　25年度

1　出題者が求めたポイント(Ⅰ・遺伝)

遺伝病を引き起こす遺伝子について、遺伝子の存在する染色体と遺伝子の優劣を、家族の発症状況から推論する問題。設問では子が2人だが、3人目以降に別の遺伝子型が生まれることも考えられる。

問1.(1)両親が発症していないので劣性遺伝子である。息子(XY)のみ発症しているが、常染色体とX染色体のどちらかは断定できない。

(2)両親が発症していないので劣性遺伝子である。娘(XX)のみ発症しているのでX染色体ではなく常染色体である。

(3)両親が発症していないので劣性遺伝子である。息子と娘の両方が発症しているのでX染色体ではなく常染色体である。

(4)両親が発症し、子が発症していないので常染色体上の優性遺伝子。

(5)息子のみ発症していないが(4)と同様に考えられる。

(6)X染色体上の優性遺伝子と劣性遺伝、常染色体上の優性遺伝子と劣性遺伝子のすべてが考えられる。

(7)父親が発症し、娘が発症していないのでX染色体上の劣性遺伝子は考えられる。常染色体上の優性遺伝子と劣性遺伝子の場合もある。

問2.X染色体上の劣性遺伝子の場合、発症している男性はその劣性遺伝子を必ずもっている。ここを起点に家系内の伝わりを推論していく。

問3.(キ)の母親は保因者である。息子に伝わる確率は50％となる。

問4.保因者から劣性遺伝子が伝わる確率は50％である。女の子になる確率はその半分。

問5.(オ)の姉弟に発症した男性がいることから、(ウ)は保因者である。したがって、(オ)は保因者か劣性遺伝子をもたないと考えられる。(カ)は劣性遺伝子をもたない。(オ)が保因者の場合、生まれてくる子が劣性遺伝子をもつ割合は50％。(オ)が劣性遺伝子をもたない場合、生まれてくる子が劣性遺伝子をもつ割合は0％。したがって、(オ)と(カ)の子供が劣性遺伝子をもつ割合は、50/2＝25％となる。

【解答】
問1.1.⑥　2.②　3.②　4.①　5.⑤
　　6.⑧　7.⑧
問2.　8.①　9.①　10.①　11.③
問3.　12.　5　13.　0
問4.　14.　2　15.　5
問5.　16.　2　17.　5

2　出題者が求めたポイント(Ⅰ・心臓)

脊椎動物の心臓における血液循環と心拍の調節、心臓のつくりと心筋に関する問題。

問1.洞房結節は右心房の上部にあり、拍動の起点となる。

問2.交感神経の軸索末端からはノルアドレナリンが、副交感神経からはアセチルコリンが分泌される。

問3.魚類は1心房1心室、両生類は2心房1心室、は虫類の心室には隔壁があるが不完全で、2心房1心室といえる。鳥類とほ乳類は心室が分離して2心房2心室である。

問4.心筋は単核の横紋筋、自分の意思で動かすことのできはない不随意筋である。

【解答】
問1.　18.②　19.③　20.①　21.④
　　　26.②　27.⑥　28.⑤
問2.　22.⓪　23.④　24.⑥　25.⊖
問3.　29.⑦
問4.　30.⊛

3　出題者が求めたポイント(Ⅰ・血液)

ほ乳類の血液の成分と血管、酸素解離曲線に関する問題。

問1.白血球の数は血液1mm³あたり6000～8000個、赤血球は450～500万個、血小板は20～30万個。血小板の大きさは1～5μm、赤血球は7.5μm、白血球は種類により様々だが10μm前後。T細胞、B細胞、マクロファージ、好中球など種類が多いのは白血球。ヘモグロビンは色素タンパク質。

問2.腎臓に入る血管は腎動脈。小腸から肝臓に入る血管は肝門脈。開放血管系に毛細血管はない。逆流を防ぐ弁があるのは静脈。尿素が多いのは肝静脈。

問3.酸素ヘモグロビンの割合は、肺胞で95％、組織で55％である。肺胞で酸素と結合したヘモグロビンのうち、組織で酸素を解離するヘモグロビンは、

$(95 - 55)/95 \times 100 \fallingdotseq 42.1$％となる。

ヘモグロビン1gが結合できる酸素は1.4mL、肺胞における酸素ヘモグロビンの割合は95％なので、血液100mLに15gのヘモグロビンが含まれているとすると、肺胞の血液100mLに含まれる酸素は、

$1.4 \times 0.95 \times 15 = 27.93$ (mL)となる。

【解答】
問1.　31.⑦　32.①　33.⑦　34.⑤
問2.　35.④
問3.　36.　4　37.　2　38.　2　39.　8

明海大学　歯学部入試問題と解答

平成 30 年 6 月 1 日　初版第 1 刷発行

編　集　みすず学苑中央教育研究所

発行所　株式会社ミスズ　　　　　　　　　　　定価　本体 3,600 円＋税

〒167－0053

東京都杉並区西荻南 2 丁目 1 7 番 8 号

ミスズビル 1 階

電　話　0 3（5 9 4 1）2 9 2 4 (代)

印刷所　タカセ株式会社

本書の一部又は全部の複製、転写、コピーは著作権に触れるので禁止する。

● 本シリーズ掲載の入試問題について、万一、掲載許可手続きに遺漏や不備があると思われる
　ものがありましたら、当社までお知らせ下さい。

● 乱丁・落丁等につきましてはお取り替えいたします。

● 内容についてのお問合せは、具体的な質問内容を明記のうえ、ハガキ・封書を当社宛にお送
　りいただくか、もしくは下記のメールアドレスまでお問合せ願います。

〈 お問合せ用メールアドレス：info-mgckk@misuzu-gakuen.jp 〉